国家医学中心创建经验丛书

总主编 梁廷波 黄 河

浙一路·凝心聚力

多学科诊疗病例精选

梁廷波 主编

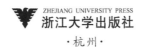

ZHEJIANG UNIVERSITY PRESS
浙江大学出版社
·杭州·

图书在版编目（CIP）数据

浙一路·凝心聚力：多学科诊疗病例精选 / 梁廷波
主编.—杭州：浙江大学出版社，2022.10
ISBN 978-7-308-23112-1

Ⅰ.①浙… Ⅱ.①梁… Ⅲ.①医学—普及读物②临床
医学—病案—汇编 Ⅳ.①R-49

中国版本图书馆CIP数据核字（2022）第181356号

浙一路·凝心聚力： 多学科诊疗病例精选

梁廷波 主编

策划编辑	张　鸽	
责任编辑	冯其华	
责任校对	季　峥	
封面设计	周　灵	
出版发行	浙江大学出版社	
	（杭州天目山路148号　邮政编码：310007）	
	（网址：http://www.zjupress.com）	
排　　版	浙江时代出版服务有限公司	
印　　刷	浙江省邮电印刷股份有限公司	
开　　本	710mm×1000mm　1/16	
印　　张	25	
字　　数	367千	
版 印 次	2022年10月第1版　2022年10月第1次印刷	
书　　号	ISBN 978-7-308-23112-1	
定　　价	258.00元	

版权所有　翻印必究　　印装差错　负责调换

浙江大学出版社市场运营中心联系方式：（0571）88925591；http://zjdxcbs.tmall.com

《浙一路·凝心聚力
多学科诊疗病例精选》
编委会

施丽萍　孙　鑫　孙喻晓　唐　敏　唐秋影　滕理送

田　路　佟红艳　童　舟　屠政良　王春林　王　浩

王华芬　王　康　王勤瑛　王仁定　王伟斌　王泽伟

温　良　吴登唱　吴　健　吴宇浩　吴　月　武玉涛

项　捷　肖文波　谢　珏　谢旭东　徐鹤云　徐　觅

徐　农　徐　艳　许攀峰　严丹方　严　卉　严森祥

杨大干　杨小锋　杨云梅　姚　昕　姚一楠　叶　锋

叶　芃　叶香华　叶于富　殷　欣　余　叶　俞建波

俞文桥　翟政龙　詹仁雅　张鸿坤　张　萍　张如卉

张　微　章粉明　章　京　章云涛　赵　峰　赵　鹏

赵新秀　赵雪红　郑良达　郑伟燕　郑　霞　郑玉龙

郑哲岚　钟百书　周海英　周衡俊　周　华　周建娅

周建英　周静怡　周水洪　周歆平　周燕丰　朱曼华

朱晓旭

秘　　书： 陈海勇　金　丹　医务部 MDT 小组

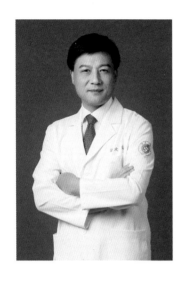

前　言
PREFACE

　　党的十九大明确指出，我国经济已由高速增长阶段转向高质量发展阶段；党的十九届五中全会进一步指出，"十四五"时期经济社会发展要以推动高质量发展为主题。习近平总书记指出，要加快提高卫生健康供给质量和服务水平，全面推进健康中国建设。公立医院已经到了从"量的积累"向"质的提升"转变的关键期，必须把发展的着力点放到提升质量和效率上。

　　近年来，我国人口老龄化加剧，老年患者常合并多个系统疾病；同时，恶性肿瘤和非传染性慢性疾病在人群中的发病率也逐年上升，人民医疗卫生服务需求日益增长。然而现代医学学科的划分越来越细，传统各专科"单兵作战"的模式往往存在诊疗不全面的情况，已很难对患者做出全面的综合评估。多学科诊疗（multidisciplinary team, MDT）模式是指多学科工作团队通过临床讨论会，以患者为中心，以循证医学和技术规范为依据，有计划地为患者制定规范化、个体化、连续性的诊疗方案。对患者来说，MDT是提升就医体验感、获得感的创新服务模式；对医院来说，MDT是有效提升医疗质量和效率的抓手。

　　浙江大学医学院附属第一医院（简称浙大一院）是国内最早开展MDT工作的医疗机构之一，早在1993年，医院肝胆胰疾病诊治团队就开始了每周一次的多学科协作诊治查房。近3年来，医院致力于打造满足多院区一体化管理需求的智慧医疗MDT云平台，持续推进"以系统及器官疾病诊治为中心"的学科群建设，构建由学科主导、基于病种、从门诊到住院一体化服务的MDT全病程管理体系，"一快两好"，全面提升医院整体医疗品质。

本书汇集了浙大一院近年来的50个MDT病例，由近40个学科的150余位专家参与编写。按编写方式和展现目的不同，全书分成两大篇。

第一篇为专业案例篇，收录的30个病例采用了临床专业案例的编写方式，通过多学科讨论的形式，多层次、多角度地呈现病例的诊治要点，展现MDT背景下的医学技术和实践，目的是总结经验和教训，为今后工作提供借鉴，帮助广大读者从中学到新知识，掌握临床逻辑思维分析方法。

第二篇为叙事医学篇，收录的20个病例采用了叙事医学或医患故事的编写方式，展现MDT背景下的医学人文关怀，呼吁在医疗实践的同时关爱患者，更多地关注经受疾病的主体——人，回归到医学的"初心"。

由于MDT病例往往为疑难病例，病情复杂，诊治过程扑朔迷离，病程长，所以在编写过程中无法做到一一详述，且编写时间仓促，我们只能择其要点记之，加之编写团队水平有限，书中难免有纰漏、争议和不足之处，敬请广大读者指正。

浙江大学医学院附属第一医院党委书记

肝胆胰外科学科带头人、教授

2022 年 9 月 23 日

目　录

第一篇　专业案例篇

01　多米诺心肝联合移植治疗遗传型转甲状腺素蛋白心脏淀粉样变　············　003

02　局部进展期胰腺癌行肿瘤切除联合小肠自体移植　·················　016

03　多米诺肝移植治疗儿童枫糖尿病及先天性胆道闭锁　··············　023

04　终末期新型冠状病毒肺炎合并银屑病行双肺移植　···············　032

05　新型冠状病毒肺炎合并乙状结肠癌　·····················　046

06　新型冠状病毒肺炎中西医协作治疗　·····················　055

07　化学中毒相关的重症肺炎合并多脏器功能衰竭　···············　064

08　局部晚期肺鳞癌的精准诊疗　························　075

09　肝癌合并门静脉癌栓的多学科转化治疗　··················　084

10　以小肠断裂、化脓性腹膜炎为表现的肠道 T 细胞淋巴瘤　··········　092

11　肾盂癌伴肺转移　····························　108

12　针对根治术后复发的去势抵抗性前列腺癌的个体化治疗　··········　119

13　体外膜肺氧合辅助下切除复发喉癌侵犯颈段气管　·············　128

14　巨大纵隔肿瘤合并气道狭窄　························　135

15　妊娠合并绒毛膜癌伴全身转移　·······················　140

16　妊娠合并上腹部巨大肿瘤　·························　147

17　罕见大汗腺癌伴多发转移综合诊治　····················　158

18　左侧乳腺癌术后精准放疗　·························　168

19 全腔肺动脉连接术（Fontan 术）后妊娠 ……………………… 176

20 以转移性肺钙化为首发症状的原发性甲状旁腺功能亢进症 ……… 185

21 卵圆孔未闭合并多发循环栓塞 …………………………………… 194

22 单核细胞减少症伴鸟分枝杆菌感染（MonoMac）综合征 ……… 202

23 机器人辅助下脑深部电刺激术治疗梅杰综合征 ………………… 215

24 上消化道支架崩解并发主动脉瘘 ………………………………… 221

25 颈动脉蹼导致反复脑梗死 ………………………………………… 229

26 经皮室间隔射频消融术治疗梗阻性肥厚型心肌病 ……………… 236

27 海绵窦综合征合并颈内动脉瘤 …………………………………… 246

28 脊髓亚急性联合变性合并自身免疫性萎缩性胃炎 ……………… 254

29 白塞综合征合并心血管损害 ……………………………………… 262

30 慢性腹壁疼痛综合征 ……………………………………………… 271

第二篇　　叙事医学篇

01 找回失去的力量——一例先天性肌无力综合征患儿的诊治 ……… 281

02 熬最深的夜，救最珍贵的生命——一位脑出血老人的抢救之夜 … 285

03 重生的重生——一例肾移植术后感染肺孢子菌肺炎患者的诊治 … 288

04 不明病灶肺内游，几经周折擒祸首——一例不明原因肺内游走性病灶患者的
诊治 ………………………………………………………………… 292

05 用坚持和爱打破"诅咒"——一例林奇综合征患者的诊治 ……… 296

06 罕见病的荒土无法埋葬他的翅膀——一例进行性肌营养不良患者的故事…… 299

07 医学奇迹是搏出来的——来自生命中枢的一次挑战 …………… 303

08 "直大方伯"，四十不惑——一例肝癌患者的抗癌心路历程 ……… 306

09 多观察多询问，"线索"藏在细节里——一例不明原因水肿患者的诊疗经过 … 310

10 医院的墙听到的祈祷比教堂更多——一例肾移植后肺部感染患者及一例
妊娠合并急性淋巴细胞白血病患者 MDT 有感 ………………… 313

11 医患同心战病魔，大爱无声创奇迹——一例重型抗 NMDAR 脑炎患者的
   诊治康复历程···316

12 拿什么拯救坏"心""肠"——一例回盲部肿瘤合并冠心病患者的诊治 ···320

13 命运对你关上门，也会给你打开一扇窗——一例结肠癌伴有多发肝转移
   患者的诊治···323

14 不抛弃不放弃，阳光照入生命——一例巨大胚胎性癌患者的诊治 ········327

15 你以性命相托，我必全力以赴——一例高龄中枢神经系统淋巴瘤患者的
   诊治···331

16 一根昂贵的鱼刺——一例鱼刺穿破食管患者的多学科救治 ··············334

17 创新术式，强强联手除顽疾——一例复杂椎管肿瘤的诊治 ··············338

18 有泪可落，却不悲凉——一例喉癌复发患者的高难度手术 ··············344

19 做一个有温度的医生——一例恶性黑色素瘤患者的诊治 ··············349

20 "鼻孔手术"让眼睛重放光芒——一例巨大垂体肿瘤患者的诊治 ········351

缩略词表··359
常用拉丁文处方缩写···368
常用实验室指标中英文对照及参考范围···369
聚多学科之力，拓新医学之路——浙大一院 MDT 服务模式及工作流程介绍 ··· 384

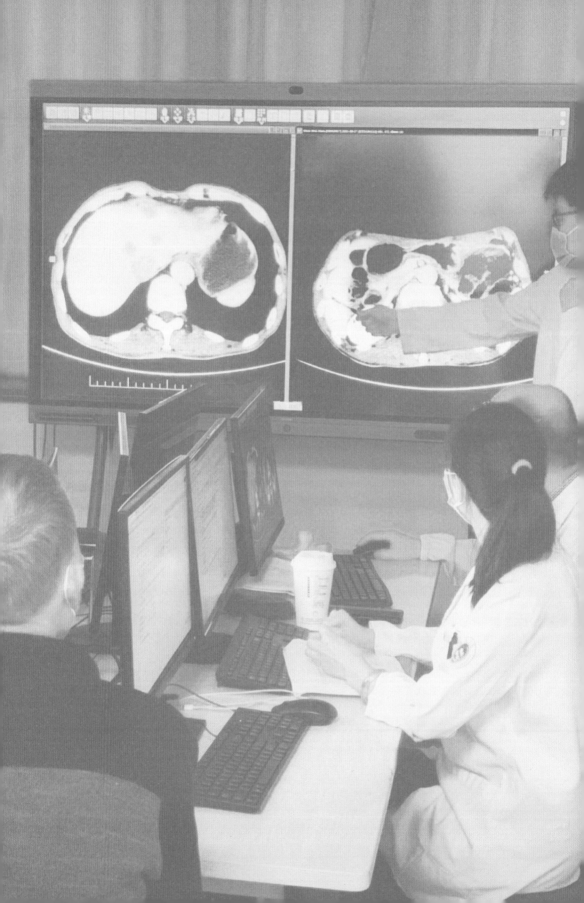

脚踏实地
多学科诊疗之路行稳致远

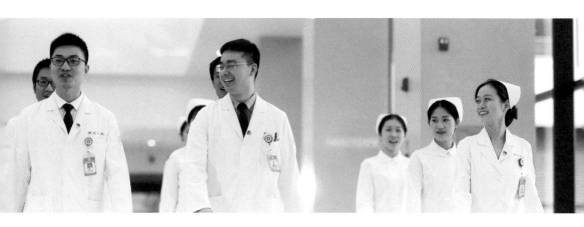

第一篇
专业案例篇

01

多米诺心肝联合移植治疗
遗传型转甲状腺素蛋白心脏淀粉样变

◎ 案例要点

1. 转甲状腺素蛋白心脏淀粉样变（transthyretin cardiac amyloidosis, ATTR-CA）是一种罕见的浸润性心肌疾病，是由细胞外错误折叠的蛋白质形成不可溶性淀粉样纤维沉积在心肌间质而引起的。由于缺乏早期疾病意识而延误诊断，且预后往往较差。该患者在我院被确诊为遗传型（也称突变型）转甲状腺素蛋白心脏淀粉样变（mutant ATTR-CA, ATTRm-CA），诊断过程精准、可靠。

2. 该患者经多学科诊疗，在我院接受多米诺心肝联合移植治疗，预后较好。

◎ 病例简介

【简要病史】

患者，男性，48岁，因"咳嗽伴胸痛1周"于2021年1月16日入院。

1周前，患者在无明显诱因下出现咳嗽，无咳痰，伴胸痛，呈绞榨样疼痛，咳嗽后胸痛可自行缓解，无头晕、头痛，无恶心、呕吐，无腹痛、腹泻等不适。当地医院检查血肌钙蛋白I 0.082ng/ml，B型尿钠肽236.4pg/ml。常规心电图示：室性期前收缩，完全性右束支传导阻滞，侧壁梗死，轻度QT间期延长。超声心动图示：心包腔积液，左室肥厚，二尖瓣轻中度反流，三尖瓣轻度反流。诊断为"心肌淀粉样变性？心包积液，心功能Ⅳ级"。住院期间予以利尿剂等改善心力衰竭症状对症治疗，患者胸闷、胸痛症状好转。为进一步诊治，拟"心肌淀粉样变"收住我院。

患者既往有慢性胃肠功能紊乱病史20余年，其父亲和祖父均中年死亡（具体死亡原因不明）。

【入院查体】

体温（T）36.5℃，脉搏（P）103 次 / 分，呼吸（R）20 次 / 分，血压（BP）110/83mmHg。神志清，精神稍软，体形消瘦，口唇无发绀，浅表淋巴结未及肿大，颈静脉怒张。双肺呼吸音清，未闻及明显干湿啰音。心律齐，各瓣膜听诊区未闻及病理性杂音。腹平软，无压痛，肝脾肋下未及，双下肢轻度水肿。神经系统检查阴性。

【实验室检查】

肌钙蛋白 I 定量 0.062ng/ml（参考值 0 ～ 0.034ng/ml），N 端 B 型尿钠肽前体（NT-pro-BNP）1378pg/ml（参考值 0 ～ 121pg/ml）。血常规、肝肾功能、心肌酶谱均在正常范围。血清游离轻链 Kappa（KAP）24.9mg/L（参考值 6.7 ～ 22.4mg/L），游离轻链 Lambda（LAM）21.1mg/L（参考值 8.3 ～ 27.0mg/L），游离轻链 KAP/LAM 比值 1.18（参考值 0.26 ～ 1.60）。血、尿免疫固定电泳结果阴性。心包积液常规检查：外观淡黄色，李凡他试验阴性，有核细胞 290/μl，淋巴细胞百分比［L-mp（％）］85%，单核细胞百分比［M-mp（％）］5%。心包积液免疫分型正常。腹壁活检病理结果示：刚果红染色弱阳性。骨髓穿刺常规及活检结果正常，刚果红染色阴性。周围神经肌电图正常。眼科检查：白内障。

【影像学检查】

常规心电图（见图 1-1-1）：窦性心律，室性期前收缩，完全性右束支传导阻滞，侧壁异常 Q 波，轻度 QT 间期延长。

肺部计算机断层扫描（computer tomography，CT）：两肺散在炎症，左侧少量胸腔积液，心包积液。

超声心动图（见图 1-1-2）：室壁均匀性增厚。室间隔厚度 14mm，右室壁厚度 10mm。双房壁厚度正常。心肌淀粉样变，累及左心室、右心室。左心室限制性充盈状态，舒张功能减退，左室收缩功能减低［左室射血分数（left ventricular ejection fraction，LVEF）46%］，心包大量积液，三尖瓣轻度反流，整体纵向应变 −11.8%。

心脏磁共振（magnetic resonance，MR）（见图 1-1-3）：心肌肥厚，延迟序列示从心底到心尖弥漫性延迟强化，大量心包积液，符合心肌淀粉样变表现。

^{99m}Tc- 焦磷酸盐（^{99m}Tc-pyrophosphate，^{99m}Tc-PYP）核素显像（见图 1-1-4）：心室心肌可见弥漫性放射性摄取，其摄取程度高于肋骨（3 级），心脏与对侧肺摄取比值（H/CL）= 2.67，结合病史，高度提示 ATTR-CA。

血全外显子基因检测（见图 1-1-5）：转甲状腺素蛋白（transthyretin，*TTR*）；NM_000371.3: c.112G>A(p.Asp38Asn) 变异。符合基因突变型转甲状腺素蛋白淀粉样变。

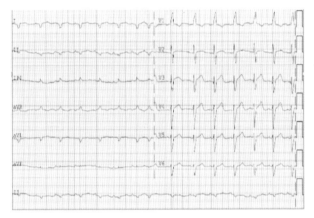

图 1-1-1　常规心电图：窦性心律，室性期前收缩，完全性右束支传导阻滞，侧壁异常 Q 波，轻度 QT 间期延长

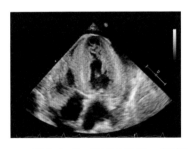
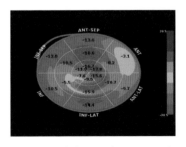

图 1-1-2　超声心动图：室壁均匀性增厚。室间隔厚度 14mm，右室壁厚度 10mm。双房壁厚度正常。心肌淀粉样变，累及左心室、右心室，左心室限制性充盈状态，舒张功能减退，左室收缩功能减低（LVEF 46%），心包大量积液，三尖瓣轻度反流，整体纵向应变-11.8%

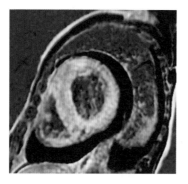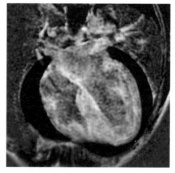

图1-1-3　心脏磁共振：心肌肥厚，延迟序列示从心底到心尖弥漫性延迟强化，大量心包积液，符合心肌淀粉样变表现

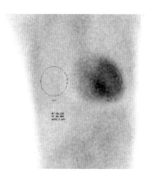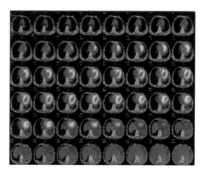

图1-1-4　^{99m}Tc-PYP核素显像：心室心肌可见弥漫性放射性摄取，其摄取程度高于肋骨（3级），H/CL=2.67，结合病史，高度提示ATTR-CA

基因	TTR	染色体位置	chr18:29172901	变异信息	c.112G>A (p.Asp38Asn)
NP23S1534 先证者 正向测序 杂合					
NP23S1534 先证者 反向测序 杂合					

图1-1-5　血全外显子基因检测：*TTR*;NM_000371.3:c.112G>A (p.Asp38Asn)变异。符合基因突变型转甲状腺素蛋白淀粉样变

◎ 初步诊断

    1. ATTR-CA。

    2. 室性期前收缩。

    3. 胸腔积液。

    4. 心包积液。

    5. 心功能Ⅳ级。

◎ 诊疗计划及诊治难点

    治疗予以呋塞米、螺内酯利尿，改善心力衰竭症状，予以胺碘酮控制心律失常。2021 年 4 月开始口服氯苯唑酸软胶囊（61mg/ 次，qd），减少 TTR 四聚体解离，抑制 TTR 淀粉样蛋白原纤维形成。后，患者出院。

    患者出院后在外院多家医院就诊，外院行腹壁脂肪组织活检和唇腺活检，免疫电镜提示：淀粉样变纤维 TTR 阳性表达。*TTR* 基因检测结果：*TTR*;NM_000371.3:c.112G>A (p.Asp38Asn) 变异。与我院诊断一致。因患者胸闷气急进行性加重，查心肺运动试验，报告示：峰值千克摄氧量 11.1ml/（min·kg），建议心脏移植。2021 年 5 月起，患者反复胸闷伴不能平卧，再次就诊于我院，拟行心脏移植收治。

    【诊治难点】

    1. 心肌淀粉样变属于罕见病，分类包括轻链型系统性淀粉样变累及心肌、ATTR-CA（突变型和野生型）、淀粉样蛋白 A 型三种类型。只有精准的诊断与分型才能给予精准治疗。

    2. 该患者是否达到心脏移植的指征，心脏移植还是心肝联合移植？手术难度大，国内目前尚无该疾病心肝移植案例。

◎ 多学科诊疗

    心血管内科：心脏淀粉样变是一类罕见的浸润性心肌疾病，由细胞外错误折叠的蛋白质沉积，形成不溶性淀粉样纤维沉积在心肌间质引起。根据前体蛋白可以分为轻链型系统性淀粉样变累及心肌、ATTR-CA（突变型和野生型）、淀粉样蛋白 A 型三种类型。临床上常见的是轻链型系统性淀粉样变累及心肌。该患者血免疫球蛋白游离轻链比值，血、尿免疫固定电泳，骨髓穿刺及活检报告均正常，排除了轻链型系统性淀粉样变累及心肌，以及其他血液病（如骨髓瘤、华氏巨球蛋白血症）继发引起心脏淀粉样变的可能。遵循《转甲状腺素蛋白心脏淀粉样变诊断与治疗中国专家共识》[1]推荐诊断流程，予以心肌 ^{99m}Tc-PYP 检查，结果：心室心肌可见弥漫性放射性摄取，其摄取程度高于肋骨（3级），H/CL=2.67，高度提示 ATTR-CA。根据专家共识的建议，在血清和尿液中未检测到单克隆免疫球蛋白的情况下，使用 ^{99m}Tc-PYP 显像阳性（心肌摄取 2 或 3 级）可以准确诊断 ATTR-CA，而无须进行组织活检。之后，该患者经我院和外院的基因检测，均检测出 TTR 基因突变，确诊为遗传型 ATTR-CA。

ATTR-CA 是由 TTR 沉积引起的。TTR 由肝脏合成，以稳定的四聚体形式循环，负责转运甲状腺激素和维生素 A。如果 TTR 异常解离成单体和寡聚物，并以淀粉样原纤维的形式沉积于心肌间质，就会引起 ATTR-CA。ATTR-CA 的治疗方法如下。①稳定 TTR 的药物：氯苯唑酸，这是目前唯一有证据证明能改善 ATTR-CA 患者预后的药物[2, 3]。该患者发病就诊时已心力衰竭，心功能IV级，服用氯苯唑酸 2 个月，疗效不明显，仍有反复胸闷气急、心力衰竭发作。②抑制 TTR 合成：肝移植、心肝联合移植[4]。淀粉样纤维已在患者心肌组织中沉积，导致 ATTR-CA 发生和进展，因此单纯原位肝移植并不适用于治疗 ATTR-CA。当并发心脏受累时，可行心肝联合移植来预防移植后心脏复发，比仅行肝移植者存活率高[4]，心肝联合移植可改善 ATTR-CA 患者的短期和中期存活率[5]。该患者心功能IV级，建议心肝联合移植。

心脏大血管外科：该患者经过心血管内科临床及基因检测，精准地明确诊断为遗传型 ATTR-CA，心功能IV级。心肺运动试验报告：峰值千克摄氧量 11.1ml/（min·kg），出现无氧代谢。临床系列检查已排除心脏移植禁忌证，根据《中国心脏移植受者术前评估与准备技术规范（2019 版）》[6]，符合心脏移植指征。但 TTR 由肝脏合成，突变型 ATTR-CA 患者需要肝移植才能根治疾病。在国外，心肝联合移植最常见的适应证就是这类遗传型 ATTR-CA，约占所有联合移植的 25%[7]。接受心肝联合移植的 ATTR-CA 患者的 10 年存活率为 58%[8]。心肝移植受者多年随访未见淀粉样变复发。意大利某医学中心在 1999—2012 年完成了 14 例突变型 ATTR-CA 患者的心肝联合移植，1 年、5 年存活率分别为 93% 和 82%，其中 8 例患者切除的肝脏又移植给了其他无淀粉样变性的肝病受者。相关 Meta 分析结果表明[9]，尽管心肝联合移植很复杂，但部分研究发现心肝联合移植预后甚至好于单器官移植，究其原因，可能是肝脏是一个特殊的免疫耐受器官，与肝脏一起联合移植可减少同种异体抗原暴露，会减少同时移植的器官的免疫激活和急性排斥。目前，心肝联合移植在国内较少开展，并且心肝联合移植治疗 ATTRm 患者也无先例，行心脏移植还是心肝联合移植是此病例讨论的重点。

肝胆胰外科：选择心脏移植还是心肝联合移植？肝移植是治疗遗传型 ATTR-CA 最有效的方法，通过肝移植阻止异常 TTR 的持续生成，阻断淀粉样纤维沉积，以达到缓解甚至遏制疾病进展的目的。多项研究结果表明，肝移植能延长遗传型 ATTR-CA 患者生存期。本例患者起病年龄早，主要表现为心脏受累，单纯肝移植无法逆转 ATTR-CA，心功能仍将进一步恶化，建议行心肝联合移植。研究显示，接受心肝联合移植患者的生存期比单纯肝移植患者长 3 ～ 5 年[9]。ATTR-CA 患者的肝脏除 *TTR* 基因突变之外，其余功能正常，因此 ATTR-CA 患者在移植领域可作为多米诺供肝，缓解供肝短缺的问题。自从第一例多米诺肝移植以来，ATTR 供肝已成为目前应用最多的多米诺供肝。虽然 ATTR 供肝原病复发潜伏期长，但长期看来仍存在淀粉样变性的风险。因此，目前主要将 ATTR 供肝应用于肝癌肝移植受者。

MDT 小结：经心血管内科、心脏大血管外科、肝胆胰外科等专家 MDT 讨论，建议行心肝联合移植，同期患者肝脏作为多米诺供肝移植给肝衰竭或者肝癌患者（手术方案见图 1-1-6）。

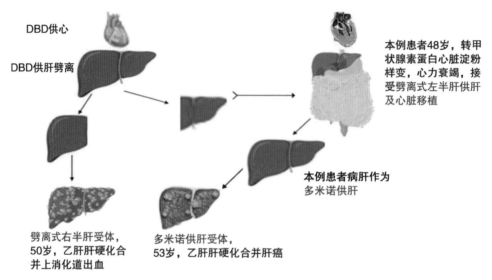

DBD供心

DBD供肝劈离

本例患者48岁，转甲状腺素蛋白心脏淀粉样变，心力衰竭，接受劈离式左半肝供肝及心脏移植

劈离式右半肝受体，50岁，乙肝肝硬化合并上消化道出血

多米诺供肝受体，53岁，乙肝肝硬化合并肝癌

本例患者病肝作为多米诺供肝

图1-1-6　劈离式多米诺肝移植联合心脏移植流程示意

注：DBD，donor of brain death，指脑死亡供者。

◎ 诊疗经过及病情变化

经术前检查评估，患者签署知情同意书后于 2021 年 8 月 16 日行心肝联合移植术，供体由外伤后脑死亡患者捐献。

植入供心：取前胸正中切口开胸，打开心包，全身肝素化，插管建立体外循环，供心修剪完成后开始体外循环转流降温，阻断主动脉后切除病心，植入供心。行供受体左心房吻合及供受体升主动脉端端吻合，复温、排气后开放主动脉，移植心自动复律（见图 1-1-7）。继续吻合肺动脉、上下腔静脉，分别排气后开放，恢复呼吸，待循环好转，排气充分后逐步拔管，渐停并行循环，鱼精蛋白拮抗肝素，缝合部分心包，放置引流管后关胸。

植入供肝：取腹部"人"字形切口进腹，解剖肝十二指肠韧带，游离肝固有动脉、门静脉、胆总管、第二肝门及肝上下腔静脉和第三肝门，结扎肝

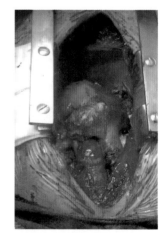

图1-1-7　移植心复律

短静脉，切除病肝。病肝立即予以灌洗修整，用于多米诺供肝。供肝为劈离式左半肝供肝，采用改良背驮式肝移植法，依次吻合供受体的下腔静脉和门静脉，开放门静脉血流后，再吻合供受体肝动脉，开放动脉血流，继续吻合胆总管，止血后关腹（见图1-1-8）。术程顺利。

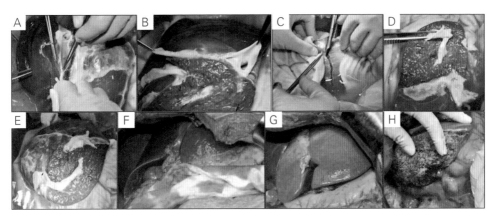

图1-1-8　植入供肝过程

A.供肝下腔静脉劈离；B.下腔静脉劈离后肝后下腔静脉重建；C.肝实质分离；D.劈离右半肝第5、8段肝静脉流出道重建；E.劈离右半肝第5、8段肝静脉流出道重建完成后；F.本例患者术中病肝情况；G.劈离式左半肝移植后；H.劈离式左半肝移植后肝断面及吻合情况

受者术中接受巴利昔单抗联合甲泼尼龙免疫诱导，术后采用他克莫司＋肠溶型麦考酚钠＋甲泼尼龙的三联免疫抑制方案抗排斥反应；术后早期给予血管活性药物静脉微泵推注维持循环稳定，并加强抗感染、护肝、营养支持等对症治疗。

◎ 最终诊断及预后

【最终诊断】

患者心肌病理：心肌细胞肥大变性、排列紊乱，间质淡红色染物质沉积，符合淀粉样变性。电镜（见图1-1-9）可见淀粉样纤维沉积。心肌激光切割及质谱分析提示（见图1-1-10）：存在高水平TTR蛋白组分，符合遗传型转甲状腺素蛋白心脏淀粉样变诊断。

【预后】

术后患者恢复顺利，术后第 2 天拔除气管插管，术后 21 天转出重症监护室，术后 1 个月出院。

出院后，患者每 1 ～ 2 周来院门诊随访，术后随访已有 1 年。目前，患者无胸闷气短，血压正常，心电图、心超、肝脏超声、血清肌钙蛋白定量、血尿钠肽前体正常，肝肾功能、心功能均正常。

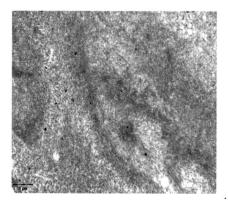

图 1-1-9 心肌病理（电镜）：可见淀粉样纤维沉积，符合淀粉样变性

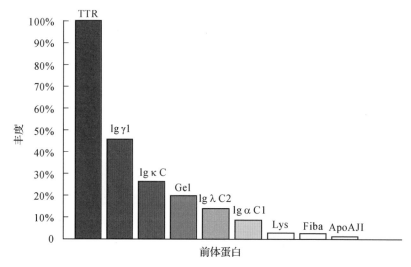

图 1-1-10 心肌激光切割及质谱分析提示：存在高水平 TTR 蛋白组分，符合遗传型转甲状腺素蛋白心脏淀粉样变诊断

◎ 诊疗体会

ATTR-CA 是一种浸润性心肌疾病，其特征在于心肌中错误折叠的 TTR 淀粉样纤维沉积[10]，导致心力衰竭和心律失常进行性加重。ATTR-CA 包含有两种类型：野生型 ATTR-CA（ATTRwt-CA），与衰老有关，无基因突变；遗传型 ATTR-CA，也称突变型 ATTR-CA（ATTRm-CA），由 TTR 的遗传突变引起[10]。TTR 由肝脏合成，以稳定的四聚体形式循环，负责转运甲状腺激素和维生素 A。在两种类型的 ATTR 患者中，TTR 异常解离成单体和寡聚物，并以不可溶性淀粉样原纤维的形式沉积。转甲状腺素蛋白淀粉样变性可累及包括心脏在内的多个器官，在心脏表现为限制性心肌病、心力衰竭；心外征象有眼部异常、周围多发神经病和胃肠道症状等[11]。

本例患者有心脏和胃肠道症状，没有眼部异常和周围多发神经病。根据患者心超，心脏磁共振，心肌核素显像，外周组织（腹部脂肪组织、唇腺组织）、心肌组织病理结合基因检测，遗传型 ATTR-CA 诊断明确。全球范围内迄今已有超过 150 个 TTR 突变位点被报道，我国已报道了超过 30 个突变位点。该患者携带的 TTR 基因 NM_000371.3:c.112G>A（p.Asp38Asn）变异，已有少量病例报道，均以家族性 ATTR-CA 为主要表现[12]。近期，我们在同一地理区域又发现了另一家族携带有同样的基因突变，临床表现一样。

ATTR-CA 患者的生存期限通常为 2.5 ~ 4 年。由于其临床表型多变，临床特征没有特异性，增加了诊断的难度，所以如接诊医生缺乏诊治经验，往往会延误诊断，导致预后较差。ATTR-CA 的治疗包括对症治疗和病因治疗。其中，对射血分数降低的心力衰竭的标准治疗药物，包括血管紧张素系统抑制剂、沙库巴曲缬沙坦、β 受体阻滞剂和洋地黄类药物，均未被证实能改善 ATTR-CA 患者的预后，它们甚至会加重患者的低血压或心律失常。而针对病因治疗方面：①稳定 TTR 的药物氯苯唑酸是目前唯一有证据证明能改善 ATTR-CA 患者预后的药物。氯苯唑酸的临床研究（ATTR-ACT）结果显示，在 30 个月的治疗期间，氯苯唑酸显著降低 ATTR-CA 患者的全因死亡率和心血管相关住院率[13]。该患者发病时心功能已达Ⅳ级，服用氯苯唑酸仅 2 个月，疗效已来不及评估。②抑制 TTR 合成：肝移植、心肝联合移植。由于 TTR 已在患者心肌组织中沉积，导致 ATTR-CA 发生和进展，因此单纯原位肝移植并不适用于治疗 ATTR-CA。当并发心脏受累时，可行心肝联合移植来预防移植后心脏复发，比仅行肝移植者存活率高，心肝联合移植可改善 ATTR-CA 患者的短期和中期存活率。

目前国内较少有施行心肝联合移植的病例，以往仅有心力衰竭合并肝衰竭或者家族性高胆固醇血症施行心肝联合移植的个案报道。该患者因 ATTR-CA 施行心肝联合移植为国内首例[14]。患者手术成功，已随访 1 年，心功能、肝功能均正常。其诊治为国内 ATTR-CA 治疗提供了良好的示范。随着对 ATTR-CA 认识的深入，希望越来越多的该类罕见病患者可以得到正确诊断和精准治疗。

（严　卉，项　捷，郭晓纲，李伟栋，马　量，章云涛，张　微，何剑琴）

◎ 参考文献

[1] 中华医学会心血管病学分会心力衰竭学组，中华心血管病杂志编辑委员会. 转甲状腺素蛋白心脏淀粉样变诊断与治疗中国专家共识. 中华心血管病杂志, 2021, 49(4): 324-332.

[2] FDA.Vyndamax™（tafamidis）capsules, for oral administration.(2019-05-03)[2019-05-09].

[3] 田庄, 张抒扬. 氯苯唑酸治疗转甲状腺素心脏淀粉样变. 中华心血管病杂志, 2021, 49(4): 314-317.

[4] Banerjee D, Roeker LE, Grogan M, et al. Outcomes of patients with familial transthyretin amyloidosis after liver transplantation. Prog Transplant, 2017, 27(3): 246-250.

[5] Maurer MS, Raina A, Hesdorffer C, et al. Cardiac transplantation using extended-donor criteria organs for systemic amyloidosis complicated by heart failure. Transplantation, 2007, 83(5): 539-545.

[6] 中华医学会器官移植学分会. 中国心脏移植受者术前评估与准备技术规范(2019版). 中华移植杂志(电子版), 2019, 13(1): 1-7.

[7] Lee S, Matsuoka L, Cao S, et al. Identifying predictors of outcomes in combined heart and liver transplantation. Transplant Proc, 2019, 51(6): 2002-2008.

[8] Suhr OB, Larsson M, Ericzon BG, et al. Survival after transplantation in patients with mutations other than Val30Met: extracts from the FAP world transplant registry. Transplantation, 2016,100(2): 373-381.

[9] Careddu L, Zanfi C, Pantaleo A, et al. Combined heart-liver transplantation: a single-center experience. Transpl Int, 2015, 28(7): 828-834.

[10] Ruberg FL, Grogan M, Hanna M, et al. Transthyretin amyloid cardiomyopathy: JACC state-of-the-art review. J Am Coll Cardiol, 2019, 73(22): 2872-2891.

[11] González-López E, López-Sainz Á, Garcia-Pavia P. Diagnosis and treatment of transthyretin cardiac amyloidosis. Progress and hope. Rev Esp Cardiol(Engl Ed), 2017,70(11): 991-1004.

[12] He S, Jin Y, Tian Z, et al. Establishment of an induced pluripotent stem cell line PUMCHi004—A from a hereditary transthyretin amyloid cardiomyopathy patient with Transthyretin(TTR) p.Asp38Asn mutation. Stem Cell Res, 2020(49): 102022.

[13] Maurer MS, Schwartz JH, Gundapaneni B, et al. Tafamidis treatment for patients with transthyretin amyloid cardiomyopathy. The New England Journal of Medicine, 2018, 379(11): 1007-1016.

[14] 项捷, 章云涛, 张微, 等. 转甲状腺素蛋白基因Asp38Asn突变致淀粉样变性心肌病行多米诺心肝联合移植一例. 中国临床案例成果数据库, 2022, 4(1): E01071-E01071.

02

局部进展期胰腺癌
行肿瘤切除联合小肠自体移植

◎ 案例要点

1. 根据 2021 年版美国国家综合癌症网络（National Comprehensive Cancer Network, NCCN）胰腺癌肿瘤学临床实践指南[1]，对局部进展期胰腺癌患者，建议先全身化疗，再评估是否有手术切除机会。化疗后评估如肿瘤无进展，根治性手术切除仍为其唯一可治愈的手段。

2. 对于侵犯肠系膜上动脉（superior mesenteric artery, SMA）的局部进展期胰腺癌，动脉切除与重建的手术难度较大，手术并发症和死亡率较高，被视为外科手术的禁区，患者往往没有手术的机会，只能维持一种"生命不息，化疗不止"的状态。

3. 随着器官保存和移植技术的发展，小肠自体移植技术应运而生。该技术涉及肿瘤及血管切除、离体小肠体外保存和正常小肠移植回体内等过程，破解了传统上 SMA 无法切除重建的难题。对于包绕 SMA 的局部进展期胰腺癌，肿瘤切除联合小肠自体移植技术是一种可行的根治性手段。

◎ 病例简介

【简要病史】

患者，男性，70 岁，因"反复剑突下胀痛 7 个月"于 2019 年 7 月 29 日入院。

患者既往体健，有高血压病史 10 余年，未规律服用降压药，自诉血压控制可。7 个月前，患者在无明显诱因下出现反复剑突下胀痛，无腹泻，无恶心、呕吐，无反酸烧心等不适，至当地卫生院就诊。查肿瘤标志物：糖类抗原（carbohydrate antigen CA）199 118.4U/ml。至当地医院住院。住院期间行肠镜下结肠多发息肉摘除。查胰腺增强CT：胰头部低密度灶，伴胆总管及肝内胆管轻微扩张，癌待排。患者为进一步诊治，至我院就诊。

【体格检查】

患者生命体征平稳，神志清，精神可，皮肤、巩膜未见黄染，双肺呼吸音粗，未闻及明显干湿啰音，心律齐，腹部软，肝脾肋下未及，双下肢未见水肿。病理征未引出。

【实验室检查】

肿瘤标志物：癌胚抗原（carcino embryonic antigen, CEA） 7.2ng/ml， CA199 343.2U/ml。血常规、肝肾功能无殊。

【影像学检查】

全腹部增强CT：胰头部占位，大小约4.1cm×3.0cm，增强后密度低于正常胰腺组织，胰腺癌首先考虑，肿瘤包埋肠系膜上动脉（SMA）和肠系膜上静脉（superior mesenteric vein, SMV）。

◎ 初步诊断

胰腺癌，局部进展期。

◎ 诊疗计划及诊治难点

结合患者影像，诊断考虑局部进展期胰腺癌，肿瘤侵犯SMA（包绕大于180°）及SMV，无法行血管重建，建议全身化疗后再评估是否有手术切除机会。如行手术切除，如何处理肿瘤侵犯的SMA是手术的难点。

◎ 多学科诊疗（一）

第一次MDT

放射科：患者CT及磁共振成像（magnetic resonance imaging，MRI）MRI提

示胰头部占位，大小约 4.1cm×3.0cm，增强后密度低于正常胰腺组织，胰腺癌首先考虑，肿瘤侵犯 SMA（包绕大于 180°）及 SMV。影像学诊断为局部进展期胰腺癌（见图 1-2-1）。

肝胆胰外科：患者临床诊断为局部进展期胰腺癌，肿瘤侵犯 SMA（包绕大于 180°）及 SMV，无法行血管重建。根据美国癌症联合委员会（American Joint Committee on Cancer, AJCC）癌症分期第 8 版，目前患者临床分期为 T4NXM0。根据 2021 年版美国 NCCN 指南，患者目前可切除性评估分期为局部进展期胰腺癌（locally advanced pancreatic cancer, LAPC），建议入组临床研究或者行全身化疗或者联合放疗。肝胆胰外科目前开展的一项临床研究——"PD-1 单抗联合化疗治疗局部进展期或临界可切除胰腺癌的随机对照临床研究"即针对该类患者人群，可进一步筛选。化疗后评估如肿瘤无进展，则根治性手术切除仍为其唯一可治愈的手段。手术难点在于肿瘤侵犯 SMA（包绕大于 180°），无法行动脉重建。因此，肿瘤切除联合小肠自体移植技术是一种可行的根治性手段。

肿瘤内科：患者被诊断为局部进展期胰腺癌，根据 2021 年版美国 NCCN 指南，建议入组临床研究或者行全身化疗或者联合放疗。化疗方案可选择 m-FOLFIRINOX 或 AG 方案。

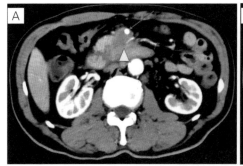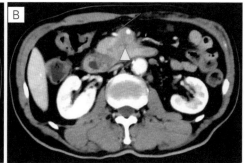

图1-2-1　腹部增强CT

A.动脉期：胰头部低密度灶，大小约4.1cm×3.0cm，增强后密度低于正常胰腺组织，胰管未见扩张，SMA被包绕大于180°（黄色三角表示肿瘤，红色箭头表示SMA）；B.静脉期：肿瘤紧邻SMV，接触面小于180°（黄色三角表示肿瘤，红色箭头表示SMV）

放疗科： 对于局部进展期胰腺癌，在化疗过程中可以联合放疗来控制肿瘤进展。

◎ 诊疗经过及病情变化（一）

2019 年 7 月 25 日，在超声引导下行胰腺占位穿刺活检，病理结果：腺癌。2019 年 7 月 31 日，行局麻下右侧胸壁输液港置入术。

充分告知病情后，患者入组临床研究：对照组采用 m-FOLFIRINOX 方案化疗；试验组采用 m-FOLFIRINOX 方案化疗＋ PD-1 免疫治疗，最终患者随机进入对照组。遂于 2019 年 8 月 2 日至 9 月 16 日行 4 次 m-FOLFIRINOX 方案化疗，化疗耐受可。

◎ 多学科诊疗（二）

第二次 MDT

肿瘤局部退缩，SMA 仍被包绕大于 180°，疗效评估为疾病稳定（stable disease，SD），CA199 浓度降至 111.1U/ml，建议继续行 m-FOLFIRINOX 方案化疗。

患者于 2019 年 10 月 5 日至 11 月 15 日再行 4 次 m-FOLFIRINOX 方案化疗，化疗耐受可。

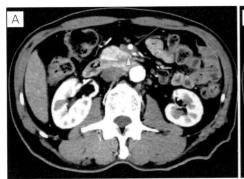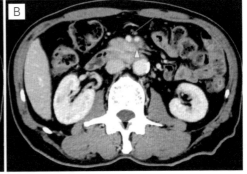

图1-2-2　腹部增强CT（8次化疗后复查评估为PR）
A.动脉期：化疗后肿瘤较前缩小，最大径约2.1cm，SMA仍被包绕大于180°（黄色三角表示肿瘤，红色箭头表示SMA）；B.静脉期：肿瘤紧邻SMV，接触面小于180°（黄色三角表示肿瘤，红色箭头表示SMV）

第三次 MDT

肿瘤局部退缩，SMA 仍被包绕大于 180°，疗效评估为部分缓解（partial response，PR）（见图 1-2-2），CA199 浓度降至 43.1U/ml。建议行手术切除。由于肿瘤侵犯 SMA，预计无法行血管重建，需同时切除受侵犯的 SMA 及行自体小肠移植。

◎ 诊疗经过及病情变化（二）

经充分术前评估及沟通后，2019 年 12 月 5 日，于全麻下对患者行"胰十二指肠切除＋自体小肠移植＋右半结肠切除＋胰周神经切除术"。术中探查见：腹盆腔未见明显腹水，无明显转移病灶，肝脏呈化疗后改变，胰腺钩突部可扪及质硬肿块，大小约 2.1cm×1.6cm，肝门部及胰周后腹膜可及肿大淋巴结，肿块侵犯肠系膜根部，包绕肠系膜上动脉（右肝动脉变异发自肠系膜上动脉）及空肠分支 1、2 支，侵犯 SMV，侵犯结肠中动脉。遂决定行上述手术，离体小肠用 1000ml UW 液冷灌洗和保存（见图 1-2-3），冷缺血时间 2 小时 3 分钟，热缺血时间 2 分钟。手术过程顺利。

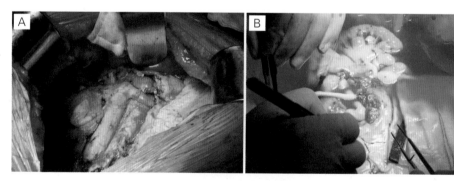

图1-2-3 术中照片

A.肿瘤切除及自体小肠移除后视野；B.自体小肠离体后用UW液灌注

患者术后恢复顺利，无并发症，饮食可，排便通畅。术后常规病理：（胰头十二指肠标本，胰腺钩突）中分化腺癌（化疗后 Cap 2015 分级 2，Evans 评分

Ⅱb）；（部分空肠＋横结肠切除标本）未见癌累及，两侧切缘均阴性；（胆囊）未见癌累及。CK19（＋），CK7（＋），CDX2（－），MUC-1（＋），MUC-5AC（＋），MUC-6（灶＋），MUC-2（－），Ki-67（＋，60%）。

2020 年 2 月 12 日，患者行术后第一次辅助化疗（m-FOLFIRINOX 方案），化疗结束后出现Ⅲ度骨髓抑制，Ⅲ级腹泻，予以积极对症处理后恢复。考虑到患者目前一般情况弱，营养状态仍需进一步提高，而术前已行较为充分的新辅助化疗，为了患者有更好的生活质量，遂中止辅助治疗，建议定期复查。

◎ 最终诊断及预后

【最终诊断】

胰腺癌，局部进展期。

【预后】

2020 年 7 月 16 日，行 PET/CT：上腹部腹膜后区多发淋巴结显示，氟代脱氧葡萄糖（fluorodeoxyglucose，FDG）代谢轻度增高，不除外伴肿瘤活性存在的可能。遂行 21 次放疗，并联合口服替吉奥化疗。患者治疗耐受可，并服用中药调理，定期监测复查。

◎ 诊疗体会

胰腺癌具有"癌中之王"的称号，其发病隐匿，初诊的胰腺癌只有15%～20%可切除[2]，而即便是根治性切除（resection），绝大部分会在 2 年内复发，因此预后极差，总体 5 年生存率不足 10%，居常见癌症死因的第 4 位[3]。根治性手术是胰腺癌唯一潜在可治愈的手段，而 30%～35% 的胰腺癌患者在初诊时为 LAPC[4]，被认为无法行根治性手术。根据 2021 年版美国 NCCN 指南，LAPC 的标准治疗手段是以系统性化疗为主的综合治疗模式，对于治疗后有显著疾病应答的患者，如肿瘤降期、CA199 水平下降超过 50% 且临床改善（即体力状态、疼痛、早饱、体重 / 营养状况），可推荐行手术探查，甚至手术切除。既往研究证实，行以系统性治疗为主的转化治疗后，部分患者可得到转化，继而接受手术切除，这类患者的生存预后可以达到可切除患者的水平。

我院利用 m-FOLFIRINOX 化疗方案对 LAPC 患者进行系统性治疗，并开展了以该方案为基础的联合免疫治疗的临床试验，以期提高患者的手术转化率，从而改善患者预后。该项研究目前仍在进展中，前期的部分数据以摘要形式被 2021 年美国临床肿瘤学会胃肠道癌症研讨会（American Society of Clinical Oncology 2021 Gastrointestinal Cancers Symposium, ASCO-GI）接收。

本例患者的肿瘤经 8 周期化疗后虽有缩小，但 SMA 仍被包绕大于 180°，按传统手术方式难以达到手术根治。本中心创新性地采用小肠自体移植技术，在 SMA 仍有肿瘤包绕的情况下，可以有效达到 R_0 切除的目的，为患者的预后带来获益。我院小肠自体移植技术成功开展 3 年来，技术水平进一步提升。但自体小肠移植手术技术难度大、手术范围广，需要在较大规模的、有成熟手术经验的胰腺中心开展。

（白雪莉，陈 伟，陈怡文，翟政龙）

◎ 参考文献

[1] Tempero MA, Malafa MP, Al-Hawary M, et al. Pancreatic Adenocarcinoma, Version 2. 2021, NCCN Clinical Practice Guidelines in Oncology. J Natl Compr Canc Netw, 2021, 19(4): 439-457.

[2] Ye M, Zhang Q, Chen YW, et al. Neoadjuvant chemotherapy for primary resectable pancreatic cancer: a systematic review and meta-analysis. HPB(Oxford), 2020, 22(6): 821-832.

[3] Park W, Chawla A, O'Reilly EM. Pancreatic cancer: a review. JAMA, 2021, 326(9): 851-862.

[4] Siegel RL, Miller KD, Fuchs HE, et al. Cancer statistics, 2021. CA Cancer J Clin, 2021, 71(1): 7-33.

03

多米诺肝移植治疗
儿童枫糖尿病及先天性胆道闭锁

◎ 案例要点

1. 枫糖尿病（maple syrup urine disease, MSUD）是一种常染色体隐性遗传的氨基酸代谢性疾病，导致患者体内亮氨酸、异亮氨酸、缬氨酸等支链氨基酸及其代谢产物蓄积。MSUD 是造成儿童神经系统发育异常的重要疾病之一，通常需要行肝移植治疗。

2. 先天性胆道闭锁（congenital biliary atresia, BA）是一种胆管阻塞性疾病，导致胆汁性肝硬化并最终发生肝功能衰竭。BA 是儿童肝移植最常见的适应证。

3. 本案例使用多米诺肝移植（domino liver transplantation, DLT）治疗枫糖尿病患儿，证实肝移植是治疗该病的一种有效方法。同时，枫糖尿病患儿的肝脏可作为多米诺供肝救治其他终末期肝病患者，缓解供肝紧缺的现状。

◎ 病例简介

【简要病史】

患儿一，女性，11 个月，足月顺产，出生体重 3.5kg，因"出生后嗜睡，纳差 11 个月"入院。患儿出生后 1 周开始逐渐表现为少食、少哭、少动，睡眠时间长，反应差，伴有惊厥，四肢抽搐，半分钟左右自行缓解。当地医院行血、尿遗传代谢性疾病筛查，提示：亮氨酸、缬氨酸水平异常增高，诊断为枫糖尿病。给予无支链氨基酸特殊奶粉喂养，口服维生素 B_1、左卡尼汀等药物治疗后，患儿血清支链氨基酸水平降至正常。患儿 6 月龄时逐渐添加辅食，遵医嘱以少蛋白辅食为主，但血清亮氨酸水平持续升高，患儿仍然表现为嗜睡、反应差、双眼凝视、追物反应差，运动能力明显落后于同龄儿童。患儿父母健康，非近亲结婚，家族成员中无遗传代谢性疾病病史。

患儿二，女性，10个月，足月顺产，出生体重2.85kg，因"皮肤、巩膜黄染10个月余"入院。患儿出生后皮肤、巩膜黄染，进行性加重，大便颜色变浅，无呕吐腹泻，无寒战、发热，无抽搐，无气促等不适。至当地医院就诊，考虑"先天性胆道闭锁"。于1个多月前行葛西（Kasai）手术，术后予以抗感染、激素、护肝退黄等对症治疗，退黄效果不佳。

【入院查体】

患儿一：生命体征平稳，身长66cm，体重9kg，外貌成熟儿，发育良好。神志清，反应差，哭声轻，面色红润，肢体自然屈曲。皮肤无花纹，无瘀点、瘀斑，无皮疹，无黄疸，腹壁皮下脂肪1cm，皮肤弹性正常。无特殊面容，无毛色异常，无乳腺、外生殖器色素沉着。前囟平软，张力正常，颈抵抗阴性。口角无歪斜，口唇红润，口腔黏膜光滑，无唇腭裂，咽部无充血。双侧呼吸音对称，无干湿啰音。心音正常，心律齐，无明显心脏杂音。腹壁柔软，无腹胀，无触痛，肝脾无肿大，肠鸣音正常。肌张力稍高，觅食反射减弱，握持反射减弱。患儿11个月时无法独立坐、翻滚或爬行。

患儿二：生命体征平稳，身长69cm，体重9.5kg。神志清，精神可，慢性肝病面容，皮肤、巩膜明显黄染。双肺呼吸音粗，未闻及干湿啰音。心律齐，心音中，未闻及病理性杂音。腹膨隆，肝肋下3cm质硬，脾肋下4cm质韧。腹部可见长约9cm陈旧性手术瘢痕，愈合尚可，腹壁静脉曲张明显。四肢活动可。

【实验室检查】

患儿一：血型B，Rh阳性，血常规、肝功能、肾功能、电解质、凝血功能等均正常。血串联质谱：亮氨酸846.8μmol/L（正常范围60～300μmol/L）。

患儿二：血型B，Rh阳性；凝血功能：国际标准化比值1.22，凝血酶原时间（prothrombin time，PT）14s，活化部分凝血活酶时间（activated partial thromboplastin time，APTT）34s；肝功能：白蛋白32.7g/L，谷丙转氨酶/谷草转氨酶 232/684U/L，总胆红素 / 直接胆红素 72/42 μmol/L，谷氨酰转肽酶 162U/L；肾功能、电解质均正常。

【影像学检查】

患儿一：肺部 CT：双肺下叶少许间质性炎症。肝脏 CT 未见异常。心脏超声：卵圆孔未闭，三尖瓣轻度反流。心电图正常。颅脑 MRI：双侧大脑呈斑片状稍长 T_1 稍长 T_2 信号影，T_2 液体衰减反转恢复脉冲序列（fluid attenuated inversion recovery, FLAIR）及弥散成像（diffusion weighted imaging, DWI）呈高信号，以双侧苍白球明显，符合枫糖尿病脑部病变表现。双侧大脑前部脑外间隙增宽。

患儿二：肝脏超声：胆道闭锁；葛西术后，肝硬化，脾大，肝内囊性灶，胆汁瘤考虑，门静脉血流反向，脐静脉开放，肝脏血供以动脉为主，肝周积液。肝脏计算机断层血管成像（computed tomography angiography，CTA）：胆汁淤积性肝硬化，肝内胆管节段性扩张，门脉主干内径 6mm，肝固有动脉内径 4mm，胃底脾周见异常迂曲血管团，腹壁及网膜多发曲张静脉。

【基因检测】

患儿一：BCKDHA 基因有 2 个杂合突变，其中一个等位基因 c.111dupC(exon2, NM_000709) 来自患儿父亲，另一个突变基因 c.758C>T（exon6, NM_000709 ）来自患儿母亲（见表 1–3–1 ）。

表 1-3-1 BCKDHA 基因 2 个杂合突变

基因	染色体位置	转录本外显子	核苷酸氨基酸	变异来源
BCKDHA	chr19:41916543	NM_000709;exon2	c.111dupC(p.R40Qfs*11)	父亲
BCKDHA	chr19:41928180	NM_000709;exon6	c.758C>T(p.A253V)	母亲

患儿二：未发现与疾病相关的致病基因。

◎ 初步诊断

患儿一：枫糖尿病。

患儿二：先天性胆道闭锁。

◎ 诊疗计划及诊治难点

患儿一支链氨基酸代谢障碍，神经系统损伤明显。患儿二肝功能失代偿，均亟须行肝移植治疗。两名患儿年龄相仿，血型相合，拟行多米诺肝移植手术，即患儿一接受社会供肝行劈离式肝移植，患儿一切除的肝脏作为供肝植入患儿二体内，技术复杂，术前评估、手术设计以及术后管理等问题需进行多学科讨论。

◎ 多学科诊疗

肝胆胰外科： DLT 供肝的获取关键在于既要保留 DLT 供体用于重建所需血管，又要保证DLT受体能顺利进行血管重建。DLT供体血管离断的位置非常重要，一般流出道于三支肝静脉处分别离断，门静脉于门静脉左右分支下方主干处离断，肝动脉于肝固有动脉处离断。

供肝灌注及修整：使用 4℃ HTK 器官保存液进行灌注，直至肝静脉流出液体澄清。DLT 供肝流出道需要整形，通常情况下，需把右肝静脉和中肝静脉、左肝静脉整形成共同开口，以供移植时流出道吻合，必要时进行搭桥。

血管重建：采用改良背驮式肝移植方式，将受体侧腔静脉修剪成三角形开口，使用 6-0 PDS 与供肝静脉开口连续缝合。供受体门静脉使用 7-0 prolene 行前后壁连续缝合。肝动脉使用 9-0 或 8-0 prolene 行端端间断缝合。

胆道重建：多米诺供体、多米诺受体患儿均采用胆肠 Roux-en-Y 吻合进行胆道重建。

放射科： 患儿一肝脏血管存在变异，右肝动脉发自肠系膜上动脉，左肝动脉来源于肝固有动脉（见图 1-3-1），作为多米诺供体，左、右肝动脉需分别与受体吻合。患儿二为肝硬化，门脉高压明显，脐静脉开放，胃底脾周大量曲张血管（见图 1-3-2）。门脉直径与供体较匹配。

超声医学科： 常规术中超声明确肝脏血供及流出道通畅，术后每日行移植肝血流、胸腹水超声检查，及时发现肝动脉栓塞（hepatic artery thrombosis, HAT）、门静脉栓塞（portal vein thrombosis, PVT）、门静脉狭窄（portal vein

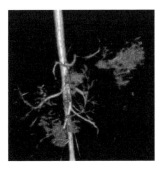 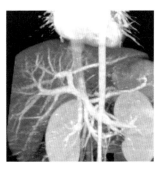

图1-3-1 患儿一 CTA影像：右肝动脉发自肠系膜上动脉

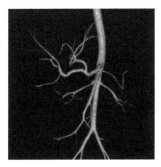 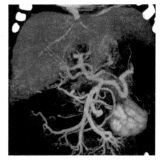

图1-3-2 患儿二 CTA影像：门脉高压，腹腔大量曲张静脉

stenosis, PVS）等并发症。如有胸腔、腹腔积液，则可行超声引导下穿刺引流。如有 PVS，则可行介入下门静脉球囊扩张或支架置入术。

儿科：饮食治疗是 MSUD 患儿治疗的关键，一经诊断，需立即使用无支链氨基酸特殊配方奶粉。治疗的目标是将血浆中的亮氨酸水平维持在正常范围内，因为有研究表明患儿的智商水平与亮氨酸水平呈负相关。然而，长期限制饮食会导致患儿必需氨基酸及必需脂肪酸缺乏，各种微量元素摄入不足导致营养不良，影响患儿正常生长发育。患儿在 6 个月前还可以服用特殊奶粉维持血亮氨酸水平，但添加辅食后血亮氨酸水平再度升高，提示饮食控制效果不佳，需尽快行肝移植治疗。枫糖尿病患儿在围手术期可能出现代谢性酸中毒、电解质紊乱、脑水肿等并发症，需要立即给予相应治疗，必要时给予连续性肾脏替代治疗（ continuous renal replacement therapy, CRRT ）或血浆置换，以迅速清除有害物质。

◎ 诊疗经过及病情变化

患儿一诊断枫糖尿病后，一直予以无支链氨基酸特殊奶粉喂养，口服维生素 B_1、左卡尼汀药物治疗，症状无明显缓解；在添加辅食后，血支链氨基酸无法控制在正常水平。来我院就诊，完善各项检查，排除禁忌后，经匹配获得社会捐肝，采用劈离式肝移植方式，切取成人供肝左外叶并植入患儿一体内（见图1-3-3）。该患儿切除的肝脏作为多米诺供肝（见图1-3-4）植入患儿二体内，以挽救其生命，术中分别吻合左、右肝动脉，手术顺利（见图1-3-5 和图1-3-6）。两位患儿在肝移植术后均常规接受激素＋他克莫司免疫抑制方案。术后给予抗感染、抗凝、补液营养等支持治疗，定期监测他克莫司血药浓度、肝功能、凝血功能以及移植肝血流等临床指标。

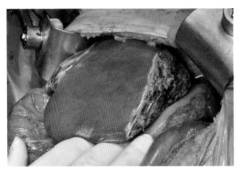

图1-3-3　患儿一接受劈离式肝移植

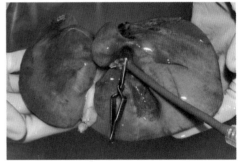

图1-3-4　患儿一的多米诺供肝

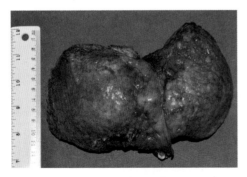

图1-3-5　患儿二病肝

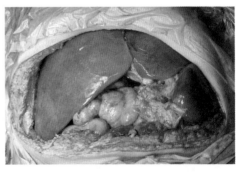

图1-3-6　患儿二接受多米诺肝移植

◎ 最终诊断及预后

【最终诊断】

患儿一：枫糖尿病。

患儿二：先天性胆道闭锁（葛西术后）。

【预后】

两位接受肝移植的患儿术后 10 天左右肝功能就恢复正常，随访过程中未出现明显并发症。枫糖尿病患儿术后无须特殊喂养，恢复正常饮食后复查血浆串联质谱，亮氨酸浓度由术前的 846.8 μmol/L（正常范围 60 ～ 300 μmol/L）降至术后 127.6 μmol/L（正常范围 50 ～ 250 μmol/L）。患儿二 22 月龄时，身长 79cm，体重 11kg，达到正常儿童水平。患儿一 11 月龄时接受肝移植，术前无法抬头，术后 4 个月可自行端坐，术后 9 个月可爬行，可扶栏杆站立，会发重复双音词。

◎ 诊疗体会

枫糖尿病是一种罕见的氨基酸代谢性疾病，由于支链 α – 酮酸脱氢酶复合物（branched–chain alpha–ketoacid dehydrogenase complex, BCKDC）的功能缺陷，所以患者体内支链氨基酸大量蓄积，尤其是亮氨酸在脑组织中的含量增高，不仅干扰细胞膜鞘磷脂的合成，影响神经发育过程中髓鞘的形成，而且干扰神经细胞的能量代谢，影响 Na^+–K^+–ATP 酶的活性，造成不同程度的脑水肿[1]。如不及时诊治，会严重威胁患儿生命健康，轻者虽能长期存活，但患儿往往残留不可逆的智力认知障碍，生活能力低下，给患儿家庭带来严重的抚养压力和经济负担。

根据 BCKDC 的残留活性，可将枫糖尿病分为 5 型，即经典型、中间型、间歇型、维生素 B_1 反应型和二氢脂酰脱氢酶缺乏型[2]。目前认为，新生儿发病通常为经典型，75% 的经典型患儿体内 BCKDC 的活性仅为正常儿童的 0 ～ 2%，病情重，预后差，最佳治疗窗口是出生后的 7 ～ 14 天[3]。但 MSUD 患儿的早期症状并不典型，由于家长忽视，或首诊医生没有相关诊治经验，患儿往往错过最佳治疗时间。如果患儿的尿液或汗液中有特殊的枫糖气味，或者出生后逐渐出现嗜睡、喂养困难、反应差、肌张力减低、抽搐惊厥甚至呼吸困难等中枢神经系统损害表现，需要警惕 MSUD 的可能，及时进行血尿串联质谱的检查。

肝脏移植是治疗经典型 MSUD 的一种有效方法，这是因为肝脏中 BCKDC 的活性约占全身的 15%，而只要有 8% 左右的 BCKDC 活性就能维持正常亮氨酸水平。Mazariegos 等 [4] 的研究结果与本案例患儿一样，接受肝移植的枫糖尿病患儿不再需要控制饮食。此外，国内外文献报道，MSUD 患儿的肝脏可以作为多米诺供肝挽救其他疾病患儿的生命 [5]。这是由于人体中在肝脏以外有充足的 BCKDC 来代谢支链氨基酸，可避免在接受 MSUD 供肝后新发 MSUD。多米诺肝移植有效利用了废弃肝脏，对于缓解供肝紧缺的现状有着积极意义。

多学科讨论在肝移植中的意义巨大，尤其对儿童 DLT 这种复杂肝移植，通过多学科讨论完善多米诺供、受体之间遗传代谢水平的评估，组织儿童移植麻醉、重症监护、营养支持、护理等多个学科的通力合作，精准设计每一例手术方案，以保障两名患儿顺利移植、延续生命。

（张 微，钱轶罡）

◎ 参考文献

[1] Zinnanti WJ，Lazovic J，Griffin K，et al. Dual mechanism of brain injury and novel treatment strategy in maple syrup urine disease. Brain, 2009, 132(Pt4): 903-918.

[2] Mellis MM，Danner DJ. Gene preference in maple syrup urine disease. Am J Hum Genet, 2001, 68(1): 232-237.

[3] Simon E，Flaschker N，Schadewaldt P，et al. Variant maple syrup urine disease (MSUD)- the entire spectrum. J Inherit Metab Dis, 2006, 29: 716-724.

[4] Mazariegos GV，Morton DH，Sindhi R，et al. Liver transplantation for classical maple

syrup urine disease: long-term follow-up in 37 patients and comparative United Network for Organ Sharing experience. J Pediatr, 2012, 160(1): 116-121.

[5] Herden U，Grabhorn E，Santer R，et al. Surgical aspects of liver transplantation and domino liver transplantation in maple syrup urine disease: analysis of 15 donor-recipient pairs. Liver Transplantation，2019，25(6): 889-900.

04

终末期新型冠状病毒肺炎合并银屑病行双肺移植

◎ 案例要点

 1. 新型冠状病毒肺炎（简称新冠肺炎，COVID-19）患者接受肺移植治疗策略。

 2. 肺移植的围手术期管理，移植后抗排异、抗感染等后续治疗。

◎ 病例简介

【简要病史】

 患者，男性，70岁。2020年2月2日，患者出现发热，最高体温37.8℃。次日，新型冠状病毒核酸检测阳性，当地医院予以阿比多尔＋达拉他韦抗病毒治疗，甲泼尼龙（40mg/次，qd）抗炎治疗，因病情加重转入我院。

 既往有糖尿病10余年，平常口服"消渴丸"降血糖。高血压病史5年，平常口服珍菊降压片降压治疗。有银屑病病史，未治疗。

【入院查体】

 体温（T）37.8℃，呼吸（R）22次/分，血压（BP）138/72mmHg，心率（HR）96次/分，神志清，精神软，面罩吸氧，经皮动脉血氧饱和度（SpO_2）96%。对答切题，查体配合。颜面部以及颈部皮肤明显发红，右上肢可见皮肤脱屑。颈部及腋窝淋巴结未扪及肿大。双肺呼吸音粗。心律齐，未闻及明显病理性杂音。腹部平坦，无明显压痛及反跳痛。神经系统查体阴性。

【实验室检查】

C 反应蛋白（CRP）45.48mg/L；降钙素原（PCT）0.04mg/L。血气分析：全血乳酸（Lac）2.3mmol/L，pH 7.46，氧分压（PO_2）78.3mmHg，二氧化碳分压（PCO_2）41.0mmHg。

【影像学检查】

肺部 CT（见图 1-4-1）：两肺多发炎症伴纤维化。

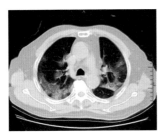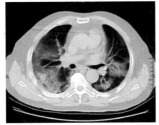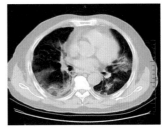

图1-4-1　肺部CT（2020年2月9日）：两肺内见多发大片状磨玻璃密度及高密度影，部分呈网格状改变。肺部CT符合新冠肺炎表现，未见明显纤维化表现

◎ 多学科诊疗（一）

放射科：两肺内病灶多发，分布较广，影像学表现符合新冠肺炎表现，外院治疗后无明显吸收好转征象，提示病灶仍处于进展期。

感染病科：该患者目前新冠肺炎诊断明确，早期抗病毒治疗有利于改善患者预后。根据国家卫健委《新型冠状病毒肺炎诊疗方案》推荐，可以使用洛匹那韦利托那韦、干扰素雾化。该患者早期使用洛匹那韦利托那韦出现腹泻症状，故调整为达芦那韦。传染病诊治国家重点实验室在体外研究中发现阿比多尔、达芦那韦、法匹拉韦、氯喹均有一定的抑制新型冠状病毒（2019-nCoV）的作用，据前期治疗经验，建议使用阿比多尔（200mg/ 次，tid）＋ 达芦那韦（1 片 / 次，qd，po）。考虑到新冠肺炎患者存在空气传播，雾化吸入治疗过程中存在产生病毒气溶胶的风险，应该在负压病房内进行，所以不建议使用干扰素雾化吸入的治疗方式。

呼吸内科：患者白细胞总数不高，CRP 水平升高，PCT 水平正常，新冠病毒核酸检测阳性，新冠肺炎诊断明确。患者肺部影像提示多叶受累、渗出病灶为主，建议给予激素治疗，甲泼尼龙（40mg/次，q12h），同时积极抗病毒治疗。

皮肤科：该患者确诊银屑病 30 余年，治疗不规范，自诉有时在当地诊所使用糖皮质激素注射液注射治疗，皮疹短期消退，但反复发作。目前，四肢伸侧及躯干多发鳞屑性斑丘疹，以肘部为重，可见浸润性斑块。建议早晚皮损处分别外用卤米松乳膏及卡泊三醇软膏，静滴复方甘草酸苷注射液（120mg 加入 5% 葡萄糖溶液 250ml，qd）。

护理：保持皮肤清洁，遵医嘱涂抹药膏，协助患者修剪指甲，防止皮肤抓伤。

重症医学科总结：患者目前神志清楚，面罩吸氧，呼吸频率稍快，心率正常，乳酸水平偏高，氧合低于 200mmHg，暂无其他脏器功能损害。但考虑患者高龄，基础疾病多，疾病进展风险高，建议转入重症监护室。

◎ 初步诊断

1. 新冠肺炎（轻型）。
2. 高血压。
3. 糖尿病。
4. 银屑病。

◎ 诊疗计划

转入重症监护室，给予特级护理、心电监测、低盐低脂糖尿病饮食、经鼻高流量辅助通气；阿比多尔（2 片/次，tid）抗病毒治疗，干扰素喷雾剂抗病毒。密切关注氧合及呼吸情况，必要时给予机械通气治疗。

◎ 诊疗经过及病情变化（一）

氧合进行性下降，气管插管机械通气，同时给予人工肝治疗：患者转入重症监护室，给予经鼻高流量辅助通气，吸入气氧浓度（fractional concentration of inspired oxygen, FiO$_2$）50%，SpO$_2$ 97%。同时继续给予阿比多尔、达拉他韦抗病毒治疗，甲泼尼龙（40mg/次，q12h）抗炎，胸腺肽增强免疫，并给予抗生素预防性抗感染治疗。即使给予积极全面的药物治疗及呼吸支持治疗，患者氧合仍进行性下降，2月14日复查纯氧氧合仅44.9mmHg，考虑患者氧合无法维持，当日予以气管插管机械通气，同时给予人工肝治疗，抑制炎症风暴。

肺部情况持续恶化，予以气管切开以及体外膜肺氧合（extracorporeal membrane oxygenation，ECMO）： 患者在机械通气下，氧合仍持续进行性恶化，病情危重（P/F < 150）。2月16日，新冠病毒核酸检测阴性；后每日复查新冠病毒核酸均为阴性，但患者症状、体征及检查结果均持续进展。2月18日，复查肺部CT（见图1-4-2），提示肺部病变较入院时明显进展，考虑患者短期内难以脱离机械通气，遂于2月19日行气管切开。2月22日再次复查肺部CT（见图1-4-3），可见两侧肺病灶持续进展，考虑呼吸机支持力度极高情况下氧合仍难以维持，遂于2月26日行静脉–静脉体外膜肺氧合（venovenous ECMO，VV-ECMO）。

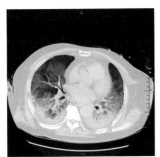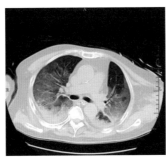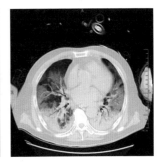

图1-4-2 复查肺部CT（2020年2月18日）：双肺多发大片状磨玻璃密度影，两肺下叶部分肺组织实变，重力依赖区实变明显，内可见空气支气管征象

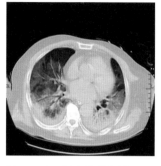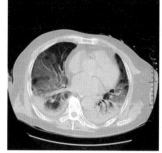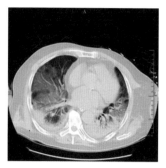

图1-4-3　复查肺部CT（2020年2月22日）：双肺感染及实变情况较前略加重，两侧有少量胸腔积液

两肺几乎完全实变：虽经积极药物治疗及呼吸机、ECMO支持治疗，患者病情仍持续进展，ECMO流量高达3.5L/min，气流10L/min，呼吸机压力27/5mmHg，两肺潮气量约100ml。3月3日复查肺部CT（见图1-4-4），提示大片实变。

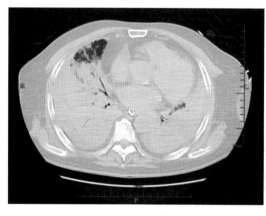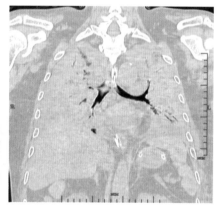

图1-4-4　复查肺部CT（2020年3月3日）：两肺几乎完全实变

◎ **多学科诊疗（二）**

放射科：患者入院后肺部病灶逐渐进展，以两肺下叶重力依赖区实变明显，且出现了胸水，不能除外继发其他感染。

感染病科：患者病程已经超过2周，目前存在CRP水平高，低热，肺部渗出病灶比较明显，部分有实变趋势，不排除在病毒性肺炎基础上合并细菌感染，或者存在较高的发生继发细菌感染的风险，建议预防性使用哌拉西林钠他唑巴坦钠治疗。此外，该患者存在细胞因子风暴，病情持续危重，予人工肝治疗清除细胞因子、炎症介质，维持内环境稳定，促进病情恢复。

呼吸内科：患者经积极治疗，病情进行性加重，影像学明显进展，VV-ECMO 支持较久，新冠病毒核酸检测已经转阴，可考虑行肺移植治疗。

肺移植科：前一例新冠肺炎患者肺移植手术成功实施，证实对于终末期新冠肺炎，可考虑行肺移植手术[1]。与前一例患者相比，该患者有两处不同：第一，年龄更大，国际心肺移植协会将 65 岁作为肺移植的相对禁忌证，70 岁以上高龄患者肺移植更应该慎重；第二，基础疾病多，患者有高血压、糖尿病、银屑病病史，且心脑血管疾病发生风险高。因此建议：①患者手术风险极大，预期围手术期并发症多，需与家属充分沟通，手术必须在家属完全理解、承担风险的前提下进行；②尽可能完善围手术期评估，尤其是心脑血管疾病风险评估；③患者有银屑病，建议皮肤科给予有针对性的手术防护。

皮肤科：患者四肢伸侧及躯干仍可见多发鳞屑性斑丘疹，肘部有浸润性斑块，建议早晚皮损处继续分别外用卤米松乳膏及卡泊三醇软膏，静滴复方甘草酸苷注射液（120mg 加入 5% 葡萄糖溶液 250ml，qd）。

护理：患者有银屑病，在移植前应加强皮肤护理，预防皮肤出血，避免加重皮肤损伤是重点。患者气管插管后采取俯卧位通气治疗，肢端水肿，ECMO 支持后予以肝素抗凝，局部皮肤出现瘀斑出血，外力触碰、黏胶固定移除后、双上肢约束带约束处皮肤易出现局部破损、出血；颜面部皮肤菲薄，固定 ECMO 导管、剃须、擦洗后均会出现皮肤点状出血；后背部皮肤大片发红，双下肢皮肤色素沉着。护理上加强换药，保护破损皮肤，降低外力压迫皮肤所导致的潜在损伤的风险，同时使用翻身垫改变体位，避免进一步加重损伤，预防继发感染。换药方案：纳米银辅料加细胞生长因子凝胶预防感染和促进伤口愈合，减少使用黏胶，使用绷带缠绕松散固定上肢辅料。术前皮肤准备，用氯己定沐浴湿巾彻底消毒擦拭全身皮肤去定植菌，加强颈部、腋下、腹股沟部位的擦拭，术前一天用洗必泰沐浴湿巾每8小时擦拭一次。术前伤口彻底清创换药。

MDT 小结： 患者经 VV-ECMO 支持较久，但肺部情况仍未见好转，潮气量 < 100ml，肺部胸片提示大片实变。目前尚无其他解决办法，建议行肺移植。目前循环尚稳定，新冠病毒核酸检测多次阴性，重要大脏器功能尚可，无肺移植禁忌证，但患者年龄大，有糖尿病、高血压、银屑病基础疾病，需严密关注术中术后心脑血管意外风险。逢合适供体、血型匹配、大小匹配，拟行肺移植术，嘱积极完善术前准备。

◎ 诊疗经过及病情变化（二）

2020 年 3 月 8 日行双肺移植术： 患者全麻下行双肺移植术，术中所见：双肺实变明显（见图 1-4-5）。术后改静脉 – 动脉体外膜肺氧合（venous-arterial ECMO, VA-ECMO）支持，给予激素＋他克莫司＋吗替麦考酚酯三联抗排异治疗方案，同时给予预防性抗细菌、抗真菌治疗。

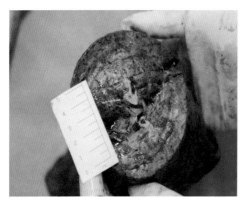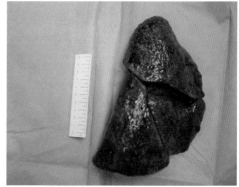

图 1-4-5　术中可见双肺实变明显

术后一度恢复良好，撤除 ECMO：患者术后氧合可，呼吸机支持，PC 模式［FiO_2 25%，呼气末正压通气（positive end expiratory pressure，PEEP）8cmH_2O，PS 25cmH_2O］。减低 ECMO 支持力度后，氧合尚能稳定。于术后第 2 天撤除 ECMO 支持，对比术前术后胸片，可见较前明显改善（见图 1-4-6）。

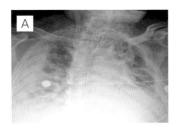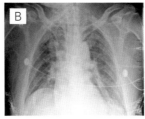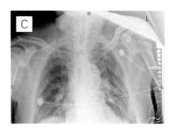

图1-4-6　胸片对比

A.移植前（3月6日）；B.移植后第1天（3月9日）；C.移植后第3天（3月11日），明显改善

再次出现肺部分实变：2020 年 4 月 10 日，患者出现发热，体温最高 38.3℃，同时合并氧合快速下降，听诊提示双肺呼吸音湿啰音，痰鸣音明显。复查肺部 CT，提示双肺实变较前加重（见图 1-4-7）。气管镜下可见少量黄脓痰伴中等量黄色肺水。

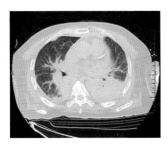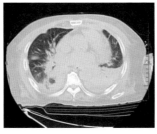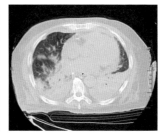

图1-4-7　肺部CT（2020年4月10日）：双肺实变较前明显，双下肺部分肺不张，左肺下叶显著

◎ 多学科诊疗（三）

放射科：双肺移植后两肺内多发实变，两肺下叶为著，需除外移植后排异反应及继发其他类型感染的可能。

肺移植科：患者近日出现发热，氧合下降，CRP 水平明显升高，肺部影像提示两下肺较前有进展，肺部病变可见实变伴部分磨玻璃样影，气管镜下可见少到中等量黄脓痰。目前可考虑：①感染，但痰培养持续阴性，加做痰高通量测序（high-throughput sequencing，NGS），未发现临床意义阳性病原体；②急性排异，患者目前中等程度发热，氧合下降，肺部影像提示进展，气管镜下可见肺水，均符合急性排异临床表现，如需确诊，需行肺穿刺活检，但考虑气胸和出血风险高，暂不建议行穿刺活检。目前，临床诊断急性排异，因患者之前有严重的消化道大出血，故不建议实施标准的急性排异冲击治疗方案，建议甲泼尼龙（80mg/次，qd）治疗，可加用丙种球蛋白，同时密切监测胃液、粪便隐血试验（OB）情况，警惕再次出现消化道出血。

感染病科： 肺移植后给予免疫抑制剂及激素等治疗，且肺部与外界环境相通，不除外排异过程中还伴随有感染的可能，结合患者既往肺泡灌洗结果，予卡泊芬净＋头孢他啶阿维巴坦钠＋更昔洛韦＋丁胺卡那霉素覆盖真菌、细菌、病毒等感染治疗方案。

MDT 小结： 给予甲泼尼龙（80mg/次，qd）抗排异治疗方案及抗感染治疗方案。因患者肺部实变明显，存在重力依赖现象，故可给予体位引流，同时加强肺部物理治疗以及肺泡复张等手段促进肺康复。

◎ 诊疗经过及病情变化（三）

急性排异得以控制： 经上述诊疗计划实施后，患者肺内表现改善，急性排异情况得以控制。

出现噬血细胞综合征（HPS）： 2020 年 6 月 13 日，患者开始出现白细胞计数显著下降（见图 1-4-8）。给予重组人粒细胞刺激因子注射液等升白细胞措施，但效果不明显，出现发热，体温 39.6℃，遂完善骨髓穿刺检查，骨髓常规检查报告有核细胞中等量，存在吞噬性网状细胞吞噬血细胞现象，粒系增生欠活跃，考虑噬血细胞综合征的可能。血清铁蛋白 12738ng/ml，甘油三酯 3.28mmol/L，纤维蛋白 1.03g/L，细胞因子水平升高［白介素（interleukin，IL）-6 122.59pg/ml，

IL-10 14.38pg/ml，肿瘤坏死因子（tumor necrosis factor，TNF）45.19pg/ml〕，考虑噬血细胞综合征。骨髓培养提示屎肠球菌感染。6月16日给予94方案（改良）治疗噬血细胞综合征：依托泊苷150mg（第1天），100mg（第4天）；地塞米松20mg。6月23日，患者CRP 147.4mg/dl，较前升高6倍。查体时发现左侧腹股沟切口下方红肿明显（见图1-4-9），请骨科医师给予床边切开探查。送病理及穿刺积液检查，可见真菌丝。患者白细胞计数开始持续下降（见图1-4-10），继续给予保护性隔离，并给予重组人粒细胞刺激因子升白细胞等对症支持治疗。同时，患者出现消化道出血、黑便、呕吐物及粪便OB（＋＋＋＋），血色素缓慢下降，给予停激素和胃镜检查。

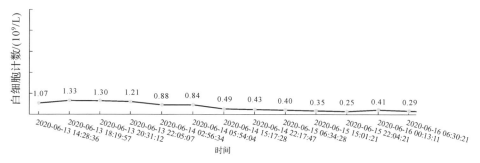

图1-4-8　VP治疗时白细胞计数变化情况

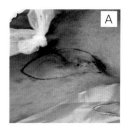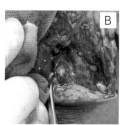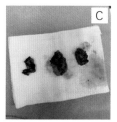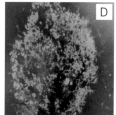

图1-4-9　左侧腹股沟区病变情况

A.左侧腹股沟区红肿明显；B.切开探查可见局部淋巴结坏死；C.可见脓液状坏死物，切除淋巴结可见肿胀明显；D.真菌丝

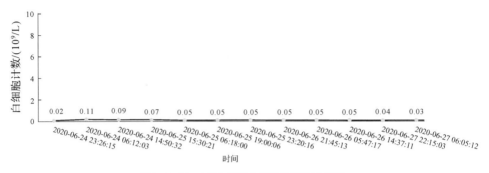

图1-4-10 VP治疗时白细胞计数变化情况

◎ 多学科诊疗（四）

血液科：患者使用长效重组人粒细胞刺激因子48h，白细胞计数低于0.05×10^9/L，处于重症粒细胞缺乏状态，根据患者前期EB病毒检测阳性表现，白细胞、血小板计数下降情况，血清铁蛋白水平升高，细胞因子IL-6、γ-干扰素（interferon-γ，IFN-γ）水平升高，纤维蛋白水平下降，以及骨髓噬血表现，基本排除急性再生障碍性贫血，考虑噬血细胞综合征。主要病因考虑：①以病毒为主，细菌不能除外；②药物（更昔洛韦＋他克莫司）；③移植物抗宿主病；④输血相关的移植物抗宿主。

目前给予的治疗方案包括：①按移植仓隔离措施进行保护性隔离；②继续给予丙种球蛋白（30g/次，qd）；③升白细胞方案仍维持原来方案；④根据目前培养结果，维持抗生素方案不变，抗病毒方案待病毒检查结果后确定；⑤血浆2500ml行血浆置换（清除可疑药物、炎症因子）。外送检查EB病毒定值部位（B细胞和T细胞）。2020年6月16日给予依托泊苷150mg，6月18日给予依托泊苷100mg以及地塞米松，治疗噬血细胞综合征。

感染病科：患者目前粒细胞严重缺乏状态，极易并发各种严重感染，应加强病房管理，预防院内感染的发生。同时，骨髓培养提示屎肠球菌感染，在头孢他啶阿维巴坦钠及卡泊芬的净基础上加用替考拉宁抗感染治疗。电镜下可见真菌丝，诊断为淋巴结真菌感染，加用泊沙康唑（5ml/次，po）抗真菌治疗。

护理：严格按无菌仓管理，落实保护性隔离措施。

重症医学科：病房严格按照无菌仓管理，加强病房管床医护人员手卫生管理，同时处理化疗相关的各种不良反应。

◎ 诊疗经过及病情变化（四）

按计划实施诊疗方案。2周后，患者白细胞计数缓慢上升，同时复查骨髓穿刺，提示骨髓噬血情况消失。

◎ 修正诊断及预后

【修正诊断】

1. 新冠肺炎（危重型）。

2. 噬血细胞综合征。

3. 消化道出血。

4. 双肺移植术后。

5. 高血压。

6. 糖尿病。

7. 银屑病。

【预后】

患者精神情况明显好转，继续按原方案进行呼吸锻炼，康复需要较长时间。

◎ 诊疗体会

该患者是我院所救治的新冠肺炎危重型患者中时间最长、病情最复杂和移植年龄最大的一例。从早期治疗干预效果不佳直至后期肺实变不可逆，到做出肺移植探索治疗的决定，都面临着巨大的挑战。肺移植以后出现的排异难关、感染难题、粒细胞缺乏后免疫功能极度低下等一系列困难也直接困扰着我们。

但是最终，患者能够度过这些难关，并带管进行康复锻炼，足以体现我院在管理危重症患者方面的整体水平及院感防控的能力。

1. 本例患者高龄，新冠肺炎终末期肺内表现，严重急性呼吸窘迫综合征（acute respiratory distress syndrome, ARDS），经积极抗病毒等对症支持治疗后，虽病毒已转阴，但肺功能损害明显，无法逆转，不可能依赖 ECMO 长期存活。肺移植是终末期肺部疾病的有效治疗手段。本例患者其他重大脏器功能尚可，无肺移植禁忌证，尽管肺移植有一定的风险，但仍可延长预期寿命并提高终末期患者的生存质量。

2. 肺是直接开放器官，且其本身与免疫功能密切相关，肺移植最易发生感染。抗菌药物选用需结合患者自身的基础疾病、供体情况等。一般在早期会选用覆盖真菌、细菌、病毒的广谱抗感染治疗策略。之后，严密监测，根据感染指标、病原学检查、纤维支气管镜检查、痰液性状等做出调整。同时加强胸部物理治疗，指导患者进行深呼吸，翻身叩背，协助咳嗽，配合有效的体位引流。采用激素联合他克莫司进行联合抗排异反应，并根据检测的血药浓度调整剂量。

3. 皮肤科治疗：该患者银屑病皮损在入院后 2～3 周内已消退，病程中曾出现发热，头面、颈部、上胸、背部点片状红斑、斑丘疹，头皮及上胸部皮损活检。组织病理示：网篮状角化过度，表皮萎缩，少许角化不良细胞，基层灶性液化变性，真皮乳头局部水肿，小血管扩张，血管周围少量炎症细胞浸润。不能除外移植物抗宿主病（graft-versus-host disease, GVHD），连续使用 3 天甲泼尼龙（80mg/d）及继续静滴免疫球蛋白（30g/d），皮损逐渐消退，改甲泼尼龙 40mg/d，并逐步撤减激素用量。

4. 护理方面：移植后做好保护性隔离措施，尤其在低细胞期，病室严格按无菌仓管理。重点是预防皮肤感染、导管相关血流感染和医用黏胶相关性皮肤损伤。继续采用术前换药方案。但患者术后皮肤干燥加重，切口辅料固定需要使用大量黏胶，背部表层皮肤大面积剥脱，易增加感染的风险。护理上，四肢包括腋下、腹股沟隔天用温水清洗后用润肤露涂抹滋润；伤口用纱布覆盖，使用黏胶前喷洒液体辅料局部保护，并选用弹性好、黏性一般的柔软胶带固定伤口纱布；及时处理导管周围和切口处渗液，避免频繁更换辅料；保持背部皮肤干燥，不宜使用不透气的一次性医用垫单。

（韩威力，李　彤，蔡洪流，盛吉芳，周建英，金　洁，
胡　佳，朱曼华，陈　峰，方　红，赵雪红）

◎ 参考文献

[1]Han WL, Zhu MH, Chen J, et al. Lung transplantation for elderly patients with end-stage COVID-19 pneumonia. Annals of Surgery, 2020, 272(1)：e33-e34.

05

新型冠状病毒肺炎合并乙状结肠癌

◎ 案例要点

1. 新型冠状病毒主要通过血管紧张素转换酶（angiotensin-converting enzyme, ACE）Ⅱ受体进入人体并诱发机体感染，而在人体上呼吸道黏膜表面，ACEⅡ受体分布相对较少，因此在疾病的早期可以出现痰液病毒核酸检测阴性。

2. 潜在导致免疫功能低下的基础疾病，是新冠肺炎患者由普通型逐渐进展到危重型的高危因素之一。

3. 在体外膜肺氧合（ECMO）支持并全身抗凝状态下，"肠镜—介入—手术"等高效、及时的递进式治疗是新冠肺炎合并乙状结肠癌致消化道出血的有效治疗模式。

4. 对于长程肺功能损伤的患者出现后期肺间质改变，通气功能受损严重，需要给予良好的营养和肌肉功能康复维护，才能创造脱离机械辅助的条件，否则脱机的机会渺茫。

◎ 病例简介

【简要病史】

患者，男性，62岁，因"反复发热伴咳嗽2周"于2020年1月29日收入院。

患者既往体健，否认有高血压、糖尿病等病史。2周前，患者在无明显诱因下出现发热，体温最高达39℃，伴畏寒、咳嗽，无明显胸闷气促、恶心呕吐等不适，当地医院考虑"急性上呼吸道感染"，予以抗感染及支持治疗，症状改善不佳。转当地大学附属医院，查 CRP 35.1mg/L；痰新型冠状病毒核酸检测阴性，肺部 CT 提示两肺弥漫性间质性病变，考虑"病毒性肺炎"或者"非典型病原体肺炎"，予以莫西沙星抗感染、奥司他韦抗病毒、丙种球蛋白增加免疫及对症支持治疗。

治疗后复查胸部 CT，提示肺部病灶明显进展，并逐渐出现低氧血症。新型冠状病毒核酸检测阳性，转当地传染病医院进一步治疗。当地传染病医院予以阿比多尔片＋洛匹那韦利托那韦片抗病毒治疗，同时加强对症支持治疗。经治疗，患者胸闷、气急逐渐加重，3 天前行气管插管、呼吸机辅助通气治疗，但患者病情仍持续进展，为进一步诊治转入我院。

【入院查体】

体温（T）37.0℃，脉搏（P）72 次 / 分，血压（BP）124/71mmHg，呼吸（R）18 次 / 分，经皮动脉血氧饱和度（SpO$_2$）97%，中心静脉压（CVP）13mmHg，神志镇静状态，经口气管插管接呼吸机辅助通气（PC 模式），皮肤、巩膜未见黄染。双肺呼吸音粗，未闻及明显干湿啰音。心率（HR）75 次 / 分，心律齐。腹部软，肝脾肋下未及。双下肢未见水肿。病理征未引出。

【实验室检查】

血常规：白细胞计数（WBC）17.4×10^9/L，中性粒细胞百分比［N–mp（%）］90.9%，淋巴细胞计数（LYM）1.0×10^9/L；血气分析：PO$_2$ 53mmHg；血生化：ALT 43U/L，TB 17.9μmol/L，Cr 103μmol/L，Lac 2.9mmol/L。

【影像学检查】

胸部 CT 提示两肺大片状模糊高密度影，两肺小叶间隔增厚呈网格状改变，左肺上叶舌段及两肺下叶可见高密度影，边缘模糊。

◎ 多学科诊疗（一）

感染病科： 患者为老年男性，当地初次检测痰新型冠状病毒核酸阴性，但肺部影像学提示两肺感染，考虑病毒性肺炎，予以常规抗病毒及抗感染治疗，患者病情进展。复查严重急性呼吸综合征冠状病毒 2 型（severe acute respiratory syndrome coronavirus 2, SARS–CoV–2）核酸阳性。新型冠状病毒主要通过 ACE Ⅱ 受体进入人体并诱发机体感染，而在人体上呼吸道黏膜表面，ACE Ⅱ 受体分布相对较少，因此在疾病的早期可以出现痰液病毒核酸检测阴性。对于痰液病毒核酸检测阴性，存在胸闷气急、干咳少痰、缺氧明显、白细胞计数不高、淋巴细胞计数降低及两肺多发病灶等的患者，即使多次痰 SARS-CoV-2 核酸阴性，仍建议按新型冠状病毒肺炎（ corona virus disease-19, COVID-19 ）隔离治疗。同时，每天监测痰、粪便等病毒核酸，以进一步明确诊断。

该患者否认有高血压等基础疾病，由普通型逐渐进展到危重型，其高危因素有年龄大于 50 岁、男性，同时还需注意有无其他潜在导致免疫功能低下的基础疾病。该患者呼吸衰竭，经口气管插管接呼吸机辅助通气（PC 模式：FiO_2 50%，PC 14cmH_2O，PEEP 12cmH_2O，R 20 次 / 分 ），SpO_2 维持在 91% ~ 98%，继续予以吗啡镇痛和咪达唑仑注射液镇静。患者目前处于经气管插管接呼吸机辅助通气状态，氧合指数仍偏低，气管导管无持续负压吸引，建议更换为持续负压吸引气管导管，以降低口咽部分泌物在导管气囊上端蓄积诱发感染的风险。同时采取保护性通气策略改善肺通气。每天复查血常规、血气分析等，若氧合指数进行性降低，则要考虑行 ECMO 辅助通气治疗。血常规提示白细胞计数明显升高，首先考虑甲泼尼龙等的使用导致白细胞计数升高，但患者住院时间 2 周以上，气管导管无持续负压引流装置，要注意误吸及合并细菌感染的可能，予以哌拉西林他唑巴坦抗感染治疗。患者两肺多发斑片状渗出，继续予以甲泼尼龙抗炎治疗，以减少肺部渗出。

呼吸内科： 患者肺部 CT 表现为大片实变合并明显的网格样改变，提示肺部出现严重纤维化改变，导致严重的肺通气与换气功能障碍，目前机械通气已无法维持氧合，因此对该患者需考虑行 ECMO 治疗。痰培养发现洋葱伯克霍尔德菌，该菌虽毒力较弱，但作为院内感染的主要病原菌之一，在危重症患者肺部感染的发病中常扮演重要角色，需高度重视。洋葱伯克霍尔德菌对氨基糖苷类抗生素、亚胺培南耐药，根据该患者药敏试验结果，需将亚胺培南西司他丁更改为头孢他啶。

重症医学科： 该病例在积极的抗病毒、抗感染和呼吸机支持等治疗后，病情短暂好转后呈进行性加重，并伴有发热和炎症指标上升，胸部 CT 见两肺内弥漫分布状模糊高密度影，部分呈网格状改变。结合影像、检验和临床表现，首先考虑患者病毒性肺炎加重，并呈纤维化改变，同时考虑患者持续使用糖皮质激素和机械通气时间较久，不排除肺部有呼吸机相关性肺炎的可能，由于肺部病变累及较广，故出现严重的氧弥散障碍和通气血流比例失调，导致严重的低氧血症。

放射科：该患者肺部 CT 表现为两肺病变弥漫，属危重型表现，对比 2 月 1 日（入院后首次）CT 检查，两肺下叶实变有所吸收。经呼吸机支持治疗后，出现皮下及纵隔积气，估计与存在肺气肿及支气管扩张等基础病变有一定关系（见图 1-5-1）。

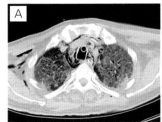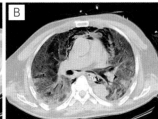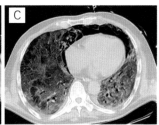

图1-5-1　肺部CT

A.两肺上叶弥漫多发磨玻璃密度影，内伴小叶间隔增厚及支气管扩张，两肺肺气肿。右侧腋下皮层及纵隔内见积气。B.两肺上、下叶弥漫多发磨玻璃密度影伴小叶间隔增厚，两肺下叶部分实变，纵隔内见积气。C.右肺中下叶及左肺多发磨玻璃密度影，纵隔积气，两侧少量胸腔积液

◎ 初步诊断

1. 新冠肺炎（危重型）。

2. 呼吸衰竭（插管状态，呼吸机辅助通气）。

◎ 诊疗计划

患者呼吸机支持条件较高，纯氧吸入下氧合指数 < 100，为纠正低氧血症，考虑行静脉 - 静脉体外膜肺氧合（VV-ECMO）支持治疗，并密切监测凝血功能。同时患者有发热，炎症指标高，且亚胺培南西司他丁使用时间较久，抗感染效

果不佳，故考虑更换抗生素，同时加用抗真菌药治疗。患者炎症明显，机体能量消耗大，应做好充分的营养支持，首先考虑肠内营养。

◎ 诊疗经过及病情变化（一）

1. 做好充分准备，分别予以下腔静脉和右侧颈内静脉置管，行 ECMO 支持治疗，氧合明显改善。

2. 呼吸机继续行小潮气量肺保护通气策略支持。

3. 将亚胺培南西司他丁更换为头孢他啶阿维巴坦钠抗感染，并加用卡泊芬净抗真菌治疗。

4. 减轻镇静，进行唤醒，为康复锻炼做准备。

5. 加强肠内营养支持，并防止误吸。

病情变化：2020 年 2 月 2 日，患者解暗红色血便约 2800ml，急诊查血常规，提示血红蛋白 71g/L。凝血功能检查：活化部分凝血活酶时间（APTT）对照 28s；凝血酶原时间（PT）13.4s。行全腹 CT 平扫，提示右肾多发小结石。急诊胃镜检查未见明显出血。予以输血浆、补充红细胞等支持治疗。2 月 3 日血便明显减少，复查血常规：白细胞计数 $12.1×10^9$/L，血红蛋白 79g/L，血小板计数 $129×10^9$/L。2 月 18 日患者再次解暗红色血便，血压下降至 92/63mmHg，血常规提示血红蛋白 60g/L，立即行床边胃镜检查，未发现明显出血。2 月 19 日全腹增强 CT 检查提示：乙状结肠中段壁显著增厚，见肿块形成，肿块内见溃疡面，显著强化（见图 1-5-2）。结合患者反复消化道出血，影像学提示肿瘤的可能。

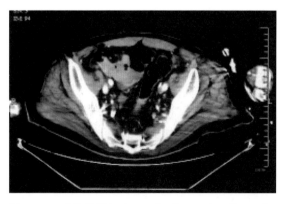

图1-5-2　全腹增强CT（2020年2月19日）：提示乙状结肠占位

◎ 多学科诊疗（二）

重症医学科：患者消化道出血，量多，伴心率加快和血压降低，失血性休克诊断明确；患者血便颜色鲜红，考虑下消化道来源，结合腹部增强 CT，首先考虑乙状结肠癌。同时，患者糖皮质激素使用较久，且病情重，呈应激状态，不排除应激性胃肠黏膜溃疡出血的可能。

消化内科：患者消化道大出血原因不明，腹部增强 CT 发现乙状结肠占位，近端肠腔扩张明显。根据 CT 结果，首先考虑结肠肿瘤引起大出血的可能性较大，但由于病情重，不排除应激性胃肠黏膜溃疡出血的可能，需要急诊肠镜检查，明确出血原因，并做好内镜下止血相关准备。另外，近端肠腔扩张明显，需肠镜检查进一步明确肠梗阻原因，做好内镜下结肠支架置入术解除梗阻准备，为患者下一步治疗争取时间。

结直肠外科：患者下消化道大出血，结合腹部增强 CT，首先考虑乙状结肠肿瘤伴出血。对肿瘤出血最有效的治疗方法是手术切除。但是患者肺部情况严重，现 ECMO 支持治疗，且长期大剂量使用糖皮质激素治疗，手术可能对全身治疗有较大干扰，风险较大。可先予以止血（内镜下行止血治疗或放射科介入栓塞治疗）等保守治疗。并积极做好手术干预准备，必要时以最快速度、最小创伤行结肠癌根治术。

放射科：乙状结肠中段见肠壁不均匀增厚伴肿块形成，肿块内见溃疡，病变范围约 8cm。病灶边缘另可见 2 枚憩室可疑，消化道出血首先考虑肿瘤出血导致，直肠肠腔内见积血。

介入科：由于患者应用 ECMO，凝血功能较差，外科手术风险较大，所以可以首先考虑选择介入微创栓塞治疗，以暂时控制出血。

MDT 小结：予以输注红细胞和血浆，补液补充白蛋白，纠正休克。停止肝素全身抗凝，密切监测凝血功能和 D- 二聚体水平，监测 ECMO 氧合膜的膜前、膜后压力和膜后血氧分压，实时评估氧合膜功能。配合消化内科、介入科和结直肠外科，做好肠镜、介入、手术相关准备和生命支持治疗。

◎ 诊疗经过及病情变化（二）

"肠镜—介入—手术"递进式治疗：患者失血性休克，立即停用 ECMO 的全身肝素抗凝，同时予以补液抗休克。快速申请红细胞和新鲜血浆，提高血色素，改善凝血功能。补液后，血压上升，休克纠正，乳酸水平开始下降。在补液抗休克的同时，立即行床边肠镜检查，发现离肛门口约 20cm 处，乙状结肠 3/4 周隆起型点位，表面大面积糜烂渗血，渗血严重处予以钛夹夹闭，但是肿瘤组织大而脆，不易止血。立即将患者送至放射科，采用数字减影血管造影（digital subtraction angiography, DSA）行超选乙状结肠动脉之肿瘤供血动脉内造影，可见大量肿瘤血管及肿瘤染色，经微导管行肿瘤供血动脉栓塞，栓塞后出血缓解，血色素水平开始稳定。1 天后，患者再次解鲜血便，考虑内镜和 DSA 效果不佳，立即做好术前准备，行"乙状结肠癌切除＋降结肠造瘘术"。术后，患者血压和血色素水平稳定，肺部继续抗感染，加强营养支持，并配合科学的康复锻炼，患者病情逐步开始好转。相关检查及切除标本见图 1-5-3。

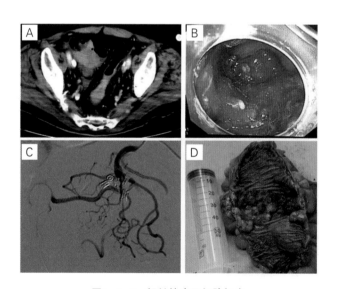

图1-5-3　相关检查及切除标本

A.腹部增强CT显示乙状结肠中段增厚且明显强化；B.肠镜下见乙状结肠溃疡型肿块伴出血；
C.DSA显示乙状结肠肿瘤出血；D.手术切除的乙状结肠癌标本

◎ 修正诊断及预后

【修正诊断】

1. 新冠肺炎（危重型）。

2. 医院获得性肺炎。

3. 乙状结肠癌。

4. 失血性休克：消化道出血。

【预后】

1. 患者肺弥漫和通气功能明显好转，胸部 CT 提示肺部炎症明显吸收。

2. 腹部情况稳定，无消化道出血。

3. 患者积极配合康复锻炼，病情逐步改善，停用呼吸机和 ECMO 等支持治疗后，转当地医院继续支持治疗。

◎ 诊疗体会

1. 患者为老年男性，潜在结肠癌基础，因此 COVID-19 快速进展到危重症，住院期间易合并多重耐药菌感染，包括洋葱伯克霍尔德菌、铜绿假单胞菌、肺炎克雷伯杆菌、金黄色葡萄球菌等。该患者反复痰培养提示多重耐药大量洋葱伯克霍尔德菌，血培养提示多重耐药肠球菌，根据药敏试验结果选用针对性抗菌药物，患者感染逐步得到控制。

2. COVID-19 危重症患者免疫功能低下，易导致病毒清除延迟，治疗期间可能需要长期抗病毒治疗。常规抗病毒治疗 2 周左右疗效不佳，需要考虑调整抗病毒治疗方案。

3. 高流量吸氧和呼吸机支持是新冠肺炎患者呼吸治疗的有效手段，但会出现严重低氧血症，且在高条件呼吸支持不能缓解的情况下，应积极行 ECMO 支持治疗，以有效改善低氧血症。

4. 在 ECMO 支持下使用肝素全身抗凝过程中，易出现消化道出血等并发症，特别是伴有消化道肿瘤的高危出血患者。如果出现消化道出血，在输血补液抗休克治疗的同时，应积极行 CT 和胃肠镜检查以明确出血原因[1-3]。即使 ECMO 支持下使用肝素抗凝，也应按照消化道出血正规诊疗流程，创造条件予以及时而有效的治疗，保证患者的生命安全。

（俞文桥，李 彤，蔡洪流，盛吉芳，周建英，陈 峰，叶 锋，沈 哲）

◎ 参考文献

[1] Strate LL, Gralnek IM. ACG Clinical Guideline: Management of Patients with Acute Lower Gastrointestinal Bleeding. The American Journal of Gastroenterology, 2016, 111(4): 459-474.

[2] Sengupta N, Cifu AS. Management of patients with acute lower gastrointestinal tract bleeding. JAMA, 2018, 320(1): 86-87.

[3] Oakland K, Chadwick G, East JE, et al. Diagnosis and management of acute lower gastrointestinal bleeding: guidelines from the British Society of Gastroenterology. Gut, 2019, 68(5): 776-789.

06

新型冠状病毒肺炎中西医协作治疗

◎ **案例要点**

1. 高龄人群身体功能退化，免疫力低，更易罹患新冠肺炎，尤其是伴有基础疾病的高龄患者，病死率高，临床症状严重，病程长。

2. 在中医学中，新冠肺炎属疫病范畴。高龄且有基础疾病的患者易出现湿热蕴毒、肺闭，甚至出现喘脱的危重症，中医治疗方面建议中医中药辨证论治，益气解毒，固脱抗渗。

◎ **病例简介**

【简要病史】

患者，男性，90岁，因"发热伴咳嗽咳痰，活动后气急3天"入院。

入院前3天，患者开始出现发热，当时体温未测，伴有咳嗽咳痰，咳白色痰，活动后气急，无畏寒，无明显胸痛、胸闷，无咯血等不适。2天前至当地医院行肺部CT，提示"两肺多发感染，慢性支气管炎，左肺下叶少许纤维灶，心影增大，主动脉及冠脉壁钙化"。患者有COVID-19患者密切接触史，2020年2月7日新冠病毒核酸检测阳性。血肾功能：肌酐303μmol/L。当地医院遂予阿比多尔（0.2g/次，tid）及洛匹那韦利托那韦片（2片/次，bid）抗病毒，以及降血压、利尿、调节肠道菌群、对症等治疗措施。住院期间，患者病情加重，伴有发热，最高体温约38℃，伴有咳嗽咳痰。2月8日复查肌酐359μmol/L，为进一步治疗转入我院。

既往有冠状动脉粥样硬化性心脏病（心功能Ⅳ级）、高血压、高血压性心脏病、阵发性心房纤颤、老年性痴呆、下肢动脉硬化、慢性肾功能不全和脂肪肝等多种慢性病病史。

【入院查体】

体温（T）37.8℃，脉搏（P）82次/分，血压（BP）113/65mmHg，呼吸（R）20次/分，经皮动脉血氧饱和度（SpO_2）96%（高流量吸氧下，FiO_2 35%）。患者神志清，精神软，言语含糊不清，情绪易紧张激动，因耳聋眼花较难交流，查体不能配合，对答不切题。全身皮肤、巩膜无黄染，口唇黏膜无明显发绀。颈部及腋窝淋巴结未扪及肿大。气管居中，双肺呼吸音稍粗，未闻及明显干湿啰音。心室率约89次/分，心律绝对不齐，第一心音强弱不等。腹平软，无明显压痛及反跳痛，神经系统查体阴性。

【实验室检查】

血常规：WBC 5.3×10^9/L，N-mp(%) 79.0%，LYM 0.6×10^9/L，HGB 118g/L。PCT 0.19ng/ml。血生化：Alb 32.5g/L，Cr 364μmol/L。CRP 44.58mg/L。2020年2月7日和2月9日新冠病毒核酸检测阳性。

【影像学检查】

2020年2月9日床边胸部X线片（见图1-6-1）：两肺内多发斑片致密影，提示两肺内多发感染。2020年2月9日肺部CT（见图1-6-2）：两肺内可见多发斑片状不均匀高密度影，部分病灶分布以两肺胸膜下为主，两肺内病变符合病毒性肺炎。

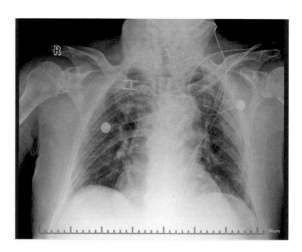

图1-6-1　胸部X线片（2020年2月9日）：两肺内多发斑片致密影，右肺内带为著

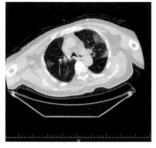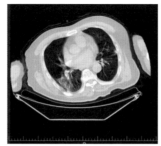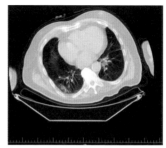

图1-6-2　肺部CT（2020年2月9日）：两肺内可见多发斑片状不均匀高密度影，以两肺胸膜下分布为主，部分呈磨玻璃密度影

◎ 多学科诊疗（一）

放射科：两肺内病灶多发，散在分布，未见明显大片实变，属普通型表现，但鉴于患者高龄，并伴有多种基础疾病，需密切随访，以防病情急剧恶化。

感染病科：患者为高龄男性，既往有糖尿病、老年性痴呆、冠心病、心力衰竭、肾功能不全等多种基础疾病，免疫功能低下。此次出现发热、咳嗽，有明确的密切接触史，当地医院新冠病毒核酸检测阳性，我院复查结果阳性，新冠肺炎诊断明确，伴肺部受累，有缺氧表现，考虑COVID-19重型。但患者高龄，基础疾病多，有危重型转化趋势。患者病毒持续阳性，需要抗病毒治疗，但西药副作用较大，患者身体功能退化，肾功能进行性恶化，难以耐受，故需寻求一种副作用较小的抗病毒治疗方案。

中医科：从中医角度分析，患者病情有以下特点：老年男性，年届九旬，且有老年性痴呆、慢性心力衰竭、肾功能不全、慢性呼吸系统疾病等基础疾病史，正气亏虚已甚。外感疫毒，易直中心肺，下及肝肾，五脏受邪，传变迅速，极易发展至重症、危重症。刻下表现以肺系症状为主，症见发热，气促，咳嗽咳痰，痰色白而黏，舌质偏红，苔黄白腻，脉促。现代医学检查提示低氧血症，肾功能持续损害。虽为标本同病，但疫毒初犯，正气仍有抗争之力，证属标实为主，宜祛邪为主，佐以扶正，冀邪去正安。治法以宣肺清热、理气化痰、健脾化湿为主。从疾病发展来看，极有可能发展成闭、脱症等危急症候，应注意病情监测。药宜浓煎，少量频服，以免加重心肾损害。

重症医学科：该患者基础疾病多，存在慢性心力衰竭、肾功能不全，肺部病变程度重，已出现低氧血症，且肌酐水平进行性上升，尽早转入 ICU 监护治疗，可避免病情急剧恶化，降低病死率。

精神卫生科：患者有定向力障碍，对自身病情没有正确认知，且情绪易紧张激动，很难沟通交流。患者既往有认知功能减退，生活自理能力下降，考虑存在老年性痴呆，目前为谵妄状态。治疗方案建议：针对基础疾病进行治疗，维持内环境稳定，注意意识清晰度变化；加强鼓励，使其知悉自身病情状态及家属情况；可给予氢溴酸西酞普兰片及喹硫平片，从小剂量起始。

◎ 初步诊断

1. 新冠肺炎（重型），急性呼吸衰竭。
2. 冠状动脉粥样硬化性心脏病（简称冠心病），慢性心力衰竭（心功能Ⅳ级）。
3. 阵发性心房纤颤。
4. 高血压，高血压性心脏病。
5. 慢性肾功能不全急性加重。
6. 脂肪肝。
7. 老年性痴呆。

◎ 诊疗计划

1. 密切观察患者肺部变化和肺功能，定期检测病毒，如病情持续加重，予以气管插管、有创机械通气。
2. 患者既往有肾功能不全，肌酐水平进行性升高，考虑患者存在慢性肾功能不全合并急性肾损伤（acute kidney injury, AKI），密切监测肾功能以及内环境，必要时行连续性肾脏替代治疗（CRRT）。

3. 治疗上予以洛匹那韦利托那韦片（2 片/次，bid）、阿比多尔（0.2g/次，tid）、干扰素（1 喷/次，tid）吸入等抗病毒治疗，以及利尿、维持内环境稳定、营养支持、对症支持等治疗措施，并密切监测血压、血气分析、乳酸情况，警惕休克，根据病情变化随时调整治疗方案。

4. 中医处方治疗。

◎ 诊疗经过和病情变化（一）

病情持续加重：2020 年 2 月 13 日，患者出现呼吸急促，在持续经鼻高流量吸氧（high-flow nasal cannula oxygen, HFNC）（FiO$_2$ 100%）治疗下，经皮动脉血氧饱和度仅有 86%，肺部听诊可闻及湿啰音。复查动脉血气分析，提示低氧血症加重、代谢性酸中毒。复查肌酐 376 μmol/L，尿素 25.73mmol/L，CRP 86.33mg/L。复查床边胸部 X 线片，提示：两肺炎症，左侧胸腔积液，较前进展（见图 1-6-3）。

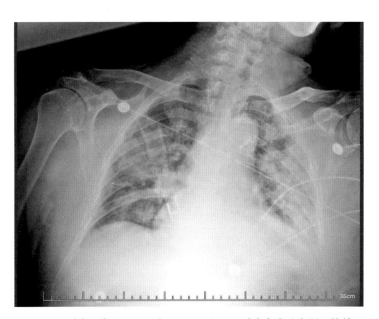

图1-6-3　胸部X线片（2020年2月13日）：两肺内多发致密影，较前一次检查进展

◎ 多学科诊疗（二）

放射科：胸部 X 线片提示患者肺部病变范围及实变病灶均较前进展。

感染病科：患者病毒核酸检测已转阴，但 CRP 水平较前升高，出现呼吸衰竭，需要机械通气治疗，目前要考虑 COVID-19 危重型。目前，患者病情进行性加重，予以甲泼尼龙抗炎、丙种球蛋白和胸腺肽提高免疫力。患者炎症反应明显，建议予以人工肝治疗清除炎症介质。

呼吸内科：患者肺部病变进展，氧合情况显著恶化，HFNC 难以维持，需尽快行气管插管、有创机械通气，并予以纤维支气管镜检查吸痰，促进痰液引流。

中医科：患者症见呼吸急促，咳痰不多，四末欠温。目前，病情持续加重，已成喘脱之势，需呼吸机辅助维持血氧饱和，肾功能持续恶化需 CRRT 支持。系邪胜正衰，疫毒弥漫三焦，五脏受邪，阴寒内盛，阳气欲绝。中医证属内闭外脱，治宜开闭固脱。具体治法主要是宣肺气，泄肺热，温阳固脱以治根本。据我院危重症中西医结合救治经验，对于此类危重症患者，在现代医学抗感染、人工肝减轻炎症风暴损害、机械通气改善氧合、CRRT 等基础上，中医可通过温补阳气、回阳固脱、益气固津的治疗方法，以利阳气阴津回复，促进正邪势态转换。因此，该患者在西医治疗的基础上，根据辨证结果，中医处方拟以益气回阳、温补脾肾之参附汤合四逆汤、理中丸为主，合大剂山药、山茱萸，既可健脾养阴、酸敛防脱，又可制附、姜温燥太过而伤阴。患者长期卧床，机械通气，多有腹胀、肠鸣音减弱、大便不通等肠道功能紊乱等表现，可适当加减承气辈等通腑利气之品，以保护肠道功能。

肾内科：患者既往有慢性肾功能不全，出现急性肾损伤，肌酐、尿素氮水平持续上升，肾功能恶化，利尿治疗效果差，需予以 CRRT 支持。

精神卫生科：患者目前治疗不配合，认知功能欠佳，继续予以精神类药物治疗，减少患者躁动。

重症医学科总结：①患者肺部病变加重，氧合持续恶化，今日予以经口气管插管行有创机械通气；②患者肾功能衰竭加重，利尿治疗效果差，出现代谢性酸中毒，予以 CRRT 支持；③升级抗生素，改用亚胺培南西司他丁钠，加强抗感染治疗，根据中医科意见，给予中药汤剂。

◎ 诊疗经过和病情变化（二）

病情逐步好转：患者经积极抗感染、俯卧位通气、体位引流等治疗措施，2020 年 2 月 21 日复查肺部 CT（见图 1-6-4）：右肺中下叶及左肺下叶病灶实变，肺部感染较前明显好转。患者意识状态未明显好转，仍难以配合治疗，不能完成遵嘱动作，自主咳痰能力差，拔管后气道管理难度大。为优化气道管理[1]，予以气管切开，并予以纤维支气管镜检查吸痰治疗，切开后调整镇静方案，尽快停用镇静药，进行呼吸锻炼，尽早脱机。

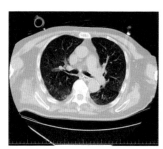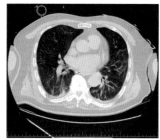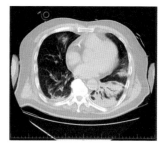

图1-6-4　肺部CT（2020年2月21日）：两肺内见多发斑片状稍高密度影，两肺下叶部分肺组织实变，左肺下叶为著

痰培养提示中量肺炎克雷伯杆菌，感染仍较重，根据痰培养和药物敏感试验结果，调整抗感染治疗方案，患者肾功能未恢复，尿量少，继续予以 CRRT。

通过中西医协作治疗，根据病情变化进行中医辨证论治，加强营养支持，配合科学的康复锻炼，病情逐步好转。

◎ 修正诊断及预后

【修正诊断】

1. 新冠肺炎（危重型），急性呼吸衰竭，气管切开状态，有创机械通气。

2. 慢性肾功能不全伴急性肾功能损伤，CRRT 治疗状态。

3. 高血压，高血压性心脏病。

4. 冠心病，慢性心力衰竭（心功能Ⅳ级）。

5. 心律失常，阵发性心房纤颤。

6. 脂肪肝。

7. 低蛋白血症。

8. 贫血。

9. 痴呆。

【预后】

患者高龄，基础疾病多，肺部病变较重，经中西医协作治疗，病毒核酸检测转阴，肺部感染明显好转，肺功能显著改善，肾功能改善，转回当地医院继续治疗。

◎ 诊疗体会

新型冠状病毒肺炎是一种新型突发传染病，自 2019 年 12 月疫情暴发以来，已经波及全球许多国家和地区。COVID-19 属于中医学疫病范畴，具有《素问·刺法论》"五疫之至，皆相染易，无问大小，病状相似"的特点。国家卫生健康委员会连续发布 6 版《新型冠状病毒感染肺炎诊疗方案》和 2 版《新型冠状病毒肺炎重型、危重型病例诊疗方案》，多次强调要发挥中西医结合在防治 COVID-19 方面的优势。目前，经过前期临床救治实践，显示中医药治疗 COVID-19 确有疗效[2]。危重型 COVID-19 患者采用中西医结合治疗，在益气敛阴之中加用解毒凉血、化浊平喘之药，可以改善症状，减轻肺部炎症，防治内闭外脱[2]。

本病例通过分享危重型 COVID-19 的老年患者疾病演变过程和中医药、中西医结合治疗思路，望与同道相互借鉴与交流。COVID-19 危重症高龄患者免疫功能低下，易导致病毒清除延迟，治疗期间需长期抗病毒治疗，肝肾功能极易受损。本病例根据中医辨证论治，予以中药汤剂加强益气固脱、保肺抗渗，联合丙种球蛋白、胸腺肽等，清除了冠状病毒，保护了肝肾功能，最终患者病情好转。

（蔡洪流，范小芬，盛吉芳，周建英，李　坤，胡少华，张　萍，陈　峰）

◎ 参考文献

[1] 浦其斌, 方强, 周建英, 等. 新型冠状病毒肺炎患者呼吸支持策略: 浙大一院方案. 中华危重症医学杂志(电子版), 2020, 13(1): 15-19.

[2] 夏文广, 安兰清, 郑婵娟, 等. 中西医结合治疗新型冠状病毒肺炎34例临床研究. 中医杂志, 2020, 61(5): 375-382.

07

化学中毒相关的重症肺炎合并多脏器功能衰竭

◎ 案例要点

爆炸可导致多种化学物质中毒。化工厂污水中往往混杂有多种化学有毒物质，其中常见重金属有总汞、烷基汞、总铬、总镉、六价铬、总砷、总铅、总镍、总铍、总银等。不同有毒物质可导致不同的脏器功能衰竭，这导致治疗难度大大增加。早期快速的洗胃、血液灌流等手段可能缓解症状，同时脏器功能的维持是诊治的重点。

1. 化学污水吸入可导致重症肺炎。与传统的重症肺炎不同，该肺炎不仅早期有多种化学损伤导致严重的急性呼吸窘迫综合征（acute respiratory distress syndrome, ARDS），而且肺部有大量渗出，常规氧疗无法缓解呼吸衰竭，需要给予体外膜肺氧合（extracorporeal membrane oxygenation, ECMO）辅助呼吸，联合俯卧位通气、气道维护、肺部物理治疗等多种手段，改善肺部情况。同时，该肺炎可能混合多种细菌、真菌感染，抗感染的方案调整及变化极其困难，且治疗周期长，治疗难度大，病死率极高。

2. 对于严重 ARDS 导致的低氧血症，常规机械通气效果不佳，需要联合静脉-静脉体外膜肺氧合（venovenous ECMO, VV-ECMO）维持患者基本氧合，为肺部改善赢得关键性的时间。

3. 重金属中毒以及严重的休克都会导致多脏器功能衰竭，除肺外，脑、心脏、肝、肾、胃肠道等都可能形成严重损害，可能需要联合连续性肾脏替代治疗（continuous renal replacement therapy, CRRT）、血液灌流、血浆置换、空肠营养等手段来维护脏器功能。

◎ 病例简介

【简要病史】

患者，男性，42 岁，因"污水罐爆炸致伤后气促 9 天"于 2019 年 12 月 11 日入院。

9 天前，患者在污水罐爆炸坍塌中受伤，吸入污水并受压，伤后 1 小时即出现气促，无咳嗽、咳痰，无神志不清、抽搐等不适。当地医院查血气分析，提示：pH 7.17、PO_2 35mmHg、PCO_2 58mmHg、 Lac 4.9mmol/L。SpO_2 49%。肺部 CT 检查提示：双肺弥漫性病变，考虑吸入性肺炎或肺水肿。头颅 CT 检查提示：左侧颞部皮下血肿伴积气。考虑"中毒吸入性肺炎、呼吸衰竭、感染性休克"。予以气管插管机械通气、洗胃、胃肠减压对症处置，症状缓解不明显。转入监护室进一步治疗，予以去甲肾上腺素维持血压，纤维支气管镜灌洗留取标本，美罗培南、万古霉素、伏立康唑三联抗感染，甲泼尼龙抑制渗出。8 天前，患者氧合及循环逐渐恶化，常规治疗无法维持生命体征，遂行 VV-ECMO 治疗；同时出现多脏器功能衰竭，先后行 CRRT、血流灌流、血浆置换、俯卧位通气等治疗；5 天前，经治疗后，患者呼吸机参数逐渐下调，循环逐渐好转，给予撤除 VV-ECMO；抗感染更改为亚胺培南西司他丁钠。4 天前，患者肺泡标本基因检测结果回报：嗜麦芽假单胞菌、新洋葱伯克霍尔德菌、鲍曼不动杆菌、人疱疹病毒 7 型；痰培养见嗜麦芽假单胞菌、鲍曼不定杆菌。根据药敏试验结果，再次更改抗感染方案为头孢哌酮钠舒巴坦钠、莫西沙星、多黏菌素 B，但治疗效果不佳。2 天前因肺部感染，呼吸衰竭加重，再次行 VV-ECMO 治疗。患者病情仍持续进展，为进一步诊治转入我院。

患者既往有高血压病史 4 年余。

【入院查体】

体温（T）37.6℃，脉搏（P）103 次 / 分，血压（BP）134/70mmHg，呼吸（R）18 次 / 分，SpO_2 97%。VV-ECMO 维持，4110 转 / 分，5.2L/ 分，氧浓度 40%，气管插管接呼吸机辅助通气，PC 模式，支持压力 20cmH_2O，PEEP 8cmH_2O。患

者昏迷状态，头皮挫伤肿胀。双侧瞳孔不等大，左侧瞳孔直径 4mm，右侧瞳孔直径 5mm，对光反射均消失。耳鼻道未见流血、流液。心脏听诊无明显异常。双肺呼吸音粗，未闻及明显干湿啰音。腹部平软，移动性浊音阴性。四肢肌张力正常，肌力无法检查，左侧巴氏征可疑阳性，右侧巴氏征未引出。

【实验室检查】

当地医院血气分析（2019 年 12 月 12 日）：pH 7.17，PO_2 35mmHg，PCO_2 58mmHg，Lac 4.9mmol/L，SpO_2 49%。血常规、超敏 C 反应蛋白、肌钙蛋白无明显异常。肌酶：乳酸脱氢酶 472U/L，肌酸激酶 322U/L；肌酐 94μmol/L。

【影像学检查】

2019 年 12 月 3 日，当地医院肺部、心脏 CT 平扫：两肺弥漫性病变，考虑吸入性肺炎或肺水肿；头颅 CT 平扫：左侧颞部皮下血肿伴积气；全腹 CT ＋骨盆 CT 平扫：未见明显异常；颈部 CT 平扫：颈椎未见明显异常。

◎ 初步诊断

1. 中毒（化学性污水淹溺，锑中毒）。

2. 重症肺炎（吸入性），急性肺水肿，急性呼吸衰竭（VV-ECMO 支持状态、气管插管接呼吸机辅助通气状态）。

3. 休克（分布异常休克）。

4. 肝功能不全。

5. 低蛋白血症。

6. 高钠血症。

7. 低磷血症。

8. 肾结石（右侧）。

9. 胆囊息肉。

◎ 诊疗计划及诊治难点

1. 中毒：患者因化工厂爆炸误吸废水，其中包含多种有害化学物质以及细菌、真菌等，导致的吸入性肺炎病情极其严重，治疗难度巨大，常规氧疗无法维持，需要气管插管接呼吸机辅助通气联合 VV-ECMO 支持；维护极难，除常规抗感染方案、气道维护外，需要加强肺部物理治疗、俯卧位通气、支气管镜治疗改善肺部情况，并且需要肺泡灌洗明确病原学信息。

2. 多脏器功能衰竭：患者除有严重呼吸衰竭外，同时合并多脏器功能衰竭，因此需要监测血常规、血培养、超敏 C 反应蛋白、降钙素原、脑钠肽、凝血功能、肝功能、肾功能、电解质、血气分析、痰培养、胸片、心电图，以及头颅、胸部、腹部 CT 平扫等，进行全面的评估，同时需要全面关注脏器功能情况，尤其是心脏、肝、肾、脑等。

3. 重症肺炎抗感染：患者有污水吸入史，给予哌拉西林钠他唑巴坦钠（4.5g/次，q8h）＋替加环素（100mg/次，q12h）＋泊沙康唑（0.4g/次，bid）＋卡泊芬净（50mg/次，qd）抗感染，在充分抗感染下继续给予甲泼尼龙，减少肺部渗出实变，辅以抑酸护胃、化痰、肠内营养等对症支持治疗。

4. 营养：患者炎症明显，机体能量消耗巨大，应做好充分的营养支持，根据体重及病情，逐渐增加肠内营养。

5. 血栓：患者患病后长期卧床，有深静脉血栓（deep venous thrombosis, DVT）形成的风险，需要定期监测下肢血栓情况，给予低分子肝素抗凝预防血栓。

6. ECMO：患者目前病情极其危重，ECMO 需维持一定时间，其间需要监测膜功能，加强管路维护，调整出凝血方案。

7. 脑功能：休克、中毒、感染、镇静、镇痛等多种因素可能导致脑功能损害，需要定期监测脑功能，方法包括格拉斯哥昏迷评分（Glasgow Coma Scale, GCS）、经颅多普勒超声（transcranial Doppler, TCD）检查、头颅 CT 定期复查、定期唤醒，甚至脑电图监测等。

◎ 多学科诊疗（一）

第一次 MDT

重症医学科： 患者目前污水吸入已 7 天，主要受损部位为肺部，肺部实变进展明显，需要再次行肺泡灌洗、基因测序，并且需再次复查 CT（头、肺、腹部），明确患者病情变化。

急诊科： 可联系急诊科人员给予血和尿的锑检测，锑主要的损伤部位为心脏、循环以及脑。动态监测血、尿锑水平，必要时可给予二巯丙磺钠（250mg/ 次，q12h）/5% 葡萄糖溶液 250ml，或血浆置换。

呼吸内科： 通过比较当地医院 CT 与今日床边 CT，患者实变加重，建议再使用甲泼尼龙（40mg/ 次，q12h）。

心血管内科： 考虑到血锑的影响，建议给予心电图、动态心电图以及心超检查。

感染病科： 根据目前患者胸片变化，不能排除间质病变肺水肿状态，ARDS 改变，建议使用甲泼尼龙（40mg/ 次，q12h）。

MDT 小结： 需要对患者进行全面评估，定期进行多学科诊疗，目前主要问题在于肺部，需要肺泡灌洗明确病原学信息。同时，全面关注脏器情况，尤其肺、心脏、脑功能。继续给予甲泼尼龙，以减少肺部渗出。

第二次 MDT

体外循环组： 患者 ECMO 支持下氧合仍欠佳，氧浓度、血流量、气流量仍较高，虽目前 ECMO 氧浓度较入院时减低，但患者氧储备空间仍差，病情恶化风险仍高；因患者气管切开后较难行俯卧位通气，故暂不行气管切开术。

放射科： 患者影像学表现以肺实变为主，并呈进展状态。

感染病科： 继续行细胞因子检测，患者肝损伤影响较小，可予以注射用还原型谷胱甘肽护肝治疗，继续监测肝功能；抗生素覆盖广泛，可考虑减少真菌治疗药物泊沙康唑。

重症医学科： 严重吸入性肺炎导致炎症风暴持续存在，但血浆置换效果不佳。目前建议加强肺部物理治疗，呼吸师协助患者积极翻身并拍背。积极行病原学检查，如有病原学回报，则及时予以针对性抗感染治疗；不建议行全肺灌洗，避免炎症扩散。

急诊科：血锑浓度当前为 32.3μg/L，仍高，可考虑使用二巯丙磺钠注射液，并继续监测锑浓度，并加予注射用还原型谷胱甘肽清除氧自由基，保证尿量，增加出入量以加强滤过。注意关注有无其他脏器损伤。

心血管内科：患者心率偏慢，下壁 ST-T 改变，但无法确认是否与中毒有关，继续以观察为主，可行动态心电图检查。

呼吸内科：患者两肺以实变为主，虽疾病前期存在炎症风暴，但目前病程已超过 7 天，仍需关注感染情况，激素治疗不建议大剂量加量。

骨科：患者左侧髂骨骨折，左侧肋骨骨折，对翻身拍背影响较小。

检验科：积极配合行病原学检查，以及痰涂片、宏基因、免疫荧光等检查。

MDT 小结：患者病情危重，恶化风险高，涉及多学科诊疗，治疗上维持容量负平衡，加强胸部物理治疗；积极送检标本，关注检测结果并及时给予针对性治疗；甲泼尼龙维持现有剂量；停用真菌治疗药物。

◎ 诊疗经过及病情变化（一）

患者于 2019 年 12 月 11 日入院，氧合极差，需要呼吸机辅助通气联合 ECMO，行肺部 CT（见图 1-7-1），可见两肺严重感染、实变，活动后血氧饱和度仍有下降。

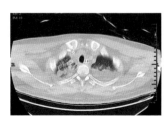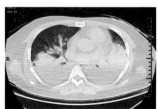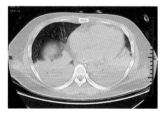

图1-7-1 肺部CT（2019年12月11日）：两肺严重感染伴实变

1. 立即开展多学科诊疗，更改抗感染方案，停用真菌治疗药物泊沙康唑口服混悬液，停用哌拉西林钠他唑巴坦钠，经验性选用头孢哌酮钠舒巴坦钠和替加环素抗感染治疗，予呋塞米注射液利尿，维持液体负平衡，减少渗出。

2. 每日进行气管镜检查及吸痰，加强翻身拍背、胸部物理治疗、气道管理。根据肺部 CT 结果，上肺通气 / 血流比例相对好，下肺相对差，是典型的 ARDS 肺部表现。改善肺部实变的重中之重是进行俯卧位通气、肺复张、保持痰液引流。ECMO 患者进行俯卧位通气的要求极高，因此体外循环组制定了该患者俯卧位通气的精确流程，经过一段时间治疗后，肺部实变较前吸收（见图 1-7-2）。

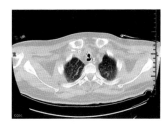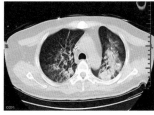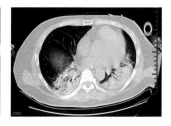

图1-7-2　肺部CT（2019年12月18日）：两肺实变较前吸收

3. 通过调查化工厂污水的成分，确定锑为主要毒物。在监测锑浓度的情况下，给予二巯丙磺钠注射液促进锑毒物排泄，并给予注射用还原型谷胱甘肽清除氧自由基并护肝。

2019 年 12 月 20 日，患者肺部感染情况较前明显好转，氧合较前改善，予以 ECMO 撤机，拔除 ECMO 导管。

2019 年 12 月 23 日，患者导管血培养出洋葱伯克霍尔德菌，药敏试验结果为左氧氟沙星、磺胺甲噁唑（sulfamethoxazole，SMZ）、美罗培南、米诺环素敏感。痰中新近培养出耐碳青霉烯铜绿假单胞菌，既往有多重耐药鲍曼不动杆菌，考虑导管相关血流感染。予以更换导管，停用多黏菌素 b、头孢哌酮钠舒巴坦钠，改用米诺环素、SMZ、左氧氟沙星。

2019 年 12 月 25 日，患者呼吸锻炼可，予以拔除气管插管，改高流量吸氧。

2019 年 12 月 30 日，复查肺部 CT（见图 1-7-3），较前明显好转，改双鼻

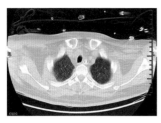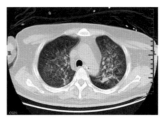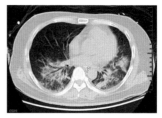

图1-7-3 肺部CT（2019年12月30日）：两肺感染较前明显好转

导管吸氧，血氧饱和度＞95%，氧合指数＞250。患者序贯器官衰竭评分（sequential organ failure assessment，SOFA）2分，急性生理学及慢性健康状况评分Ⅱ（acute physiology and chronic health evaluation scoring system Ⅱ，APACHE Ⅱ）3分。患者呼吸循环稳定。

◎ 多学科诊疗（二）

第三次 MDT

重症医学科：患者可转出监护室，请各科室主任评估目前状态，指导后续治疗及康复锻炼。

放射科：患者肺实变已消散，目前少量渗出，考虑消散较慢。

呼吸内科：患者肺实变已消散，目前存在渗出，氧合指数可，咳痰能力尚可，目前渗出吸收较慢，考虑恢复时间较长。

神经内科：患者肌力尚可，右下肢稍差，腱反射偏弱，考虑仍为外周神经病变，建议完善肌电图，必要时完善颈髓磁共振。

急诊科：患者一般状态可，血锑浓度暂不处理，必要时复查血尿锑浓度。

心血管内科：患者血压尚可，心电图、动态心电图、心超未见明显异常，无须处理。

骨科：患者左侧髂骨骨折，左侧肋骨骨折，目前已坐起，可站立并适当负重。

感染病科：患者血行感染已好转，目前无发热，炎症指标不高，曾长期大量使用多种抗生素，需警惕菌群紊乱，必要时加用微生态制剂。

检验科：患者一般状态可，继续观察培养结果。

MDT 小结：患者病情好转，一般状态尚可，建议择期转康复医学科继续康复锻炼；择期完善肌电图及颈髓磁共振；关注后续培养结果，必要时加用微生态制剂。

◎ 诊疗经过及病情变化（二）

2019 年 12 月 31 日，将患者转至康复医学科治疗，给予理疗、针灸及运动疗法以改善患者功能障碍，维持生命体征平稳。患者治疗有效，逐步拔除鼻肠管、胃管，四肢肌力改善，逐步改善坐立位平衡，下床行走，恢复自理能力。

◎ 最终诊断及预后

【最终诊断】

1. 中毒（化学性污水淹溺，锑中毒）。

2. 重症肺炎（吸入性），急性肺水肿，急性呼吸衰竭（VV-ECMO 支持状态、气管插管接呼吸机辅助通气状态），休克（分布异常休克）。

3. 肌无力运动障碍（四肢），吞咽困难。

4. 肝功能不全。

5. 低蛋白血症。

6. 高钠血症。

7. 低磷血症。

8. 肾结石（右侧）。

9. 胆囊息肉。

10. 下肢深静脉血栓形成；颈内静脉血栓形成。

【预后】

1. 患者呼吸衰竭情况明显好转，肺部影像几近正常。

2. 经康复锻炼，肌无力情况好转，患者恢复自主行走，生活完全自理，于2020 年 4 月 8 日出院。

◎ 诊疗体会

1. 污水通过口、鼻腔大量进入呼吸道、胃肠道，并蓄积在肺泡及气道中，早期造成通气功能障碍，损伤肺表面上皮细胞，继而导致肺泡萎陷、不张，最终导致严重的 ARDS[1]。相比于单纯的污水吸入，化工厂的污水还含有多种成分的化学重金属，可直接损伤肺泡，进展更快，患者死亡率高，常规氧疗效果往往欠佳，病情无法缓解，应该尽早插管，联合应用大剂量激素，减少渗出。对于严重呼吸衰竭且最优化治疗无效的患者，甚至可以联合 VV-ECMO[2]，暂时缓解呼吸衰竭，赢得关键性的时间。

2. 不同化工厂污水中的有毒物质不尽相同，早期找出主要的有毒物质，给予相应的解毒剂，往往效果较好，能减轻肺损伤。

3. 发病后期，主要表现为混合多种细菌、真菌的感染，应早期予以广谱抗生素覆盖，多留取培养检测，尽早改为针对性抗感染的方案，及时调整抗生素[3]。患者治疗周期长，气道维护尤为重要。针对重症 ARDS，治疗的重中之重是胸部物理治疗、痰液引流、俯卧位通气[4]。

4. 重金属中毒以及严重的休克都会导致多脏器功能衰竭[5]，除肺外，对脑、心脏、肝肾、胃肠道等也会造成严重损害，需要联合 CRRT、血液灌流、血浆置换、空肠营养等手段维护脏器功能。

（蔡洪流，郑 霞，徐 觅）

~~~~~~

◎ 参考文献

[1]Erdem SB, Nacaroglu HT, Isgüder R, et al. Pulmonary complications of chemical pneumonía: a case report. Arch Argent Pediatr, 2016, 114(4): 245-248.

[2]Tonna JE, Abrams D, Brodie D, et al. Management of adult patients supported with venovenous extracorporeal membrane oxygenation (VV ECMO): guideline from the

Extracorporeal Life Support Organization (ELSO). ASAIO J, 2021, 67(6): 601-610.

[3] El-Solh AA, Petrantoni C, Bhat A, et al. Microbiology of severe aspiration pneumonia in institutionalized elderly. Am J Respir Crit Care Med, 2003,167(12): 1650-1654.

[4] Fan E, Del Sorbo L, Goligher EC, et al. An official American Thoracic Society/European Society of Intensive Care Medicine/Society of Critical Care Medicine clinical practice guideline: mechanical ventilation in adult patients with acute respiratory distress syndrome. Am J Respir Crit Care Med, 2017, 195(9): 1253-1263.

[5] Zhou YR, Hu XY, Yuan C, et al. Comparison of different scoring systems in prognosis evaluation of acute poisoning. Zhonghua Laodong Weisheng Zhiyebing Zazhi, 2018, 36(11): 808-812.

08

局部晚期肺鳞癌的精准诊疗

◎ 案例要点

　　本例患者左肺阴影待查，初始抗感染无效，肿瘤和感染难以鉴别。第一轮经皮肺穿刺及气管镜病理均未发现肿瘤诊断依据，多学科讨论支持再次活检明确诊断。超声气管镜检查最终证实肺鳞癌，在此基础上行新辅助治疗序贯手术，取得了良好的疗效。

◎ 病例简介

【简要病史】

　　患者，男性，65 岁，因"咳嗽咳痰伴胸痛 1 年余"于 2021 年 2 月 25 日入院。

　　患者 1 年多前熬夜后出现阵发性咳嗽，连声咳，伴黄脓痰，昼轻夜重，无畏寒、发热，无胸闷、胸痛，无头晕、头痛等不适。遂至当地医院就诊，胸部 CT 提示"左肺上叶感染性病变考虑"，并行 CT 引导下肺穿刺活检，结果不详，予以抗感染治疗，症状好转后出院。出院后，患者活动后气促，左侧胸部偶有疼痛，未予重视。10 天前，患者在无明显诱因下出现畏寒、发热，体温未测，无咳嗽、咳痰，无头晕、乏力，持续 3 天后自行好转。为进一步诊治前来我院，查肺部 CT，提示"左肺上叶感染首先考虑"，拟"肺部阴影"收治呼吸内科。

【入院查体】

　　患者神志清，精神软，皮肤、巩膜无黄染，全身浅表淋巴结未及肿大，颈软，无抵抗。双肺呼吸音粗，未闻及明显干湿啰音。心律齐，未闻及病理性杂音。腹软，无压痛，肝脾肋下未及，双下肢无水肿，病理征未引出。

【影像学检查】

2020年3月28日，当地医院行胸部CT平扫，提示：左肺上叶感染性病变考虑，支气管病变，肺气肿，伴两肺少量纤维灶。

2021年2月25日，CT平扫提示：左肺上叶感染首先考虑，建议治疗后随诊复查。慢性支气管炎，肺气肿，双肺多发肺大疱形成。双肺散在增殖钙化灶。附见右肾低密度灶。

◎ 初步诊断

1. 肺部阴影（左肺上叶，肿瘤？脓肿？）。

2. 慢性支气管炎伴肺气肿。

◎ 诊疗计划及诊治难点

入院后行肺部增强CT（2021年2月26日）：左肺上叶感染性病变伴空洞形成首先考虑（见图1-8-1）；慢性支气管炎，肺气肿，双肺多发肺大疱形成；两肺散在增殖钙化灶；纵隔多发稍大淋巴结。

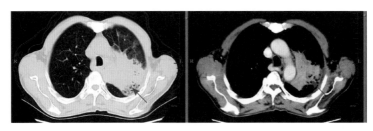

图1-8-1　肺部增强CT：左肺上叶高密度影伴空洞形成

完善相关准备后，于2021年3月1日行无痛支气管镜检查，镜下见左上上支开口局部黏膜隆起（见图1-8-2），行活检。肺泡灌洗液检验：新型隐球菌荚膜抗原测定阴性；曲霉菌半乳甘露聚糖＜0.01μg/ml；结核菌涂片检查未找到抗酸杆菌；结核感染T细胞检测阴性；一般细菌培养及鉴定培养3天无细菌生长；

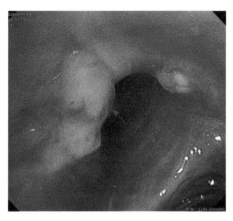

图1-8-2　支气管镜检查：左上上支开口局部黏膜隆起

分枝杆菌 DNA 测定（17 种）未检到。气管镜刷片未见肿瘤细胞；肺泡灌洗液未见肿瘤细胞；病理提示：左上上支开口局部黏膜隆起，黏膜慢性炎。完善头颅增强 MR（2021 年 3 月 2 日）：脑室系统扩大；附见副鼻窦炎；左侧乳突炎。

入院后给予哌拉西林他唑巴坦（4.5g/ 次，q8h，静滴）联合左氧氟沙星片（500mg/ 次，qd，口服）抗感染，盐酸氨溴索（30mg/ 次，qd，静滴）化痰治疗。

2021 年 3 月 4 日，行全身 PET/CT 检查，提示：左肺上叶近肺门处支气管壁增厚，FDG 代谢增高；远端见不规则斑片影，密度欠均匀，部分可见液化坏死，FDG 代谢不均匀增高，建议左肺上叶肺门处病灶再次活检，以排除恶性病变的可能，病灶远端阻塞性炎症；纵隔及双肺门多枚稍大淋巴结影伴 FDG 代谢轻度增高。

患者左肺上叶病灶经抗感染治疗后无明显吸收，气管镜检查未能明确病灶性质，MDT 讨论、制定下一步治疗方案。

◎ 多学科诊疗（一）

第一次 MDT

呼吸内科：患者咳嗽咳痰伴胸痛病史 1 年余，左肺上叶近肺门处大片实变病灶，规范经验性抗感染治疗未见明显吸收好转，症状反复，复杂感染不能除外。同时，PET/CT 提示左肺病灶、纵隔及肺门淋巴结 FDG 代谢增高，存在恶性病变的可能。第一次气管镜检查，常规病原学及病理检查未发现病原体及恶性肿瘤依据，结合 PET/CT 结果，建议多途径、多方式（如肺穿刺、超声支气管镜检查）获取组织标本再次进行病理检查以及二代测序（next generation sequencing, NGS），以排查特殊病原体感染的可能。

放射科：患者左肺上叶大片病变，大部分为感染征象，但结合 PET/CT 结果及临床症状，不能排除腺癌，建议再行穿刺活检。

普胸外科：患者左肺病灶范围较大，性质待定，建议活检明确病理后再考虑是否适合手术治疗。

PET 中心：PET/CT 提示左肺上叶近肺门处支气管壁增厚，FDG 代谢增高；远端见大片不规则斑片影，密度欠均匀，部分可见液化坏死，FDG 代谢不均匀增高；左肺上叶肺门处仍无法排除恶性病变的可能，建议左肺上叶肺门处病灶再次活检以明确病变性质。

MDT 小结：患者肺部阴影待查，肺穿刺及普通气管镜检查未明确病灶性质，支持通过多途径、多方式（如借助超声支气管探查远端病灶等）来进一步明确病因。

◎ 诊疗经过及病情变化（一）

2021 年 3 月 6 日，对患者行 CT 引导下经皮穿刺肺病变活检术，送检病理及 NGS。病理示：（左肺穿刺标本）肺组织慢性炎伴纤维组织增生、血管扩张及炎症细胞浸润。NGS 示：酒酿酵母序列数 20，人类疱疹病毒 4 型序列数 2。

2021 年 3 月 18 日，对患者再次行无痛支气管镜检查，内镜下见左上上支黏膜肿胀，开口狭窄，行活检；进一步行经引导鞘管支气管内超声（endobronchial ultrasound with guide sheath, EBUS-GS）反复上翘探头并滑入左上叶尖后段，最终探及肿物（见图 1-8-3），予以经支气管镜肺活检（transbrochial lung biopsy,

TBLB）。病理示：气管镜刷片找到非小细胞癌细胞，考虑鳞癌；（左上开口）活检示鳞状细胞癌，CK7（－），P40（＋），TTF-1（－），Syn（－），CgA（－），CK5/6（＋），Ki-67（＋，50%），NapsinA（－）（见图1-8-4）。PD-L1检测示：肿瘤表达，肿瘤细胞阳性比例分数（tumor cell proportion score，TPS）＜1%。

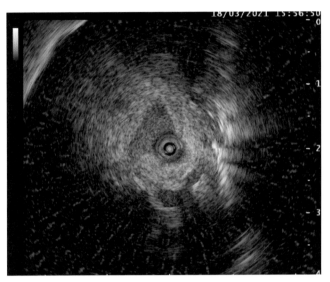

图1-8-3　超声气管镜：左上叶尖后段探及肿物（红色箭头所指）

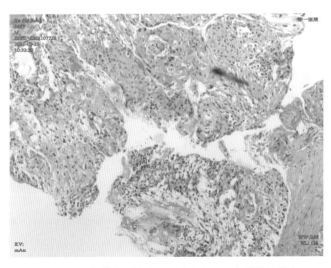

图1-8-4　气管镜活检病理：（左上开口）鳞状细胞癌

诊断：肺癌（左肺鳞癌，cT4N2M0，ⅢB 期，PD-L1 < 1%）。

ⅢB 期肺鳞癌的治疗方案需根据患者的个体情况拟定。为优化患者的治疗方案，再次申请 MDT。

◎ 多学科诊疗（二）

第二次 MDT

普胸外科：患者病灶较大，手术难度大，术后并发症发生率高，建议先行新辅助治疗后再评估手术。

放疗科：患者ⅢB 期肺鳞癌，若无手术机会，则可行根治性放化疗，但约 30% 的患者局部复发或疾病持续。

呼吸内科：患者左肺鳞癌，cT4N2M0，ⅢB 期，病灶大，直接手术切除难度大，术后并发症的发生风险高。根据放疗科会诊建议，可考虑行根治性放化疗，有 30% 概率局部复发或疾病持续，需对挽救性手术治疗进行评估，但放疗后局部解剖结构发生显著改变，挽救性手术在技术上面临一定挑战，且在患者生存期获益方面具有争议。故考虑先行新辅助治疗后，再评估手术。已有多项临床试验数据证明，相比于传统含铂化疗作为新辅助治疗，化疗联合免疫治疗有更高比例的病理学显著缓解（major pathological response, MPR）。

◎ 诊疗经过及病情变化（二）

患者ⅢB 期肺鳞癌，经再次多学科会诊优化治疗方案，选择先行新辅助治疗。排除相关禁忌，自 2021 年 4 月 10 日起给予 2 个疗程化疗联合免疫新辅助治疗。2021 年 6 月 10 日复查肺部 CT，提示左肺上叶病灶较前（2021 年 4 月 22 日）明显减小（见图 1-8-5）。

临床评估新辅助治疗病情部分缓解。2021 年 6 月 24 日，在全身麻醉复合神经阻滞（气管插管）下行左上肺袖状切除＋左上肺动脉袖状切除＋淋巴结清扫＋肺修补＋左下肺肺大疱切除修补。术中冰冻病理提示：送检支气管上切缘及

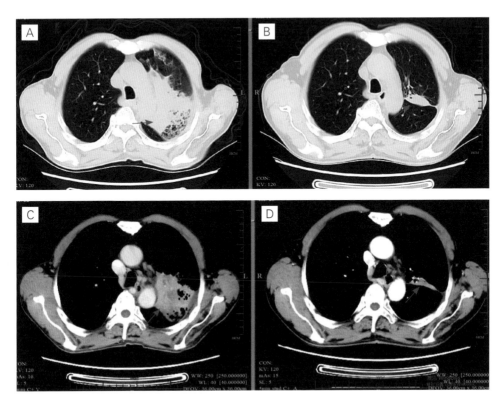

图1-8-5　肺部CT

A、C.新辅助治疗前左肺上叶病灶；B、D.新辅助治疗后左肺上叶病灶

支气管切缘阴性。术后病理：（化疗后左肺上叶切除标本）黏膜慢性炎，肺组织部分纤维化、胶原化，其间局灶肺泡上皮非典型增生，未见明确肿瘤残余；未见淋巴结转移。根据术后病理，患者新辅助治疗达到病理性完全缓解。术后予以单药免疫维持治疗至今。

◎　最终诊断及预后

【最终诊断】

1.肺癌（左肺鳞癌，cT4N2M0，ⅢB期）。

2.慢性支气管炎伴肺气肿。

【预后】

患者行化疗联合免疫新辅助治疗 2 个周期后，复查左肺病灶明显缩小，此后行手术治疗，术后单药免疫维持 1 年后停药，目前常规随访中。

◎ 诊疗体会

患者为老年男性，咳嗽咳痰起病，肺部 CT 提示左肺阴影，初始经验性抗感染治疗无效，外院肺穿刺无明确结论，病情反复迁延 1 年余。入院后，初次气管镜常规活检阴性，前两次活检未明确病因，诊断陷入困境。通过 MDT，认为肿瘤和复杂感染尚未明确，一致支持通过多途径明确病理。呼吸团队借助 EBUS–GS，探及远端实质性病灶，予以 TBLB，极大地提高了肺部周围型病灶的确诊率 [1, 2]，最终明确诊断为左肺鳞癌。

评估患者分期为局部晚期肺癌，再次组织 MDT，以优化治疗方案。患者肿瘤病灶大，直接手术切除难度大，术后发生并发症的风险高，故选择先行新辅助治疗后再评估手术。化疗联合免疫治疗的新辅助治疗模式对 Ⅲ 期潜在可切除肺癌效果更佳，病理学显著缓解率更高，部分患者甚至可以达到病理学的完全缓解 [3, 4]。

（周建娅，许攀峰，陈君君，徐 艳）

～～～～～～～～～～～～～～～～～～～～～～～～～～～～～～～～～～～～

◎ 参考文献

[1] Bo LY, Li CC, Pan L, et al. Diagnosing a solitary pulmonary nodule using multiple bronchoscopic guided technologies: a prospective randomized study. Lung Cancer, 2019(129): 48-54.

[2] Ma LJ, Fang YF, Zhang TX, et al. Comparison in efficacy and safety of forceps biopsy for peripheral lung lesions guided by endobronchial ultrasound-guided sheath (EBUS-GS) and electromagnetic navigation bronchoscopy combined with EBUS (ENB-EBUS). Am J Transl

Res, 2020, 12(8): 4604-4611.

[3] Saw SPL, Ong BH, Chua KLM, et al. Revisiting neoadjuvant therapy in non-small-cell lung cancer. Lancet Oncol, 2021, 22(11): e501-e516.

[4] Zhao ZR, Gao YB, Xue Q, et al. Safety and efficacy of neoadjuvant immune checkpoint inhibitor therapy in patients with resectable non-small-cell lung cancer: a systematic review. Target Oncol, 2021, 16(4): 425-434.

09

肝癌合并门静脉癌栓的多学科转化治疗

◎ **案例要点**

1. 肝细胞癌（hepatocellular carcinoma, HCC）高居我国所有恶性肿瘤发病率的第 4 位，病死率的第 2 位。尽管对高危人群的监测和诊断方法的改进使得 HCC 早期诊断病例不断增多，但初诊时发现 HCC 合并门静脉癌栓（portal vein tumor thrombosis, PVTT）者仍高达 30%。该类患者治疗难度大，病死率高，预后较差，自然中位生存期不超过 3 个月。

2. 根据《原发性肝癌诊疗规范（2019 年版）》[1] 和《中国肝癌合并门静脉癌栓诊疗指南（2021 年版）》[2] 指导意见，针对 HCC 合并 PVTT 的患者，通过多学科诊疗方式，术前联合经导管动脉栓塞化疗（transcatheter arterial chemoembolization, TACE）、立体定向放疗、靶向治疗和抗 PD-1 单抗免疫治疗，促进肿瘤负荷降低和门静脉癌栓退缩，再行达芬奇机器人辅助下左半肝切除，患者术后得以较快恢复。术后行预防性 TACE 治疗一次。

◎ **病例简介**

【简要病史】

患者，男性，45 岁，因"发现肝占位 10 余天"，于 2021 年 5 月 11 日入院。

患者既往有乙肝病史，未予以规律复查及治疗。患者 10 余天前于我院查腹部超声，发现肝占位，肝癌首先考虑。无畏寒、发热，无恶心、呕吐，无腹痛、腹胀，无纳差、消瘦等不适。遂收至我科治疗，门诊拟"肝占位性病变"收住入院。病来神清，精神可，胃纳、睡眠可，大小便无殊，近来体重无明显变化。

【入院查体】

体温（T）36.8℃，脉搏（P）68次/分，血压（BP）118/65 mmHg，呼吸（R）12次/分，神志清，精神可。皮肤、巩膜未见明显黄染，浅表淋巴结未及明显肿大。两肺呼吸音清，未及明显干湿啰音。心律齐，未及明显心杂音。腹平软，无压痛及反跳痛，未及明显包块，墨菲（Murphy）征阴性，移动性浊音阴性。神经系统检查阴性。

【实验室检查】

血常规、肝肾功能无殊。2021年4月21日，乙肝三系定量＋乙肝DNA扩增定量检测：HBV DNA 2.32×10²U/ml，HBsAg 16.25U/ml。2021年5月6日，异常糖链糖蛋白1644mAU/ml。2021年5月6日，肿瘤标志物检查：甲胎蛋白（alpha fetoprotein，AFP）566.2ng/ml，CEA2.0ng/ml，CA199 11.6U/ml。

【影像学检查】

2021年5月8日，全腹CT平扫＋增强：肝多发占位，肝癌首先考虑，门静脉左支癌栓考虑；肝硬化，脾大；肝脏、左肾小囊肿。2021年5月9日，肝胆MR平扫弥散＋增强：左肝占位，肝细胞癌首先考虑，门静脉左支癌栓考虑；肝硬化，脾大。

◎ 初步诊断

1. 肝细胞癌（CNLC-ⅢA期）。

2. 慢性乙型病毒性肝炎、乙型肝炎肝硬化。

3. 胆囊息肉伴慢性胆囊炎。

◎ 诊疗计划及诊治难点

患者HCC合并PVTT诊断明确，最主要的难点是确定治疗方案。通过联合TACE、放疗、靶向治疗和免疫治疗，实现肿瘤负荷降低和门静脉癌栓退缩，再实施外科手术，术后根据病理结果辅以TACE或联合系统治疗，可最大限度降低术后转移复发率，延长生存期，改善生活质量。HCC 合并 PVTT 患者的病情比较复杂，特别需要通过 MDT 制订诊疗方案，有利于最大限度地发挥各个学科的专业优势，使患者获益最大化。

◎ 多学科诊疗

放射科：患者左肝多发占位，增强 CT 及 MRI 呈现动脉期高密度或高信号，而门静脉期及延迟期为低密度或低信号的典型"快进快出"表现，门静脉左支见类圆形低密度充盈缺损，增强可见强化（见图 1-9-1），结合患者肿瘤标志物水平升高和乙肝病史，HCC 伴 PVTT 诊断明确。

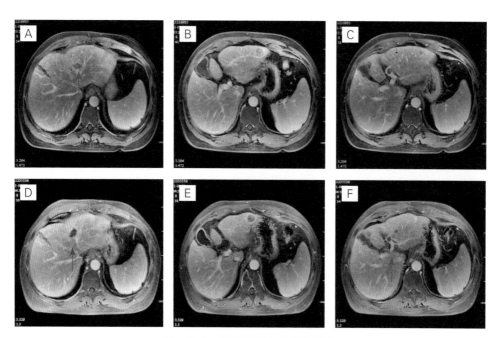

图1-9-1　肝胆MR平扫弥散和增强

转化治疗前：（A、B）左肝内见两枚类圆形异常信号灶，大小分别约为2.9cm×1.7cm、2.5cm×2.3cm，增强可见病灶强化；（C）门静脉癌栓增强可见强化。转化治疗后：（D、E）左肝两枚病灶增强未见明显强化；（F）门静脉癌栓增强未见明显强化

肝胆胰外科：按照中国肝癌临床分期（China liver cancer staging, CNLC），本例患者属于 CNLC-ⅢA 期。针对 HCC 伴 PVTT 患者，欧美国家指南不推荐行手术治疗，仅推荐系统治疗 [3, 4]。基于适合我国国情的大量高质量研究成果和循证医学证据，《中国肝癌合并门静脉癌栓诊疗指南（2021 年版）》认为 [2]，PVTT 分型为Ⅰ、Ⅱ型且肝功能为 Child-Pugh A 级或 B 级，经保肝治疗后可恢复至 Child-Pugh A 级及可行手术切除的 HCC 患者，能够从手术、TACE、消融治疗、放射治疗及各种治疗方式组合中取得较好获益。根据《原发性肝癌诊疗规范（2019 年版）》[1]，对于病灶潜在可以切除的 HCC 合并 PVTT 患者，直接手术治疗效果欠佳，建议采用多模式、高强度的抗肿瘤治疗策略促其转化，同时必须兼顾治疗的安全性和生活质量。该患者的肝功能为 Child-Pugh A 级，肝脏肿瘤技术可切除，门静脉癌栓为程式分型Ⅱ型，我们建议术前联合 TACE、门静脉癌栓放疗、仑伐替尼靶向治疗和免疫检查点抑制剂（抗 PD-1 单抗）治疗，1 ～ 2 个月后再行手术切除。PVTT 属于 HCC 术后高危复发因素，术后需行辅助治疗。

肝胆介入科：针对 HCC 合并 PVTT 患者，手术联合 TACE 是外科 MDT 中重要的综合治疗方式。目前已有证据显示，对于Ⅰ型和Ⅱ型门静脉癌栓患者，术前行 TACE 可明显提高手术治疗 HCC 伴 PVTT 的疗效，且术前 TACE 亦不会增加手术的风险和并发症 [5]。此外，术后辅助 TACE 也能够降低该部分患者的术后复发率，提高患者的总体生存率。

放疗科：既往放疗在原发性肝癌治疗中的地位不高，主要原因是肝癌对放疗的敏感性差。但是随着放疗技术的发展，包括三维适形放疗和立体定向放疗在内的新型放疗技术对肝细胞癌合并门静脉癌栓有着较好的疗效。

MDT 小结：患者 HCC 合并 PVTT 诊断明确，建议术前联合 TACE、放疗、靶向治疗和免疫治疗的多模式转化治疗，降低肿瘤负荷和门静脉癌栓活性后，再实施外科手术，术后辅予 TACE 或联合系统治疗。

◎ 诊疗经过及病情变化

2021 年 5 月 21 日，患者于局麻下行选择性动脉造影＋TACE。造影可见肝内多发团块状肿瘤染色，少许肝动脉门静脉瘘，门静脉显影尚可。造影后用微导管超选至肿瘤供血动脉行 TACE，经导管共注入雷替曲塞、奥沙利铂、表柔比星与碘化油乳剂及适量栓塞微球进行栓塞，过程顺利。

2021 年 5 月 21 日，对患者行抗 PD-1 单抗（200mg/ 次，静脉滴注一次）免疫治疗，同时开始口服仑伐替尼（8mg/ 次，qd）靶向治疗。

2021 年 5 月 25 日至 5 月 30 日，对患者行 5 次门静脉癌栓立体定向放疗。

2021 年 6 月 1 日，对患者再次行抗 PD-1 单抗（200mg/ 次，静脉滴注一次）免疫治疗。

【疗效评估】

2021 年 6 月 18 日，行肝胆胰肿瘤及血管 CTA：左肝癌 TACE 后改变，病灶未见强化。门静脉左支局部栓塞，增强未见明显强化；左肝动脉期斑片强化，考虑异常灌注；肝硬化，脾大。

2021 年 6 月 21 日，行肝胆 MR 平扫弥散＋增强（见图 1-9-1）：左肝癌 TACE 后改变，病灶未见强化；门静脉左支局部栓塞；肝硬化，脾大。

肿瘤标志物甲胎蛋白和异常凝血酶原均降至正常范围。

按改良实体瘤疗效评价标准（modified Response Evaluation Criteria in Solid Tumors, mRECIST）评估疗效为完全缓解（complete response, CR）或部分缓解（partial response, PR）。

2021 年 6 月 24 日，排除手术禁忌后，在达芬奇机器人辅助下对患者行左半肝切除术，剖开标本见肿瘤内部坏死（见图 1-9-2）。术中冰冻病理提示：（左半肝）凝固性坏死结节（符合 TACE 术后改变）；肝切缘阴性。手术过程顺利。术后予以头孢呋辛钠预防感染，以及护肝、抑酸、化痰、雾化吸入等对症支持治疗。

2021 年 7 月 3 日，患者术后恢复可，顺利出院。术后病理示标本类型：左半肝切除标本；肿瘤大小：多发（2 枚），最大者 2.0cm×1.5cm×1.5cm；包膜：

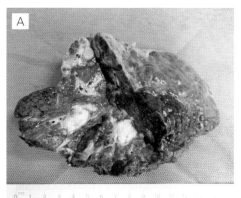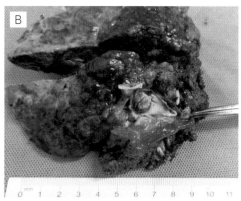

图1-9-2 肝癌大体标本及病理

A. 左肝内见两枚病灶；B. 门静脉癌栓

有（不完整）；大体类型：结节型；组织学类型：肝细胞癌（普通型）；组织学分级：肝细胞癌（Ⅱ—Ⅲ）；卫星灶：无；肉眼脉管癌栓：无；镜下脉管癌栓：无；微血管侵犯（microvascular invasion，MVI）风险分级：MVI1（低危组）；静脉分支（含包膜内脉管）：有；侵犯脉管与肿瘤最远距离：≤1cm；脉管内悬浮癌细胞：≤50个；胆管侵犯：无；神经侵犯：无；侵犯邻近器官：未知；切缘情况：阴性；治疗反应：不完全坏死，肿瘤坏死百分比70%。病理诊断：（左半肝切除标本）中分化肝细胞肝癌（见图1-9-3）。

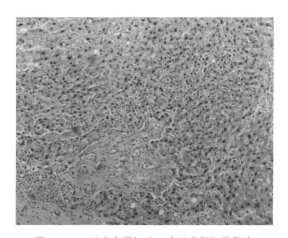

图1-9-3 肿瘤病理切片：中分化肝细胞肝癌

2021 年 7 月 8 日，对患者行预防性 TACE 一次。

◎ 最终诊断及预后

【最终诊断】

1. 肝细胞癌（CNLC- Ⅲ A 期）。

2. 慢性乙型病毒性肝炎、乙型肝炎后肝硬化代偿期、脾大。

【预后】

患者随访至 2022 年 4 月，未见肿瘤复发。

◎ 诊疗体会

1. 患者肝癌分期为 CNLC- Ⅲ A 期，伴门静脉左支癌栓（程式分型 Ⅱ 型）。HCC 合并 PVTT 患者预后较差，自然中位生存期不超过 3 个月。对于 HCC 伴 PVTT 患者的治疗，全球目前尚无共识，中西方治疗差异较大。最新的巴塞罗那临床肝癌分期（Barcelona clinic liver cancer, BCLC）将 HCC 伴 PVTT 或伴肝外扩散均定义为晚期肝癌（BCLC C 期），推荐将系统治疗作为标准治疗，中位生存时间为 6.5 ～ 10.7 个月 [4]。在我国，HCC 合并 PVTT 患者数量多，病情复杂，如果按照欧美国家的治疗指南，很大部分 HCC 患者将失去手术治疗的机会。针对这类患者，我国肝癌专家在 PVTT 分型、TACE、放疗、基于不同分型的手术治疗以及术后辅助治疗等方面积累了大量的循证医学证据 [2]。现有的指南推荐意见循证级别还较低，因此多学科诊疗对 HCC 合并 PVTT 患者显得尤为重要。综合利用介入治疗、放疗、靶向治疗、免疫治疗和外科手术，可以使 HCC 合并 PVTT 患者获得相对满意的预后。

2. 随着系统治疗的进步，HCC 治疗的格局正在发生转变，系统治疗的进展正深刻地影响着 HCC 诊治的多个关键环节，包括可切除 HCC 的新辅助治疗、不可切除的转化治疗、中高危患者的术后辅助治疗，以及晚期肝癌的一线、二线和后线治疗。我国 HCC 合并 PVTT 患者数量众多，今后应充分利用我国的病例资源，结合肝癌系统治疗的最新进展，开展更多的临床研究，从而积累更多的高级别循证医学证据。目前我院已开展多项临床研究，包括 PD-1 单抗联合 CTLA-4 单抗、阿帕替尼联合 PD-1 单抗、多模式 TACE ＋放疗＋靶向治疗＋免疫治疗等在 HCC 合并 PVTT 患者中的治疗价值和安全性研究，以期为提高此类患者的总体生存时间和生活质量提供更多依据。

（白雪莉，叶于富，陈怡文，胡文迪）

◎ **参考文献**

[1] 中华人民共和国国家卫生健康委员会医政医管局. 原发性肝癌诊疗规范(2019年版). 中华消化外科杂志, 2020, 19(1): 1-20.

[2] 中国医师协会肝癌专业委员会.中国肝细胞癌合并门静脉癌栓诊疗指南(2021年版). 中华医学杂志, 2022, 102(4): 243-254.

[3] Benson AB, D'Angelica MI, Abbott DE, et al. Hepatobiliary Cancers, Version 2.2021, NCCN Clinical Practice Guidelines in Oncology. J Natl Compr Canc Netw, 2021, 19(5): 541-565.

[4] European Association for the Study of the Liver. EASL Clinical Practice Guidelines: Management of hepatocellular carcinoma. J Hepatol, 2018, 69(1): 182-236.

[5] Zhang YF, Guo RP, Zou RH, et al. Efficacy and safety of preoperative chemoembolization for resectable hepatocellular carcinoma with portal vein invasion: a prospective comparative study. Eur Radiol, 2016, 26(7): 2078-2088.

10

以小肠断裂、化脓性腹膜炎为表现的肠道 T 细胞淋巴瘤

◎ 案例要点

1. 单形性嗜上皮性肠道 T 细胞淋巴瘤（monomorphic epitheliotropic intestinal T-cell lymphoma, MEITL）约占非霍奇金淋巴瘤（non-Hodgkin lymphoma，NHL）的 1%，WHO（2016）淋巴造血系统肿瘤分类将其独立归为"单形性嗜上皮性肠道 T 细胞淋巴瘤"。该病临床发病极为罕见。

2. MEITL 的临床表现主要为腹痛、穿孔及腹部肿块，易被误诊，疾病进展迅速，没有标准治疗方案，预后极差。

3. MEITL 发病以消化道单一脏器受累为主，很少出现髓外多部位的淋巴瘤累及。本例患者起病时表现为小肠断裂、化脓性腹膜炎，且伴有髓外多部位病灶浸润，经胃肠外科、血液科、感染病科、营养科、医学影像科、超声医学科等多学科诊疗，取得一定疗效[1]。

◎ 病例简介

【简要病史】

患者，男性，43 岁，既往有脾切除史，因"腹胀、腹痛 1 周"入院。

2022 年 1 月 2 日，患者出现腹胀、腹痛，伴恶心、呕吐，肛门停止排便、排气 1 周。至当地医院就诊，伴高热 39.8℃。腹部增强 CT：①左下腹肠管壁不规则增厚，腹膜弥漫性增厚，考虑小肠恶性肿瘤的可能，合并肠穿孔；②腹膜弥漫性增厚，转移性病变，腹腔大量积液；③心包前缘及右膈肌脚旁、肝脏后方、腹主动脉左侧多发结节软组织密度灶，考虑转移性病变的可能。

2022 年 1 月 5 日转至我院急诊，家属拒绝急诊手术，给予亚胺培南西司他丁联合万古霉素抗感染、生长抑素抑酶、静脉营养补液等治疗，病情进行性加重，行右侧胸腔引流为血性胸水，腹腔引流为黄色糊状粪水（见图 1-10-1）。2 天后行急诊手术"剖腹探查术＋小肠部分切除＋近端空肠造口＋远端空肠营养管造瘘＋肠粘连松解术"。术中见腹盆腔内肠粘连明显，腹腔和盆腔内大量积液积粪；全小肠膨隆水肿，质地脆，浆膜面覆盖脓苔，腹壁、盆腔内大量脓苔覆盖。距屈氏韧带 90cm 处小肠探查见完全断裂（见图 1-10-2），此处肠

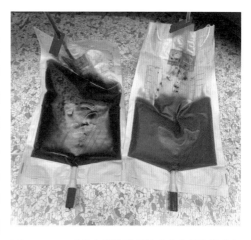

图1-10-1 术前右侧胸腔引流出的血性液体（左图）和术前腹腔引流出的黄色糊状粪水（右图）

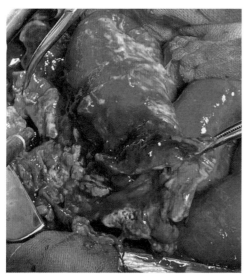
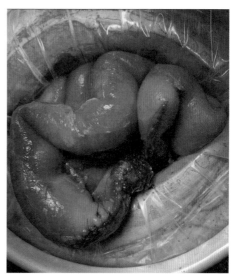

图1-10-2 急诊手术腹腔可见：小肠断裂，腹盆腔内肠粘连明显，腹腔和盆腔内大量积液积粪；全小肠膨隆水肿，质地脆，浆膜面覆盖脓苔，腹壁、盆腔内大量脓苔覆盖，行手术肿瘤切除，及术后造瘘修补术

系膜瘀血，质硬，边界不清，肿瘤不能除外。术后病理：单形性嗜上皮性肠道 T 细胞淋巴瘤。

术后给予积极营养康复及抗炎治疗，患者短暂恢复，能下床活动（术后 10 天），此后再次出现疾病快速进展，持续腹胀，肠鸣音消失，肠功能无法恢复。

术后 9 天、17 天复查 CT 示：两侧胸腔积液；腹盆腔大量渗出积液，小肠壁弥漫性增厚水肿。腹膜、网膜及系膜呈饼状明显增厚。腹膜后大血管旁及右心膈角区多枚增大淋巴结显示。考虑淋巴瘤进展导致大量肿瘤性胸腹水，小肠弥漫性增厚水肿有再次穿孔的风险。

术后 21 天转入血液科接受挽救性化疗。转科后给予地塞米松注射液（10mg/次，qd）预治疗，并加强抗感染支持，预防肿瘤溶解，肠内、肠外营养支持，保持水电解质、酸碱平衡等。胸腔、腹腔分别置管，引流出血性胸腹水 800ml/（天·部位），共计 4～6 天。胸水流式分型：异常增生的 T 细胞群占总数的 81.21%［CD7（＋）、CD3（＋）、CD56（＋）、CD8（＋）、TCR α / β（＋），CD2（－）、CD5（－）、CD4（－）、CD16（－）、CD57（－）］；腹水流式分型：异常增生的 T 细胞群占总数的 85.26%（表型同上）。考虑淋巴瘤胸腔、腹腔转移。确诊肿瘤性胸腹水，髓外多部位累及，临床分期ⅣB 期，预后极差。

【入院查体】

体温（T）38.9℃，脉搏（P）135 次/分，血压（BP）132/75mmHg，呼吸（R）35 次/分。查体：恶病质，危重病容，消瘦貌，全身浅表淋巴结未及肿大，皮肤、巩膜轻度黄染，腹部膨隆，多根引流管留置，小肠造瘘口接引流袋。全腹轻压痛，反跳痛不明显，肠鸣音明显减弱，移动性浊音阳性（见图 1-10-3）。

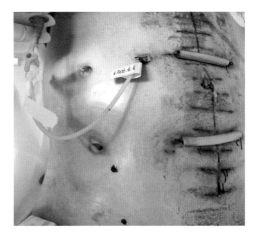

图1-10-3　术后远端空肠营养管造瘘；前腹部正中线可见手术创口缝合；腹部膨隆，局部引流管拔管后局部渗液

【病理检查】

镜下见中等大小淋巴细胞弥漫浸润,细胞异型,核分裂多见(见图1-10-4A);肿瘤浸润肠壁全层,伴肠壁全层坏死及穿孔。免疫组化: CD3(＋)(见图1-10-4B), CD20（－）, Ki-67（＋, 90%）, CD30（－）, EBER（－）, CD56（＋）(见图1-10-4C）, CD2（－）, CD4（－）, CD5（－）, CD7（＋）, CD8（＋）(见图1-10-4D）, CD43（＋）, CD21（－）, PD-1（－）, TIA-1（＋）(见图1-10-4E）, TDT（－）, P53（＋, 5%）(见图1-10-4F）。病理诊断:单形性嗜上皮性肠道T细胞淋巴瘤。

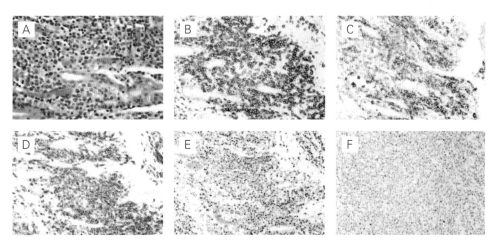

图1-10-4 肿瘤组织的病理及免疫组化

A. 肿瘤细胞形态单一,核小-中等大,核圆形,深染,肿瘤细胞呈亲上皮表现; B. 肿瘤细胞CD3（＋）; C. 肿瘤细胞CD56（＋）; D. 肿瘤细胞CD8（＋）; E. 肿瘤细胞TIA-1（＋）; F. 肿瘤细胞P53（＋）

【影像学检查】

2022年1月30日,行腹部CT:小肠部分切除术后,腹盆腔大量渗出积液,小肠壁弥漫性增厚水肿。对照2022年1月24日CT,大致相仿。腹膜、网膜及系膜弥漫增厚。肝右叶类圆形稍低密度影。胆囊结石、胆汁淤积。腹膜后大血管旁及右心膈角区多枚增大淋巴结显示。

◎ 初步诊断

    1. 非霍奇金淋巴瘤（单形性嗜上皮性肠道 T 细胞淋巴瘤）Ⅳ期 B 组。

    2. 肺部感染。

    3. 剖腹探查术后。

    4. 小肠部分切除术后。

    5. 肠道穿孔（非创伤性）（术后）。

    6. 腹腔积液。

    7. 胸腔积液。

    8. 脾切除术后。

◎ 诊疗计划及诊治难点

    患者肠穿孔数天后，行急诊开腹手术治疗，整个肠腔暴露粪水、感染环境。后续患者面临问题众多，均可能危及生命。

    1. 原发疾病治疗，淋巴瘤快速进展，导致肠麻痹、肠功能未能恢复，有可能再次出现肠穿孔问题。

    2. MEITL 恶性程度高，预后极差，需化疗控制病情，但目前无标准化疗方案；化疗方案选择，化疗耐受性问题。

    3. 感染问题。整个肠腔暴露粪水、感染状态，后续腹腔面临术后感染及腹腔瘘道形成等问题。目前大便培养铜绿假单胞菌、艰难梭菌阳性，后续抗感染治疗疗程中，化疗后低细胞期，可致感染加重问题。

    4. 营养问题。目前口腔摄入及小肠鼻饲灌入面临不能耐受，需要静脉营养支持治疗问题。

    5. 外科问题，患者术后恢复问题，远期康复问题。

    6. 生命体征维持问题。目前呼吸急促，心率、血压不稳，如何稳定生命体征，是否面临 ICU 转科准备的问题。

◎ 多学科诊疗（一）

第一次 MDT

放射科： 该患者 CT 表现为腹盆腔内见大量液体密度影及片絮状稍高密度影，边界模糊，余肠管结构显示欠清，肠壁可见弥漫性增厚水肿。腹膜、网膜及系膜呈饼状明显增厚。腹腔多根引流管影。肠壁水肿，考虑淋巴瘤进展的可能。两侧可见胸腔积液（见图 1-10-5）。

感染病科： 目前患者感染明确且病原学检查结果明确，头孢哌酮舒巴坦（2.0g/次，q8h，静滴）、替考拉宁注射液（400mg/次，qd，静滴）抗感染，万古霉素

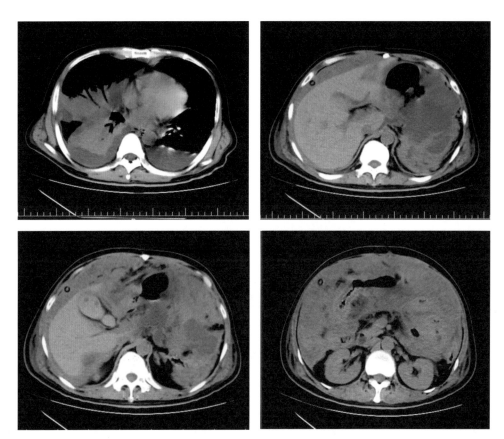

图1-10-5　CT可见两侧胸腔积液；腹腔积液；肠壁弥漫性增厚水肿。腹膜、网膜及系膜呈饼状明显增厚；后腹膜可见多发肿大淋巴结

液口服及空肠营养管灌入控制肠道菌群失调；加用卡泊芬净注射液（50mg/次，qd，静滴）预防肠道术后常见念珠菌腹腔感染；警惕腹腔脓肿形成。

胃肠外科： 急诊行"剖腹探查术＋小肠部分切除＋近端空肠造口＋远端空肠营养管造瘘＋肠粘连松解术"。术前腹腔引流出黄色糊状粪水。CT报告肠道结构紊乱，右上腹及左下腹局部肠壁不均匀增厚，腹腔多发游离气体，结合病史考虑恶性肿瘤伴肠穿孔的可能，腹膜、网膜种植转移，腹水。术前右侧胸腔引流出大量血性胸水。穿孔多日后行剖腹探查。术中见小肠裂口巨大，基本横断，腹腔感染严重，无法行肠切除吻合，遂行造口，网膜质硬皱缩成饼状，提示肿瘤生物学行为恶性度高。除小肠裂口外，其余小肠基本通畅。遂行远端空肠营养管经造瘘口置入，以便日后行肠内营养。目前术后恢复尚可，各引流管无明显液体引出后拔除；对于胸腹腔其余积液，建议积极穿刺引流。因术后复查提示肿瘤进展速度快，故建议积极控制原发疾病淋巴瘤。

血液科： 淋巴瘤快速进展，导致肠麻痹、肠功能未能恢复，有可能再次出现肠穿孔问题，且疾病恶性程度高，预后极差，需化疗控制病情，选择最优化疗方案。目前，MEITL预后极差，患者生存期短，且无标准化的治疗方案，通常推荐以手术联合术后化疗为主。大部分MEITL患者以肠穿孔、肠梗阻等急腹症为首发表现，故需手术治疗。但手术仅以肠道穿孔修复、肠造瘘替代、肠道功能恢复为主要目的，不以切除所有受累肠段为目的，因此需要后续化疗巩固，且无法完全避免再次肠穿孔、肠梗阻的发生。MEITL的初始化疗是以CHOPE方案（环磷酰胺、多柔比星、长春地辛、地塞米松、依托泊苷）为主的联合治疗。部分MEITL患者经CHOPE方案每3周一次治疗短期缓解后，迅速进展，仍需予以联合化疗，方案包括P–Gemox（吉西他滨、奥沙利铂和培门冬酶）、hyper–CVAD（A方案：环磷酰胺和长春新碱。B方案：阿糖胞苷和甲氨蝶呤）等，但疗效尚有待更多病例证实。目前，关于MEITL的新药治疗，有研究报道联合靶向药物Pimozide（JAK–STAT5抑制剂）和Romidepsin（组蛋白去乙酰化药物，类似于西达本胺）可以增强对MEITL的疗效；对于难治复发的MEITL，联合普拉曲沙可获得一定的疗效。

本例患者小肠断裂造瘘修补术后，肠功能未能恢复，持续性弥漫性肠壁水肿伴有腹腔、胸腔积液增多，考虑淋巴瘤持续进展相关。该患者系晚期患者，需行挽救性化疗控制淋巴瘤进展，根据《中国淋巴瘤治疗指南（2021 年版）》中的非霍奇金淋巴瘤诊治方案，选择一线方案 CHOPE 方案进行化疗。

营养科: 患者腹痛、腹胀 1 个月余，肠穿孔（术后），已行远端空肠营养管造瘘。目前，空肠营养肠内营养悬液（500ml/ 次，qd）＋肠外脂肪乳氨基酸葡萄糖注射液（1440ml/ 次，qd），建议维持当前的营养支持，待肠道逐渐修复再做调整。

超声医学科: 患者胸腔积液、腹腔积液，现呼吸急促，建议化疗前行胸腔置管引流、腹腔置管引流，以减轻症状。

MDT 小结: 行腹腔、胸腔闭式引流，肠内营养、肠外营养支持治疗；加强抗感染支持，拟行 CHOPE 方案化疗。

◎ 诊疗经过及病情变化（一）

1. 做好充分准备，分别予以胸腔置管、腹腔置管引流，引流液为血性胸腹水，氧合明显改善，呼吸急促好转。

2. 营养方面给予肠内营养悬液（500ml/ 次，qd）＋肠外脂肪乳氨基酸葡萄糖注射液（1440ml/ 次，qd）静脉营养支持治疗，并预防误吸。

3. 给予头孢哌酮舒巴坦注射液（2.0g/ 次，q8h，静滴）、替考拉宁注射液（400mg/次，qd，静滴）、卡泊芬净注射液（50mg/ 次，静滴）抗感染治疗。

4. 行 CHOPE 方案化疗，予以补液水化碱化等治疗，治疗后给予长效重组人粒细胞刺激因子预防化疗后低细胞。

5. 补充人血白蛋白（10g/ 次，qd）、人免疫球蛋白注射液（10g/ 次，qd）替代支持治疗。

6. 维持电解质平稳等，如有病情加重，生命体征不稳，可予以转 ICU 进一步诊疗。

病情变化: 2022 年 1 月 31 日，患者行挽救性 CHOPE 方案治疗，化疗后腹胀、腹痛症状渐减轻，肠鸣音渐恢复，肠功能恢复好转；2022年2月7日，复查CT，示小肠壁弥漫性增厚水肿明显消退好转（见图1-10-6）。2022年2月11日，患者化疗后低细胞期出现发热、腹胀，腹腔仍有积液，行B超引导下穿刺引流，穿刺液体为脓性腹水（见图1-10-7）。培养结果为大肠埃希菌（见图1-10-8）。

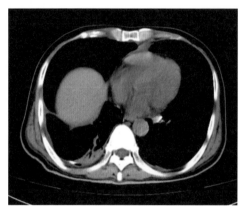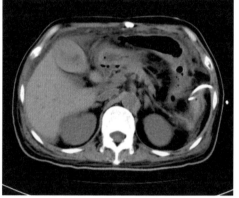

图1-10-6 CT见胸腔积液明显消退好转；肠壁水肿较前明显消退好转；腹腔仍有积液

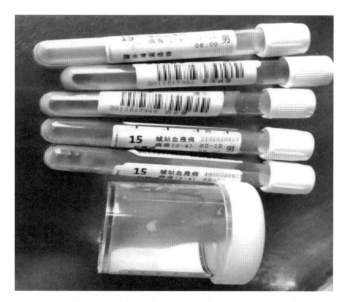

图1-10-7 B超引导下穿刺引流，穿刺液体为脓性腹水，考虑腹腔脓肿

阳 性： 大肠埃希菌

抗生素	结果	解释	折点	单位	实验方法
1.ESBL 检测	Neg	–			MIC 法
2. 阿莫西林 / 克拉维酸	8	R		μg/ml	mic
3. 哌拉西林 / 他唑巴坦	≥ 128	R		μg/ml	mic
4. 头孢呋辛钠	8	R		μg/ml	mic
5. 头孢呋辛酯	8	R		μg/ml	mic
6. 头孢西丁	≤ 4	R		μg/ml	mic
7. 头孢他啶	0.25	S		μg/ml	mic
8. 头孢曲松	≤ 0.25	S		μg/ml	mic
9. 头孢哌酮 / 舒巴坦	≤ 8	R		μg/ml	mic
10. 头孢吡肟	≤ 0.12	S		μg/ml	mic
11. 厄他培南	≤ 0.12	I		μg/ml	mic
12. 亚胺培南	1	S		μg/ml	mic
13. 阿米卡星	≤ 2	S		μg/ml	mic
14. 左旋氧氟沙星	1	I		μg/ml	mic
15. 替加环素	≤ 0.5	S		μg/ml	mic
16. 复方新诺明	≥ 320	R		μg/ml	mic

图 1-10-8　腹腔脓液培养为大肠埃希菌

2022 年 2 月 17 日，PET/CT 提示：小肠部分切除＋近端空肠造口＋远端空肠营养管造瘘＋肠粘连松解术后确诊淋巴瘤，吻合口处肠管及末段回肠 FDG 代谢增高，余小肠结构显示欠清，肠壁可见弥漫性增厚水肿伴 FDG 代谢增高，考虑术后改变，肿瘤浸润的可能；腹盆腔大量渗出积液，腹盆腔网膜、系膜及腹膜呈饼状、片絮状增厚，边界模糊，FDG 代谢增高，考虑肿瘤浸润的可能；右侧肺门、纵隔（4R、6、7 区）、双侧内乳动脉旁、右侧心膈角区、右膈上、腹膜后、系膜间、双侧髂血管旁、双侧盆壁多发淋巴结增大，FDG 代谢增高，考虑肿瘤结内浸润；左侧肾上腺区见类圆形低密度影，病灶边缘 FDG 代谢增高，考虑浸润的可能；肝脏增大，FDG 代谢欠均匀，建议随访；扫描区骨髓弥漫性 FDG 代谢增高，需结合骨髓活检密切随访（见图 1-10-9）。

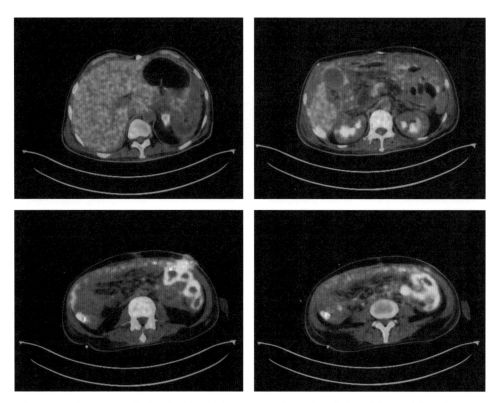

图1-10-9　PET/CT示：吻合口处肠管及末段回肠FDG代谢增高，余小肠结构显示欠清，肠壁可见弥漫性增厚水肿伴FDG代谢增高，考虑术后改变，肿瘤浸润的可能；左侧肾上腺区见类圆形低密度影，病灶边缘FDG代谢增高，考虑浸润的可能

病情再次变化： 2022年2月24日，患者出现腹胀进行性加重，肛门停止排便排气。2022年2月25日，CT提示：小肠部分切除术后，肠壁水肿，部分小肠较多积气、积液；系膜、网膜、腹膜模糊增厚，腹盆腔积液，对比2022年2月10日CT片，小肠积气、积液较前增多，考虑不全梗阻，请结合临床。

◎ 多学科诊疗（二）

第二次MDT

放射科： 患者2022年2月25日CT表现为小肠部分切除术后，肠壁水肿，部分小肠较多积气积液；系膜、网膜、腹膜模糊增厚，腹盆腔积液，对比2022

年2月10日CT片，小肠积气积液较前增多，考虑不全性肠梗阻（见图1-10-10）。胆囊结石、胆汁淤积。腹膜后大血管旁及右心膈角区多发淋巴结稍大。多发肿大淋巴结，考虑淋巴瘤，现肠壁水肿，部分小肠较多积气积液，结合临床考虑淋巴瘤进展。

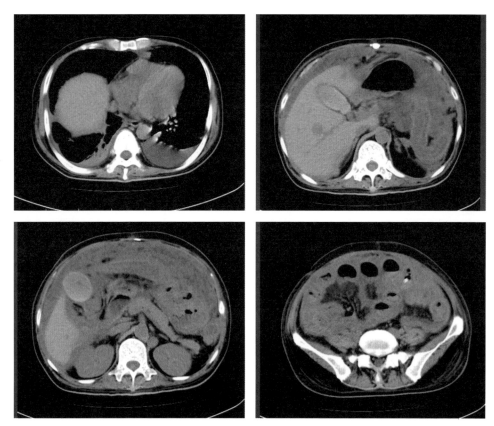

图1-10-10　腹部CT（2022年2月25日）：小肠部分切除术后，肠管结构显示欠清，部分肠道内见置管影，左下腹造口状态；肠壁广泛水肿增厚，部分小肠积气积液扩张，并可见液平形成，考虑不全性肠梗阻

胃肠外科： 患者恶心伴有肛门排气排便减少，CT提示肠壁广泛水肿增厚，部分小肠积气积液扩张，并可见液平形成，考虑不全性肠梗阻；考虑淋巴瘤进展相关，建议积极控制原发病。目前无外科手术指征。建议给予对症支持治疗，包括禁食、生长抑素抑制微泵维持，必要时行小肠造瘘口减压引流。

感染病科：患者腹腔积液，局部有包裹性积液，2022 年 2 月 23 日行 B 超引导下腹腔穿刺，抽得脓性液体约 40ml，培养结果继续为大肠埃希菌，对头孢哌酮舒巴坦耐药；现患者反复腹腔包裹性脓肿形成，考虑术前患者肠断裂，整个腹腔暴露粪水环境相关，现形成局部包裹性脓肿，建议调整为碳青霉烯抗感染治疗，如果情况许可，可在 B 超引导下反复抽吸脓液，关注发热等情况。

血液科：患者弥漫性肠壁水肿加重，伴有肠梗阻，考虑淋巴瘤进展相关；既往一线方案 CHOPE 方案缓解有效，继续予以原方案化疗；对于 T 细胞淋巴瘤，西达本胺治疗有效，必要时联合治疗。若缓解不明显，可予以二线方案 GEMOX 方案联合西达本胺治疗。

营养科：患者因肠梗阻、禁食、疾病负担，目前有贫血，营养状况欠佳。三升袋原配方增加 10% 葡萄糖溶液 250ml 治疗，必要时再调整肠胃营养治疗。

MDT 小结：禁食，加强肠外静脉营养治疗，生长抑素维持，美罗培南注射液抗感染治疗，CHOPE 方案化疗控制病情。

◎ 诊疗经过及病情变化（二）

2022 年 2 月 26 日，对患者行 CHOPE 方案化疗，化疗后腹胀有所减轻，后联合西达本胺维持治疗。患者为恶性淋巴瘤，病情仍持续进展，反复腹胀。

2022 年 3 月 9 日，复查腹部 CT：小肠部分切除术后，腹膜、系膜、网膜广泛弥漫饼状增厚，胃肠道节段性增厚并包裹，呈腹茧症，继发肠梗阻，腹盆腔积液，较 2022 年 2 年 25 日 CT 片，大网膜及系膜增厚减轻，肠壁增厚减轻，肠梗阻无缓解，请结合临床。

2022 年 3 月 14 日，予以二线方案 GEMOX 方案（吉西他滨注射液 1.4g，奥沙利铂注射液 140mg）化疗，每 2 周一次，联合西达本胺治疗。

2022 年 3 月 28 日，再次予以二线方案 GEMOX 方案（吉西他滨注射液 1.4g，奥沙利铂注射液 140mg）化疗，联合西达本胺治疗。

2022 年 3 月 30 日，全腹 CT 平扫＋增强：小肠部分切除术后，腹膜、系膜、网膜广泛弥漫饼状增厚，胃肠道节段性增厚并包裹，呈腹茧症，继发肠梗阻，腹盆腔积液，较 2022 年 3 月 9 日 CT 片，大网膜及系膜增厚减轻，肠壁增厚减轻，肠梗阻较前缓解。胆囊结石、胆汁淤积。肝门部、腹膜后大血管旁及右心膈角区多发淋巴结稍大，较前相仿。CT 提示肿瘤病灶及肠梗阻好转后出院。

◎ 最终诊断及预后

【最终诊断】

1. 非霍奇金淋巴瘤（单形性嗜上皮性肠道 T 细胞淋巴瘤）Ⅳ期 B 组。

2. 肺部感染。

3. 剖腹探查术后。

4. 小肠部分切除术后。

5. 肠道穿孔（非创伤性）（术后）。

6. 腹腔积液。

7. 胸腔积液。

8. 脾切除术后。

【预后】

MEITL 患者以亚洲男性为主，中位年龄约为 50 岁，主要发病部位为空肠和回肠，较少见于十二指肠、胃和结肠 [2, 3]。MEITL 与胃肠道的慢性疾病无明显关联，起病时以腹痛、穿孔及腹部肿块等多见，中位总生存期仅为 11 个月，无进展生存期为 7 个月，5 年生存率 < 20%，预后极差 [4, 5]。该患者面临的术前肠穿孔急诊手术、术后淋巴瘤进展、术后感染、术后营养及淋巴瘤反复进展问题等，经过多学科诊疗，给予积极抗感染及对症支持治疗，一线化疗方案 CHOPE 方案、二线方案 GEMOX 方案联合西达本胺治疗，最终取得不错的疗效，但疾病仍面临再次进展的风险。

◎ 诊疗体会

1.MEITL 表现为肠断裂，病情极其凶险，预后极差，治疗风险极高，需与患者家属充分沟通不良的预后，取得患者及其家属的充分知情并配合；患者及其家属的配合是治疗成功的一半。

2. 治疗时需充分评估患者目前的状态，需多学科诊疗，制定充分的诊疗方案及备选方案。

3.MEITL 无标准化的治疗方案，目前推荐以手术联合术后化疗为主，大部分 MEITL 患者以肠穿孔、肠梗阻等急腹症为首发表现，故需手术治疗。但手术仅以肠道穿孔修复、肠造瘘替代、肠道功能恢复为主要目的，不以切除所有受累肠段为目标[6, 7]。MEITL 的初始化疗是以 CHOPE 方案为主的联合治疗，部分 MEITL 患者经 CHOPE 方案治疗短期缓解后迅速进展，仍需多药化疗方案（包括 P-Gemox、hyper-CVAD 方案等）治疗，但疗效尚有待更多病例证实。目前关于 MEITL 的新药治疗，有研究报道联合靶向药物 Pimozide（JAK-STAT5 抑制剂）和 Romidepsin（组蛋白去乙酰化药物，类似于西达本胺），可以增强 MEITL 的疗效；对于难治复发的 MEITL，联合普拉曲沙可获得一定的疗效[8-10]。

4. 本例患者小肠断裂造瘘修补术后，肠功能未能恢复，持续性弥漫性肠壁水肿伴有腹腔、胸腔积液增多，考虑淋巴瘤持续进展相关。行 CHOPE 方案挽救性治疗，化疗后肠鸣音恢复，肠壁水肿消退减轻。第一疗程化疗虽获得短期疗效，但疾病仍进展；第二疗程行 CHOPE 方案联合西达本胺治疗，症状缓解有效。患者后续以西达本胺联合 GEMOX 方案治疗，最终取得不错的疗效，患者康复出院。规律治疗中仍可能再次出现疾病进展及肠梗阻、肠穿孔等急腹症表现。规律化疗如能有效控制 MEITL 病情进展，则尽快行自体干细胞移植治疗，以获得长期的无病生存。

（郑伟燕，李 奕，郑良达）

◎ 参考文献

[1] Swerdlow SH，Campo E，Pileri SAJ，et al. The 2016 revision of the World Health Organization classification of lymphoid neoplasms. Blood, 2016, 127(20): 2361-2365.

[2] Delabie J, Hoite H, Vose JM, et al. Enteropathy-associated T-cell lymphoma: clinical and histological findings from the international peripheral T-cell lymphoma project. Blood, 2011, 118(1): 148-155.

[3] van Vliet C, Spagnolo DV. T and NK-cell lymphoproliferative disorders of the gastrointestinal tract: review and update. Pathology, 2020, 52(1): 128-141.

[4] Soardo G, Castaldo V, Donnini D, et al. Monomorphic epitheliotropic intestinal T cell lymphoma of the appendix: a case report and review of literature. J Gastrointest Cancer, 2020, 51(2): 688-694.

[5] Moffitt AB, Ondrejka SL, McKinney M, et al. Enteropathy associated T cell lymphoma subtypes are characterized by loss of function of SETD2. J Exp Med, 2017, 214(5): 1371-1386.

[6] Muramoto K, Kaida S, Miyake T, et al. Rare monomorphic epithelial intestinal T-cell lymphoma of the stomach with a giant gastric perforation rescued by liver-covering sutures followed by a total gastrectomy and lateral hepatectomy: a case report. Surgical Case Reports, 2022, 8(1): 27-33.

[7] Liu CY, Chen BJ, Chuang SS, et al. Malignant effusions from extranodal NK/T-cell lymphomas are frequently of anaplastic morphology with azurophilic granules and of T-cell lineage. Diagn Cytopathol, 2020, 48(5): 453-463.

[8] Tabata R, Tabata C, Okamura M, et al. Successful treatment of monomorphic epitheliotropic intestinal T cell lymphoma with pralatrexate. Annals of Hematology, 2019, 98(5): 1301-1303.

[9] Huang DC, Lim JQ , Zhe DM, et al. Whole-genome sequencing reveals potent therapeutic strategy for monomorphic epitheliotropic intestinal T-cell lymphoma. Blood Advances, 2020, 13(9): 4769-4774.

[10] Yi JH, Lee GW, Do YR, et al. Multicenter retrospective analysis of the clinicopathologic features of monomorphic epitheliotropic intestinal T-cell lymphoma. Annals of Hematology, 2019, 98(11):2541-2550.

11

肾盂癌伴肺转移

◎ 案例要点

1. 转移性上尿路尿路上皮癌的综合治疗该如何"排兵布阵"，外科手术、放疗、内科系统治疗的顺序尤为关键。

2. 原发病灶是否需要手术，需根据患者的症状确定，目前暂无大型的临床研究证明原发灶切除的获益，但对于存在原发灶症状的患者而言，局部治疗也是一种治疗选择。

3. 抗肿瘤治疗的药物选择需遵循循证医学证据及指南推荐。针对 HER2 的单克隆抗体和 TKI 药物在转移性尿路上皮癌治疗中未能显示出临床获益，但新型抗体偶联药物维迪西妥单抗（RC48）在晚期尿路上皮癌常规治疗失败后的患者中显示出较好的疗效，抗HER2 治疗亦是尿路上皮癌的研究热点。

◎ 病例简介

【简要病史】

患者，男性，49 岁，因"血尿 1 年余"入院。

患者 1 年多前在无明显诱因下出现肉眼血尿，无尿频、尿急、尿痛，无腰酸、腰痛，未予以治疗，血尿自行缓解。3 个月前再次出现肉眼血尿，性质同前。当地医院 B 超检查提示"右肾盂可疑出血，肿瘤可能"，遂行尿脱落细胞学检查，提示"可见核退变细胞"，未进一步检查治疗。3 个月来，反复出现无痛性肉眼血尿，遂于我院就诊。行 B 超检查，提示：右肾多发小结石，右肾集合系统内低弱回声团，凝血块？尿脱落细胞学检查提示：（尿）找到癌细胞。为进一步治疗，拟"右肾盂占位"收住入院。

【入院查体】

患者生命体征平稳，神志清，精神可，全身浅表淋巴结未及肿大，皮肤、巩膜无黄染，颈静脉无怒张，无声嘶。双肺呼吸音清，未及干湿啰音。心脏听诊未及病理性杂音。腹平坦，肝脾未及，未见肠型及蠕动波，听诊肠鸣音 3 次 / 分，移动性浊音阴性，无压痛，无反跳痛，未及包块。四肢肌力、肌张力正常。神经系统查体阴性。

【实验室检查】

2021 年 8 月 21 日，尿脱落细胞学检查：（尿）找到癌细胞。

2021 年 8 月 25 日，尿常规：隐血（＋＋＋），蛋白质（＋＋），白细胞酯酶（＋），pH 5.50，尿比重 1.013，红细胞 145.9/ μl，白细胞 204.8/ μl。

2021 年 8 月 26 日，血常规：PLT 318×10⁹/L，HGB 156g/L，WBC 5.96×10⁹/L；血生化：Cr 106 μmol/L；血肿瘤标志物：各项指标在正常范围内。

【影像学检查】

2021 年 8 月 25 日，腹部 CT：右侧肾盂癌浸润右肾实质考虑，病灶由右肾动脉分支供血，右侧输尿管上段受累。右肾功能不良。两肾囊肿。腹膜后小淋巴结。右肾动脉起源变异，起自肠系膜上动脉；右肾两支肾静脉（见图 1-11-1）。

2021 年 8 月 26 日，肺部 CT 平扫（见图 1-11-2）：两肺纹理清晰，见多发结节影，较大者位于左肺下叶后基底段，大小约 2.2cm×2.4cm。左肺下叶较大结节，转移瘤考虑，请结合临床。两肺多发小结节灶，建议定期复查。

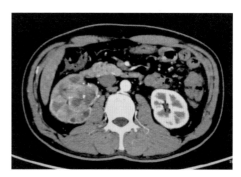

图1-11-1 腹部CT：右肾盂见团块状软组织密度影，大小约5.1cm×3.8cm，内见点状钙化影，增强后呈中度不均匀强化，见多发细小动脉供血，局部肾盏变形、壁增厚强化

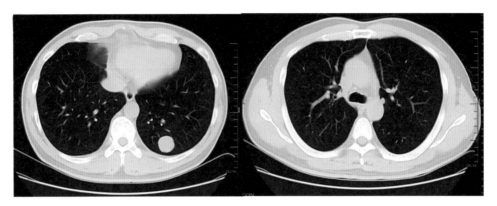

图1-11-2　肺部CT：两肺纹理清晰，见多发结节影，较大者位于左肺下叶后基底段，大小约2.2cm×2.4cm。余两肺内未见异常密度影。气管及各叶段支气管腔通畅，未见明显狭窄和扩张。两肺门及纵隔未见明显肿大淋巴结。未见胸腔积液

◎ 初步诊断

1. 肾盂肿瘤（右侧）。

2. 肺部结节（转移瘤首先考虑）。

3. 脂肪肝。

4. 肝血管瘤。

◎ 诊疗计划及诊治难点

根据检查结果评估病情。评估患者症状，目前考虑肾盂癌，肺部病灶性质待定，转移首先考虑。患者同时存在血尿，是否行原发灶切除，以及行原发灶切除能否改善患者生存时间存在争议。

◎ 多学科诊疗（一）

放射科：患者因血尿入院，腹部CT表现为右肾盂见团块状软组织密度影，大小约5.1cm×3.8cm，内见点状钙化影，增强后呈中度不均匀强化，见多发细小动脉供血，局部肾盏变形、壁增厚强化，右肾强化减低，右肾盏扩张呈囊状，右侧集合系统未见明显对比剂充填；两肾另见圆形无强化低密度区。腹膜后见

小淋巴结影。左集合系统及输尿管无积水扩张，管壁无增厚。膀胱壁无异常增厚强化，腔内无异常密度影。左肾动脉血管壁显示光整，管径粗细均匀一致，未见局部狭窄或扩张。肾动脉发育变异：无副肾动脉、提前分支；右肾动脉起源自肠系膜上动脉起始部。双肾静脉走行正常；左肾静脉未见受压，近肾段未见异常扩张。肾静脉：右侧两支肾静脉汇入下腔静脉；无充盈缺损。下腔静脉：无狭窄、扩张、充盈缺损。

肺部 CT 表现：两肺纹理清晰，见多发结节影，较大者位于左肺下叶后基底段，大小约 2.2cm×2.4cm。

临床诊断考虑肾盂癌伴肺转移，分期为 cT3N0M1。

放疗科：根据放射专家评估，患者为肾盂癌伴肺转移，分期为 cT3N0M1。患者为肿瘤晚期，且目前存在血尿症状，暂无放射治疗指征，请参考肿瘤内科及泌尿外科意见。

肿瘤内科：根据影像学评估，患者临床诊断考虑肾盂癌伴肺转移，分期为 cT3N0M1，建议明确病理后行系统治疗。但患者目前存在血尿，局部症状明显，可能在系统治疗过程中出现症状反复，建议泌尿外科评估，是否有局部治疗指征。

泌尿外科：患者临床诊断考虑肾盂癌伴肺转移，系统治疗为优先治疗方案。但患者同时存在血尿症状，影响日常生活，且患者情绪焦虑，与其充分知情后，可先予以原发灶切除，再考虑放化疗。

MDT 小结：综合各个科室意见，患者血尿症状明显，可参考泌尿外科意见，先行原发灶切除，后续再行内科治疗。

◎ 诊疗经过及病情变化（一）

2021 年 8 月 30 日，在患者充分知情同意后，全麻下行后腹腔镜下右侧肾盂癌根治术。

2021 年 9 月 6 日，术后病理：送检全肾＋输尿管切除标本，肾盂处见一菜花样肿物，大小 7.0cm×6.5cm×3.4cm。镜示：肿瘤细胞乳头状、实性巢状排列，浸润性生长，细胞异型明显，核分裂象易见，可见神经累犯及脉管癌栓，肿瘤累犯肾盂，未见明确肾实质及肾窦脂肪累犯；自检输尿管切缘阴性。（全肾＋输尿管切除标本）浸润性高级别乳头状尿路上皮癌免疫组化：CK7（＋），CK20（个别＋），CD44v6（＋），GATA3（＋），Ki-67（＋，60%），P53（＋），PAX-8（部分＋）。

2021年9月8日，术后患者复查PET，提示：①右肾及右侧输尿管术后，右腹及盆腔术区系膜、腹膜密度混浊伴多发絮状模糊影，FDG代谢增高，右侧腹壁皮下絮样模糊影伴FDG代谢增高，考虑术后改变可能，建议密切随访；左肺上叶尖后段近纵隔胸膜下及左肺下叶后基底段见实性结节影伴FDG代谢增高，结合临床，考虑转移的可能（见图1-11-3）；右肺下叶外基底段、左肺下叶后基底段数枚微小结节影，FDG代谢未见增高，建议HRCT密切随访；腹膜后及右侧髂血管旁多发细小淋巴结显示，FDG代谢稍增高，建议密切随访；膀胱充盈不佳，膀胱壁未见增厚及FDG代谢增高，建议随访；双侧肾上腺增粗，FDG代谢稍增高，建议随访。②双侧甲状腺密度不均匀，内见低密度影伴FDG代谢

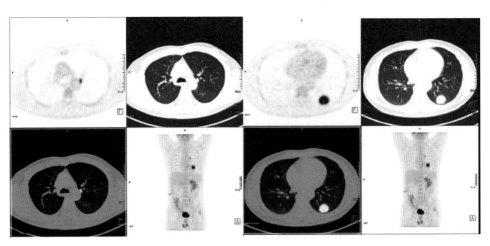

图1-11-3 PET/CT：左肺上叶尖后段近纵隔胸膜下及左肺下叶后基底段见实性结节影，大小分别约为0.8cm×0.9cm及2.3cm×2.7cm，放射性摄取增高，SUV最大值分别约为8.6及10.7；右肺下叶外基底段、左肺下叶后基底段见数枚微小结节影，直径约为0.2cm，放射性摄取未见增高；右肺下叶见少许条索影，放射性摄取未见增高；余肺野内未见放射性摄取异常增高灶

轻度增高，建议超声密切随访；十二指肠球部斑片样 FDG 代谢稍增高，考虑炎症的可能，建议随访；肛管区 FDG 代谢增高，考虑炎症的可能，建议必要时直视下检查；余全身（包括脑）PET 显像未见 FDG 代谢明显异常增高灶。③右肺下叶少许纤维灶；前列腺钙化灶；左侧股骨上段骨岛；椎体轻度退变。

◎ 多学科诊疗（二）

放射科：患者 PET/CT 提示：左肺上叶尖后段近纵隔胸膜下及左肺下叶后基底段见实性结节影，大小分别约为 0.8cm×0.9cm 及 2.3cm×2.7cm，放射性摄取增高，SUV 最大值分别约为 8.6 及 10.7。左肺上叶尖后段近纵隔胸膜下及左肺下叶后基底段见实性结节影伴 FDG 代谢增高，考虑转移。术区及其余未见复发征象，其余位置也未见复发征象。

放疗科：患者肾盂癌术后，PET/CT 提示肺部有两枚转移病灶，属于寡转移，现有的几项 Ⅱ 期临床研究的数据提示对局部寡转移病灶行立体定向放疗（stereotactic body radiation therapy, SBRT）会有一定获益。但该患者左下肺病灶较大，且既往未曾行内科治疗，建议可考虑先行内科治疗缩小肿瘤并测试肿瘤生物学行为，随后再评估放疗时机。

肿瘤内科：患者肾盂癌伴肺转移，原发灶切除术后，目前肺部病灶存在，若局部治疗依据不足，可先行系统治疗。根据中国临床肿瘤学会（Guidelines of Chinese Society of Clinical Oncology, CSCO）尿路上皮癌诊疗指南，患者肾功能正常，可行以顺铂为基础的治疗方案。IMvigor130 研究的结果提示，化疗联合免疫治疗可以改善患者无进展生存时间（progression-free survival, PFS），故可予化疗和免疫治疗联用，先测试肿瘤生物学行为。

泌尿外科：患者肾盂癌术后，术后恢复良好，血尿症状得到改善，后续治疗建议参考放疗科意见和肿瘤内科意见。

MDT 小结：综合各个科室意见，患者原发灶切除术后，目前肺部病灶存在，可先行内科治疗缩小肿瘤并测试肿瘤生物学行为，后续再评估局部治疗。

◎ 诊疗经过及病情变化（二）

患者于 2021 年 9 月 14 日至 22 日，2021 年 10 月 6 日至 13 日，行 GP ＋ PD-1 方案第 1—2 周期（第 1、8 天），具体为：吉西他滨 1.7g，顺铂 55mg（第 1、8 天），信迪利单抗 200mg（第 1 天），每 3 周 1 次（q3w）。2 周期后复查，提示肺部病灶进展。2021 年 10 月 26 日肺部 CT 提示：左肺下叶结节，转移瘤考虑，对比 2021 年 8 月 26 日 CT 片病灶稍增大（见图 1-11-4）。疗效评估：疾病进展（progressive disease, PD）。

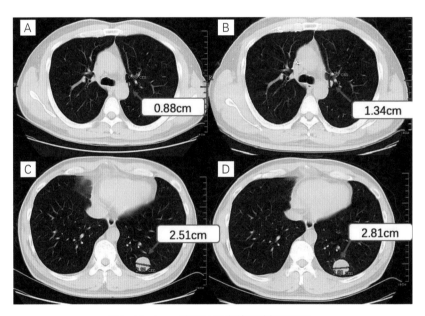

图 1-11-4 一线系统治疗前后肺部 CT 对比

A. 治疗前（2021 年 8 月 26 日），左肺上叶尖后段近纵隔胸膜下肺转移瘤（大小 0.88cm）；B. 治疗后（2021 年 10 月 25 日），左肺上叶尖后段近纵隔胸膜下肺转移瘤（大小 1.34cm）；C. 治疗前（2021 年 8 月 26 日），左肺下叶后基底段肺转移瘤（大小 2.51cm）；D. 治疗后（2021 年 10 月 25 日），左肺下叶后基底段肺转移瘤（大小 2.81cm）

考虑患者疾病进展，于 2021 年 10 月 27 日至 11 月 3 日、2021 年 11 月 17 日至 11 月 24 日行白蛋白紫杉醇第 1—2 周期（第 1 天 / 第 8 天）治疗，具体为：白蛋白紫杉醇 200mg（第 1、8 天，q3w），信迪利单抗 200mg（q3w）。2 周期后复查肺部 CT。2021 年 12 月 1 日肺部 CT 提示：两肺多发转移瘤，较前（2021年 10 月 25 日）进展（见图 1-11-5）。疗效评估：疾病进展（PD）。

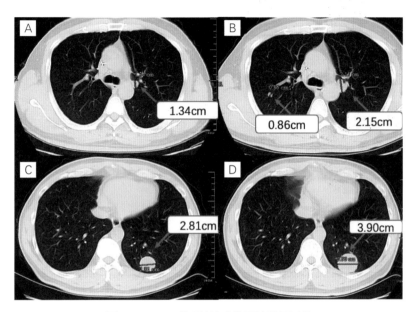

图1-11-5　二线系统治疗前后肺部CT对比

A.治疗前（2021年10月25日），左肺上叶尖后段近纵隔胸膜下肺转移瘤（大小1.34cm）；B.治疗后（2021年12月1日），左肺上叶尖后段近纵隔胸膜下肺转移瘤（大小2.15cm），同一层面可见右肺新增一枚病灶（大小0.86cm）；C.治疗前（2021年10月25日），左肺下叶后基底段肺转移瘤（大小2.81cm）；D 治疗后（2021年12月1日），左肺下叶后基底段肺转移瘤（大小3.90cm）

病理加做免疫组化，提示 HER2（＋，灶性非浸润肿瘤＋＋）。基因检测 PD-L1 CPS=5。考虑患者 HER2（＋），根据 CSCO 指南推荐，改用维迪西妥单抗治疗。2021 年 12 月 10 日、2021 年 12 月 24 日、2022 年 1 月 6 日改行维迪西妥单抗第 1—3 周期治疗，具体为：维迪西妥单抗 120mg，第 1 天，每 2 周 1 次（q2w）。复查肺部 CT，肿瘤较前缩小（见图 1-11-6）。疗效评价：部分缓解（partial response，PR）。

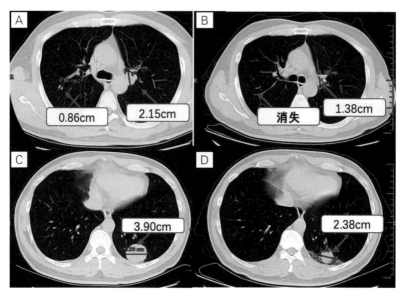

图1-11-6 三线系统治疗前后肺部CT对比

A.治疗前（2021年12月1日），左肺上叶尖后段近纵隔胸膜下肺转移瘤（大小2.15cm），同一层面可见右肺新增一枚病灶（大小0.86cm）；B.治疗后（2022年1月25日），左肺上叶尖后段近纵隔胸膜下肺转移瘤（大小1.38 cm），另一枚病灶消失；C.治疗前（2021年12月1日），左肺下叶后基底段肺转移瘤（大小3.90cm）；D.治疗后（2022年1月25日），左肺下叶后基底段肺转移瘤（大小2.38cm）

考虑治疗有效，继续于 2022 年 2 月 7 日、2022 年 3 月 8 日行维迪西妥单抗第 4、5 周期治疗，具体为：维迪西妥单抗 120mg，第 1 天，q2w。

◎ 最终诊断及预后

【最终诊断】

1.肾盂癌术后（右侧）。

2.肺转移瘤。

3.脂肪肝。

4.肝血管瘤。

【预后】

患者目前生存状态良好，继续目前方案治疗中。

◎ 诊疗体会

1. 患者为中年男性，诊断为肾盂癌伴肺转移，标准的一线治疗方案为以铂类为基础的系统治疗。患者存在血尿症状且次数频繁，影响生活，患者情绪焦虑。目前，对于转移性肾盂癌并且原发灶症状明显的是否行原发灶切除并无定论，需结合临床考量。该患者行原发灶切除后，症状得到极大改善。

2. 在晚期尿路上皮癌的系统治疗方面，化疗联合免疫治疗，对比化疗在一线治疗方面能否改善患者的生存，IMvigor130、KEYNOTE-361 研究给出了一部分答案。IMvigor130 研究的结果是化疗联合 Atezolizumab 可以改善患者 PFS（差异有统计学意义），但并没有改善总生存时间（overall survival, OS）。而 KEYNOTE-361 的结果是 Pembrolizumab 联合化疗相比于单独化疗改善了 PFS（8.3 个月 vs 7.1 个月，HR=0.69，P=0.0033）和 OS（17.0 vs 14.3，HR=0.86，P=0.0407），但差异均无统计学意义，未到达主要终点。根据 IMvigor130 研究结果，该患者一线予化疗和免疫治疗联用[1, 2]。

3. 患者在一线、二线治疗的第一次评估中就出现了进展，最佳疗效皆是 PD。而在三线治疗的第一次评估中达到了 PR，治疗的效果与患者的分子特征有关。患者的 HER2 表达＋＋，CSCO 指南提出转移性尿路上皮癌患者的三线治疗可选择维迪西妥单抗，依据是 RC48-005 研究[3]。该研究入组了 43 例二线及多线尿路上皮癌患者，确证客观缓解率（objective response rate, ORR）高达51.2%，疾病控制率（disease control rate，DCR）高达 90.7%。该患者在三线治疗后确实达到缓解。

4. 患者肾盂癌术后，PET/CT 提示肺部有两枚转移病灶，属于寡转移，现有的几项Ⅱ期临床研究的数据提示对局部寡转移病灶行 SBRT 治疗会有一定获益。

对于该患者，我们先选择系统治疗，测试肿瘤生物学行为，予以三线治疗使肿瘤缩小后可再次评估局部治疗的可能性。

（童 舟，傅广候，赵 鹏，方维佳，金百冶）

〜〜〜〜〜〜〜〜〜〜〜〜〜〜〜〜〜〜〜〜〜〜〜〜〜〜〜〜〜〜〜〜〜〜〜〜〜〜〜

◎ **参考文献**

[1] Powles T, Csőszi T, Özgüroğlu M, et al. Pembrolizumab alone or combined with chemotherapy versus chemotherapy as first-line therapy for advanced urothelial carcinoma(KEYNOTE-361): a randomised, open-label, phase 3 trial. Lancet Oncol, 2021, 22(7) : 931-945.

[2] Galsky MD, Arija JÁA, Bamias A, et al. Atezolizumab with or without chemotherapy in metastatic urothelial cancer(IMvigor130): a multicentre, randomised, placebo-controlled phase 3 trial. Lancet, 2020, 395(10236): 1547-1557.

[3] Sheng X, Yan X, Wang L, et al. Open-label, multicenter, phase II study of RC48-ADC, a HER2-targeting antibody-drug conjugate, in patients with locally advanced or metastatic urothelial carcinoma. Clin Cancer Res, 2021, 27(1) : 43-51.

12

针对根治术后复发的
去势抵抗性前列腺癌的个体化治疗

◎ 案例要点

1. 前列腺癌在全球男性新发恶性肿瘤中高居第二位。前列腺癌的发病率有显著的地理差异，亚洲发病率较低。然而，随着经济的发展、预期寿命的延长和生活方式的西方化发展，包括中国在内的亚洲国家前列腺癌的发病率正在迅速上升。

2. 早期前列腺癌患者可以选择根治性前列腺切除术或根治性放疗，而局部晚期前列腺癌通常采用放疗联合内分泌治疗。部分根治性手术后的患者在疾病随访期间会出现生化复发，此时接受挽救性放射治疗仍然有治愈的机会。在前列腺特异性抗原（prostate specific antigen，PSA）浓度上升至 0.5ng/ml 以前，通过挽救性放疗可以使 60% 的患者 PSA 浓度再次下降至检测水平以下，并且 80% 的患者 5 年内无进展生存期得到延长。

3. 由于治疗的不规范或放疗的可及性问题，许多本该接受前列腺癌术后辅助或挽救性放疗的患者只是接受了单纯的内分泌治疗，甚至部分患者进入去势抵抗阶段——去势抵抗性前列腺癌（castration-resistant prostate cancer，CRPC）。尽管这在临床上是应该避免的治疗策略，但对于部分无远处转移的 CRPC，挽救性放疗仍有可能取得不错的治疗效果。

◎ 病例简介

【简要病史】

患者，男性，77 岁，因"前列腺癌术后 9 年，内分泌治疗后进展为去势抵抗性前列腺癌"入院。

患者 9 年前于当地医院体检发现总前列腺特异性抗原（total-prostate specific antigen，t-PSA）浓度异常升高至 52.736ng/ml。盆腔磁共振（magnetic resonance，

MR）提示前列腺癌，具体不详。遂行 B 超引导下前列腺穿刺，病理结果示：前列腺腺癌，Gleason 评分为 4 ＋ 5 ＝ 9（左侧），3 ＋ 4 ＝ 7（右侧）。骨放射性核素检查（emission computed tomography，ECT）提示未见明显骨代谢异常。患者于 2007 年 3 月行前列腺癌根治术＋双侧盆腔淋巴结清扫。术后病理：前列腺腺癌，Gleason 评分为 4 ＋ 4 ＝ 8，肿瘤累及送检膀胱颈切缘组织，左右精囊腺及双侧输精管切缘未见肿瘤侵犯，淋巴结未见癌转移。术后诊断为：前列腺癌（pT4N0M0）。术后复查 t-PSA：降至 0.001ng/ml。2 个月后复查，t-PSA浓度上升至 0.2ng/ml。遂予长程雄激素剥夺治疗（androgen deprivation therapy，ADT）。治疗 9 年间不断更换药物，包括比卡鲁胺、亮丙瑞林、戈舍瑞林、氟硝丁酰胺。治疗期间，患者的睾酮维持在去势水平，但 PSA 指标呈持续上升，进展为 CRPC。

【入院查体】

体温（T）37.0℃，脉搏（P）72 次 / 分，血压（BP）124/71mmHg，呼吸（R）18次 / 分。皮肤、巩膜未见黄染。双肺呼吸音稍粗，未闻及明显干湿啰音。心率（HR）75 次 / 分，心律齐。腹部软，见陈旧性手术瘢痕，肝脾肋下未及，双下肢未见水肿。病理征未引出。

【实验室检查】

t-PSA：4.275ng/ml。血常规、生化均未见明显异常。

【影像学检查】

盆腔 MR： 前列腺癌术后改变；前列腺尖区结节灶，考虑肿瘤复发，请结合临床及相关检查。双侧髂血管区稍大淋巴结显示。

骨骼 ECT： 骨骼未见明显骨质代谢异常。

◎ 初步诊断

1. 去势抵抗性前列腺癌（CRPC）。

2. 前列腺癌根治术后，局部复发（rT4N0M0）。

◎ 诊疗计划及诊治难点

　　患者为高危前列腺癌根治术后（pT4N0M0），术后 2 个月即出现生化复发，选择长程内分泌治疗。治疗期间更换多种药物，包括促黄体生成素释放激素类似物和雄激素拮抗剂。治疗效果不佳，最终到达 CRPC，并且影像学检查提示局部复发。针对这类患者，在排除放疗禁忌证的前提下，早期行挽救性放疗可给予治愈的机会。

◎ 多学科诊疗

　　泌尿外科：患者为高危前列腺癌术后（pT4N0M0），目前已进展为 CRPC。影像学检查提示有局部复发的可能，未见明显淋巴结转移及远处转移。现无手术指征，建议患者行 ^{68}Ga–PSMA PET/CT 做进一步的检查评估。PET/CT 是集正电子发射计算机断层显像（positron emission tomography，PET）和计算机断层扫描（computer tomography，CT）两种影像学诊断技术于一体的新型影像学诊断手段。PSMA 的全称为前列腺特异性膜抗原（prostate specific membrane antigen），是一种细胞表面蛋白，几乎在所有的前列腺癌细胞中过量表达；将金属放射性核素标记药物 ^{68}Ga 结合至 PSMA 上，可利用 PET/CT 在全身进行前列腺癌的有效诊断和定位。这是前列腺癌的一种新型影像学诊断手段，对前列腺癌具有极高的敏感性和特异性。对局部复发患者的检出率为 15%～58%[1]。该患者的盆腔 MR 显示根治术后前列腺区结节灶，考虑肿瘤复发。若需进一步明确诊断，可对病灶行穿刺活检，以取得病理结果。

　　放疗科：一般将前列腺癌根治术后，在影像学检查阴性的前提下，连续两次 PSA 浓度 ≥ 0.2ng/ml 定义为生化复发。该患者前列腺癌术后生化复发诊断明确。针对这类患者，目前指南上 Ⅰ 级推荐为挽救性放疗，或挽救性放疗联合内分泌治疗。有研究报道，针对前列腺癌术后生化复发，早期放疗可给予患者治愈的机会。在 t-PSA 浓度上升至 0.5ng/ml 以前，通过挽救性放疗可以使 60% 的患者 t-PSA 浓度再次下降至检测水平以下，并可能延长 80% 的患者 5 年内无进展生存期。本例患者生化复发后进行了长程 ADT，疗效不佳，已进入 CRPC，并且入院后盆腔 MR 提示有局部复发的可能。目前有明确的放疗指征，且未见明显放疗禁忌证，建议尽快行挽救性放疗，放疗靶区建议为前列腺癌瘤床区及局部复发区，总剂量至少为 66Gy[2]。

肿瘤内科： 患者前列腺癌术后，经过长程 ADT，目前血清睾酮维持在较低水平，PSA 水平明显升高，且没有远处转移的影像学证据，非转移性去势抵抗性前列腺癌（nonmetastatic CRPC，nmCRPC）诊断较为明确。针对这类患者，PSA 倍增时间（PSA doubling time，PSADT）是重要的预后独立预测因子。权威指南将"PSADT ≤ 10 个月"定义为具有高危转移风险[3]。SPARTAN 研究显示，对于具有高危转移风险的 nmCRPC 患者，接受 ADT ＋阿帕他胺治疗组的无转移生存期和总生存时间较安慰组可显著延长[4]，分别为 40.5 个月 vs. 16.2 个月和 73.9 个月 vs. 59.0 个月。此外，达罗他胺和恩杂鲁胺也可显著改善患者的无进展生存期[5, 6]。考虑到该患者生化复发至 CRPC，尚未接受放疗，建议由放疗科评估病情，先行放疗，根据治疗效果，再考虑是否继续行 ADT。

MDT 小结： 本例患者目前可被诊断为非转移性去势抵抗性前列腺癌，即 nmCRPC。综合各科的治疗意见，建议尽快对患者行挽救性放疗，并及时评估放疗效果。根据放疗效果，考虑是否加用新型内分泌药物或行多西他赛化疗。

◎ 诊疗经过

与患者及其家属充分沟通后，患者选择放疗为治疗手段。经过严密的放疗前准备工作，包括盆腔膜个体化制作、CT 定位、CT 影像与 MR 图像融合、放疗靶区勾画、放疗计划制订等，对患者行挽救性放疗。放疗靶区为前列腺瘤床区及局部复发灶（见图 1-12-1）。放疗总剂量为 200cGy×37f ＝ 7400cGy。总放疗疗程分为三个阶段，每个阶段都进行了 MR 图像融合下靶区修正（见图 1-12-2 至图 1-12-4）。在放疗前定位时、每次放疗前均采用膀胱容量仪测量膀胱内的尿量（见图 1-12-5），使尿量基本控制在同一水平，减少靶区移动，进而更好地保护靶区周围的危及器官。

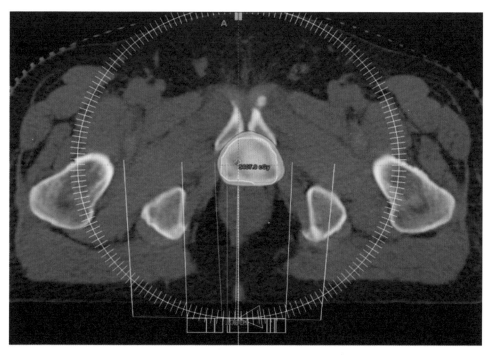

图1-12-1　前列腺瘤床区及局部复发区域靶区示意

放疗阶段一：$200cGy×25f = 5000cGy$。

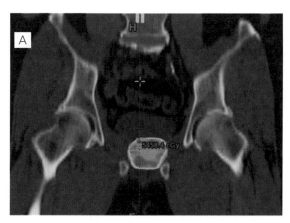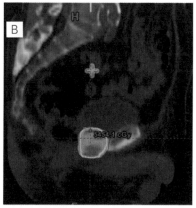

图1-12-2　放疗阶段一：MR图像融合下靶区修正及剂量分布示意

A.冠状位；B.矢状位

放疗阶段二：200cGy×10f ＝ 2000cGy。

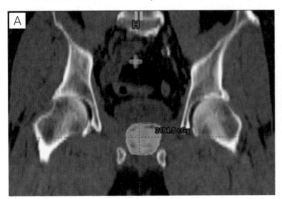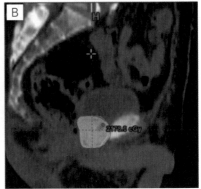

图1-12-3　放疗阶段二：MR图像融合下靶区修正及剂量分布示意
A.冠状位；B.矢状位

放疗阶段三：200cGy×2f ＝ 400cGy。

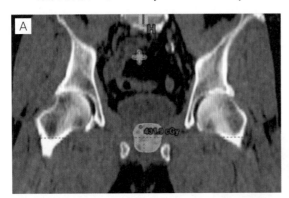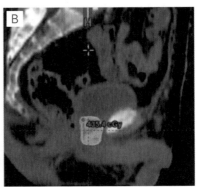

图1-12-4　放疗阶段三：MR图像融合下靶区修正及剂量分布示意
A.冠状位；B.矢状位

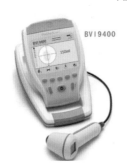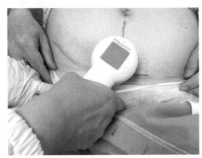

图1-12-5　膀胱容量仪的应用

◎ 最终诊断及预后

【最终诊断】

1. 非转移性去势抵抗性前列腺癌（nmCRPC）。

2. 前列腺癌根治术后，局部复发（rT4N0M0）。

【预后】

放疗结束后，每3个月复查一次，t-PSA浓度逐渐下降，维持在0～0.007ng/ml，睾酮浓度维持在41.9～188.7ng/dl。2016年4月20日，盆腔MR示：前列腺癌术后改变，对比2016年2月22日MR图像，前列腺尖区结节灶未再显示（见图1-12-6）。

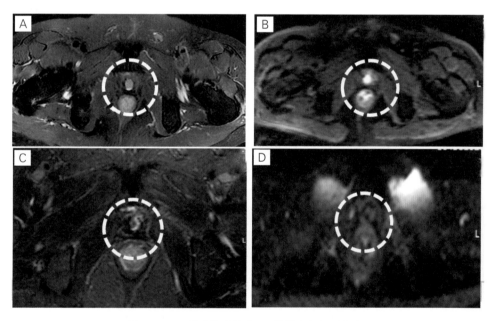

图1-12-6　放疗前后盆腔MR前列腺瘤床区域对比

A.放疗前T$_2$WI（2016年2月22日）；B.放疗前DWI（2016年2月22日）；

C.放疗后T$_2$WI（2016年4月20日）；D.放疗后DWI（2016年4月20日）

2017年4月20日，盆腔MR示：对比2016年2月22日MR图像，大致相同（见图1-12-7）。

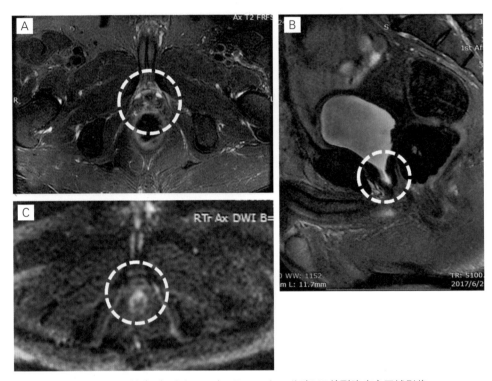

图1-12-7　放疗1年后（2017年6月26日），盆腔MR前列腺瘤床区域影像

A.T₂WI; B.T₂WI-SAG；C.DWI

◎ 诊疗体会

1. MDT 的核心理念是以患者为中心，针对特定疾病，依托多学科团队，制定规范化、个体化、连续性的综合治疗方案。其核心目标是为患者设计最佳的治疗方案，确保最佳疗效，提升学科诊疗能力和学术水平，推动医学科学进步。MDT 理念应该贯穿于对肿瘤患者的全程管理中，包括对患者的诊断、治疗、康复、随访全过程。另外，对于疾病，也要有全程化管理的眼光，早期筛查、早期诊断、根治性治疗，以及之后的康复和随访都要有全程化的理念。

2. 针对高危和极高危局限性前列腺癌，Ⅰ级推荐外放射治疗 ± 近距离放疗 ＋ ADT（1.5 ～ 3 年），或前列腺癌根治术＋盆腔淋巴结清扫。本例患者初始治疗不规范，术后又接受了指南外的单纯内分泌治疗。幸运的是，在排除远处转移后，针对局部复发灶行挽救性放疗，仍然给予了患者治愈的机会。

（严森祥，陈　莹，赵　峰，陈丹妮）

∼∼

◎ 参考文献

[1] Palot Manzil FF, Kaur H, Szabados L. Gallium-68 prostate-specific membrane antigen positron emission tomography: a practical guide for radiologists and clinicians. Cureus, 2022, 14(3) : e22917.

[2] Pfister D, Bolla M, Briganti A, et al. Early salvage radiotherapy following radical prostatectomy. Eur Urol, 2014, 65(6) : 1034-1043.

[3] Tilki D, Preisser F, Graefen M, et al. External validation of the European Association of Urology Biochemical Recurrence Risk Groups to predict metastasis and mortality after radical prostatectomy in a European Cohort. Eur Urol, 2019, 75(6): 896-900.

[4] Smith MR, Saad F, Chowdhury S, et al. Apalutamide treatment and metastasis-free survival in prostate cancer. N Engl J Med, 2018, 378(15) : 1408-1418.

[5] Fizazi K, Shore N, Tammela TL, et al. Darolutamide in nonmetastatic, castration-resistant prostate cancer. N Engl J Med, 2019, 380(13) : 1235-1246.

[6] Hussain M, Fizazi K, Saad F, et al. Enzalutamide in men with nonmetastatic, castration-resistant prostate cancer. N Engl J Med, 2018, 378(26) : 2465-2474.

13

体外膜肺氧合辅助下
切除复发喉癌侵犯颈段气管

◎ 案例要点

1.患者巨大复发喉癌侵犯全程颈段气管，表现为端坐呼吸、呼吸困难，病情危重，随时有可能出现窒息、心搏呼吸骤停等而危及生命。患者肿瘤范围广，侵犯压迫颈段气管导致其极度狭窄，无法行气管切开和经口插管。

2.针对重度气管狭窄的患者，当发生危及患者生命的呼吸和（或）循环功能不全时，为紧急提供生命支持，可实施体外膜肺氧合（extracorporeal membrane oxygenation，ECMO）辅助抢救治疗。在ECMO下行手术治疗是对此类患者较好的处理方案。

◎ 病例简介

【简要病史】

患者，男性，74岁，因"反复呼吸困难4年余，加重1个月余"于2020年5月21日入院。

患者既往有高血压病史7年余，长期口服左旋氨氯地平（5mg/次，qd）降压治疗，自诉血压控制尚可。11年前，因甲状腺癌行右侧甲状腺切除术。4年前，因喉癌行喉部分切除术。余既往史无殊。有饮酒习惯，饮白酒，每天250ml，已饮40年，未戒。曾有吸烟习惯，每天30支，已吸30余年，已戒10余年。4年多前，患者因声嘶至外院就诊，行喉镜检查，示：右声带前新生物。活检病理示：喉癌。在外院行"右扩大垂直半喉切除＋右颈清除术＋气管切开术"，术后患者反复感呼吸困难，多次在外院行"声门扩张术"，患者自诉治疗效果不佳，症状反复。1个多月前，患者感呼吸困难较前加重，不能平卧，无发热，无胸痛、咯血。外院喉镜示声门裂术后改变，狭窄。患者为进一步诊治，来我院门诊就诊。

2020年5月6日，对患者行颈部增强CT：喉癌及右侧甲状腺术后，气管旁占位，考虑肿瘤复发；两侧锁骨上窝、前上纵隔及右侧颈部多发淋巴结转移。

2020年5月13日，对患者行右侧颈部淋巴结穿刺活检，病理示：大部分为坏死组织，周围见少量异型细胞巢，建议行免疫组化。

2020年5月20日，对患者行气道重建CT：胸骨上气管狭窄。附见：颈部软组织肿块影。

患者感呼吸困难明显，端坐呼吸，门诊拟"气管狭窄"收住入院。

【入院查体】

体温（T）37.7℃，脉搏（P）90次/分，血压（BP）127/64mmHg，呼吸（R）24次/分，神志清，精神软。颜面部无水肿，皮肤、巩膜未见黄染。吸气时双肺可闻及哮鸣音，未闻及明显干湿啰音。心律齐，未及明显病理性杂音。腹部软，全腹无压痛，无反跳痛，肝脾肋下未及。双下肢未见水肿。病理征未引出。

【实验室检查】

血常规：WBC 11.7×10^9/L，N-mp(%) 80.6%，LYM 0.96×10^9/L，中性粒细胞计数（GRAN）9.4×10^9/L，单核细胞计数（MO#）1.03×10^9/L。血气分析：pH 7.49，PO_2 92.5mmHg，PCO_2 34.4mmHg，标准碳酸氢盐（SBC）27.2mmol/L，实际碱剩余（ABE）3.1mmol/L，全血乳酸（Lac）0.8mmol/L。

【影像学检查】

2020年5月5日，颈部增强CT：喉癌及右侧甲状腺术后，气管旁占位，考虑肿瘤复发；两侧锁骨上窝、前上纵隔及右侧颈部多发淋巴结转移，请结合临床及进一步检查。附见：右侧上颌窦少许积液，肺气肿。

2020年5月20日，气道重建（CT）：胸骨上气管狭窄。附见：颈部软组织肿块影（见图1-13-1）。

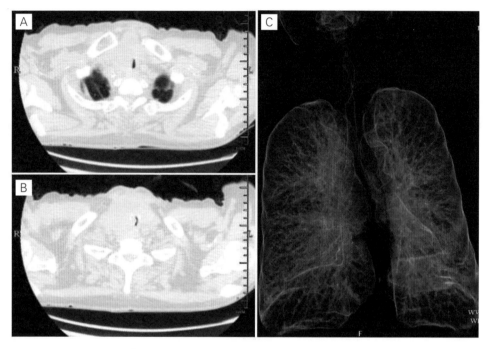

图1-13-1　气道CT重建：轴位（A、B）、气道重建（C）显示胸骨上气管管腔明显变细狭窄

◎ 初步诊断

　　1.气管狭窄（胸骨上）。

　　2.甲状腺癌复发。

　　3.喉癌术后。

　　4.高血压。

◎ 诊疗计划及诊治难点

　　患者既往有甲状腺癌、喉癌手术史。目前端坐卧位，感胸闷、气促明显。颈部增强CT提示患者胸骨上气管严重狭窄，气管管腔最窄处仅有不足1cm，气管旁占位伴多发淋巴结肿大。考虑肿瘤复发进展，病情危重，随时有可能出现窒息、心搏呼吸骤停等而危及生命。

◎ 多学科诊疗

放射科： 阅片对比患者近两次在我院的 CT 检查结果，该患者肿块进展迅速，累及颈部血管，压迫气管明显。

耳鼻咽喉科： 该患者颈部肿块范围大，累及颈部血管，手术风险极大，难以根治性切除，且患者颈段气管被肿块侵犯压迫狭窄明显，无法行气管切开。如行手术，建议在 ECMO 下实施。

麻醉科： 该患者颈部肿瘤侵犯气管范围较广，颈段气管全程受侵而狭窄，且患者呼吸困难严重，端坐呼吸，目前该患者无法行经口气管插管，建议在 ECMO 下进行手术治疗。

心脏大血管外科： 结合患者 CT 检查结果，目前患者颈段气管全程被肿瘤侵犯，导致气管狭窄，患者呼吸困难明显，无法经口气管插管和气管切开插管，如需行 ECMO 下手术，我们积极配合。

◎ 诊疗经过及病情变化

1. 与患者家属充分沟通，在告知相关风险后，患者家属仍积极要求手术，拟行急诊手术治疗。

2. 患者端坐位高流量吸氧入手术室（见图 1-13-2），先由心脏外科医师连同 ECMO 医师行左颈内静脉、右髂静脉穿刺置管，左髂动脉穿刺备用，完成 ECMO 安装术，进行 ECMO 运行监测。麻醉医师立即完成全身麻醉，患者取颈仰卧位。

3. 2020 年 5 月 22 日，在 ECMO 运行监测下行全喉全下咽切除皮瓣修复术＋右侧甲状腺

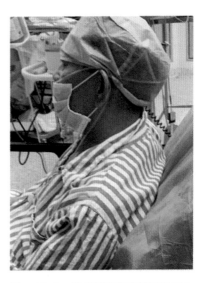

图1-13-2 患者端坐位高流量吸氧入手术室

次全切除术＋气管内肿瘤切除术＋气管成形术＋舌骨上淋巴结清扫术＋右颈淋巴结清扫术＋右上纵隔淋巴结清扫术＋带蒂肌瓣切取移植术＋ECMO安装术＋ECMO撤除术＋术中自体血回输（见图1-13-3）。

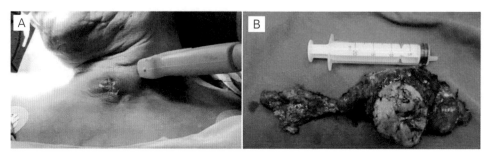

图1-13-3　术前颈部肿块及切除标本
A.颈部肿块已突破皮肤；B.手术切除全喉全下咽、1—5气管环连同受累甲状腺一并完整切除

4.术后，患者转入重症监护室监护。术后第2天，患者平稳转入耳鼻咽喉科普通病房。

5.术后常规病理结果：（全喉切除标本）低分化鳞状细胞癌。结合既往喉癌病史，考虑喉癌复发。

◎　最终诊断及预后

【最终诊断】

1.喉癌术后（复发），肝转移。

2.气管狭窄（胸骨上）。

3.甲状腺切除术后（右侧）。

4.高血压。

【预后】

术后第20天，患者顺利出院，呼吸畅，经口进食可。患者复发喉癌伴肝转移，术后至肿瘤内科进一步治疗，于术后7个月因全身衰竭死亡。

◎ 诊疗体会

1. 患者既往有喉癌、甲状腺癌病史，呼吸困难严重，颈部肿瘤侵犯压迫全程颈段气管，颈段气管狭窄严重，无法行气管切开和经口插管，有可能发生呼吸功能衰竭、脑死亡，甚至直接死亡等严重后果。因此，需紧急行 ECMO 辅助抢救治疗[1-3]。

2. 术前，因肿瘤主体主要位于颈段气管周围并侵犯全程颈段气管，结合患者既往有甲状腺癌病史，当时考虑为甲状腺癌复发，但术后常规病理结果显示为低分化鳞癌，且术中发现肿瘤侵犯喉部范围也较广，因此考虑肿瘤为喉癌复发所致。

3. 因肿瘤范围广，侵犯颈部大血管（颈动脉、颈内静脉），术中需注意勿损伤颈动脉，避免造成颈动脉破裂大出血等严重后果，保证术中安全。

4. 针对重度气管狭窄的患者，当发生危及患者生命的呼吸和（或）循环功能不全时，为紧急提供生命支持，可实施 ECMO 辅助抢救治疗。但要注意掌握其适应证，并加强 ECMO 使用期间并发症的预防[4, 5]。

（周水洪，王勤瑛，陈 哲，鲍洋洋，李伟栋，施丽萍，吴 健）

~~~~~~

◎ 参考文献

[1] 王彪，曾富春，谢升龙，等. 体外膜肺氧合辅助下手术治疗气管巨大腺样囊性癌1例. 中国肿瘤临床，2016，43(21)：971-972.

[2] 姚长玉，刘业海，高潮兵. 甲状腺癌合并声门下癌侵犯颈段气管行体外循环抢救一例. 中华耳鼻咽喉头颈外科杂志，2018，53(6)：450-452.

[3] 田春辉，刘业海，汪东，等. ECMO辅助抢救甲状腺肿瘤压迫颈段气管致窒息1例. 临床耳鼻咽喉头颈外科杂志，2021，35(9)：842-844.

[4] 中国心胸血管麻醉学会，中华医学会麻醉学分会，中国医师协会麻醉学医师分会，等. 不同情况下成人体外膜肺氧合临床应用专家共识(2020版). 中国循环杂志，2020，35(11)：1052-1063.

[5] 龙村. 体外膜肺氧合循环支持专家共识. 中国体外循环杂志，2014，12(2)：65-67.

14

巨大纵隔肿瘤合并气道狭窄

◎ 案例要点

1.纵隔肿瘤是常见的胸部肿瘤,且种类繁多,包括胸腺瘤、淋巴瘤、神经内分泌肿瘤、生殖细胞肿瘤、神经源性肿瘤、转移瘤等。巨大纵隔肿瘤可压迫气道导致气道狭窄,严重时可致窒息。气管支架置入术是缓解气道狭窄的重要手段。

2.体外膜肺氧合(extracorporeal membrane oxygenation, ECMO)可以为高风险的气管手术及介入操作提供安全的手术条件。

◎ 病例简介

【简要病史】

患者,男性,58岁,因"外伤后发现纵隔肿物2天"入院。

患者2天前摔伤后致颈部、背部疼痛及麻木半天,至我院检查。2021年7月24日,CT平扫(食管):①左侧颈部Ⅳ、Ⅴ区及纵隔内多发肿块、结节,考虑恶性肿瘤性病变的可能性大,排除转移后需考虑淋巴瘤,请结合临床及其他检查;②食管周围静脉曲张;③气管腔内小结节,考虑黏液栓的可能。附见:两肺尖局限性肺气肿,两肺散在斑片、结节,脾大,主动脉及冠状动脉钙化,右侧锁骨陈旧性骨折未愈合。2021年7月25日,胸椎椎体CT平扫:腰1椎体压缩性骨折;右侧锁骨骨折;左侧第4—6肋骨陈旧性骨折。附见:左侧颈部Ⅳ、Ⅴ区及纵隔内多发肿块、结节,考虑恶性肿瘤性病变的可能性大。追问病史,患者诉半年余来逐渐出现呼吸困难、吞咽困难,未予以重视。为进一步诊治,至我院就诊。

自患病以来，患者一般情况可，二便无殊，体重无变化。

【入院查体】

体温（T）36.6℃，脉搏（P）86次/分，血压（BP）138/95mmHg，呼吸（R）20次/分，经皮动脉血氧饱和度（SpO_2）98%，神志清，皮肤、巩膜未见黄染，颈部Ⅳ、Ⅴ区探及多枚肿大淋巴结。双肺呼吸音粗，未闻及明显干湿啰音。心率（HR）86次/分，心律齐。腹部软，肝脾肋下未及。双下肢未见水肿。病理征未引出。

【实验室检查】

血气分析：氧分压89.4mmHg；全血乳酸2.0mmol/L，血液pH 7.47。血常规：HGB 96g/L，PLT $34×10^9$/L；Alb 29.0g/L；BNP前体1221pg/ml。

【影像学检查】

胸部CT平扫＋增强（见图1-14-1）：纵隔及左侧颈部Ⅳ、Ⅴ区多发肿块、结节，考虑恶性肿瘤性病变（淋巴瘤？转移瘤？），请结合临床及其他检查；气管腔内小结节，请结合其他检查；两肺多发结节，双下肺新发结节，炎性？请结合临床并复查；两侧胸腔少量积液。附见：少量腹水。奇静脉及半奇静脉曲张。主动脉及冠状动脉钙化。右侧锁骨陈旧性骨折未愈合。

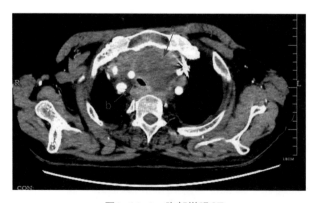

图1-14-1　胸部增强CT

a.纵隔肿瘤，包绕胸廓入口处的颈总动脉、锁骨下动脉、无名静脉等大血管，明显压迫气管；b.气道狭窄，最窄处约2mm

◎ 初步诊断

    1. 纵隔肿物（胸腺癌？肺癌？淋巴瘤？）。

    2. 气管狭窄。

◎ 诊疗计划及诊治难点

    患者因巨大纵隔肿瘤压迫气道，致气道重度狭窄，最窄处直径仅 2mm。由于肿瘤呈侵袭性生长，已经包绕气管、胸廓入口及胸腔内的重要血管，所以姑息性手术已经无法切除肿瘤。而患者的病情也在进行性加重，随时可能发生窒息。如何安全、有效地解除气道狭窄，稳定患者呼吸状态，为下一步诊疗争取机会，是目前亟待解决的诊治难点。

◎ 多学科诊疗

    普胸外科：患者胸部肿瘤压迫气道，入院后气道梗阻症状进行性加重。目前，肿瘤性质、病理类型不明，无法行手术切除，拟放置气管支架解除呼吸道梗阻，再行后续治疗。

    麻醉科：患者目前已有呼吸困难的症状，且气道极度狭窄，无法进行气管插管操作，且使用麻醉药物后，可能导致气管塌陷，加重气道梗阻。建议在 ECMO 支持下进行气管支架置入或手术切除治疗，以保证患者的氧合。

    重症医学科：患者目前呼吸困难症状较前加重，予以高流量吸氧才能勉强维持氧合。建议尽快解除气道梗阻。

    血管外科：患者气道严重狭窄，根据麻醉科意见，应先行 ECMO 插管，保证患者氧合后再行后续操作。建议麻醉科协助行区域神经阻滞后，由血管外科进行 ECMO 插管。若后续气道梗阻解除，则可根据病情择期脱机。

    超声医学科：患者纵隔巨大占位，可行 B 超引导下穿刺活检，明确病理诊断。

    MDT 小结：目前需尽快解除气道梗阻。予以高流量吸氧，完善检查后尽快送手术室手术。术中先行区域神经阻滞，在清醒状态下予以 ECMO 插管，氧合稳定后再进行全身麻醉，放置气管支架。根据术中的病理结果确定后续治疗方案。

◎ 诊疗经过及病情变化

1. 入院后，嘱患者绝对卧床，予以心电监测，以及吸氧、雾化、化痰等对症处理，密切监测患者生命体征变化。同时，进一步完善血液检验及血管B超等相关检查。MDT结束后，按计划送患者进入手术室。在此期间，患者氧合进行性下降，在高流量吸氧下，血氧饱和度波动在92%左右。

2. 入手术室后，先由麻醉医师行区域神经阻滞，避免患者因疼痛而无法配合或缺氧进一步加重。

由重症监护室和血管外科进行ECMO置管，成功上机。

在确认患者循环、氧合稳定后，由普胸外科行硬质气管镜操作。硬质气管镜经口突破声门，到达气管，可见上段气管开口处重度狭窄，白色肿瘤样新生物生长，阻塞主气道。硬质气管镜下剜除新生物后顺利下行，探查各支气管无明显狭窄及新生物，置入气管支架。支架展开后，气管明显扩张、通畅。将气管支架缝合固定于皮肤表面。

确认患者气道梗阻已解除后，血管外科进行ECMO撤机。

3. 次日，患者病情稳定后，行B超引导下经皮肺穿刺活检。后续病理提示：低分化神经内分泌癌，小细胞型首先考虑。

◎ 最终诊断及预后

【最终诊断】

1. 小细胞肺癌伴纵隔淋巴结转移。

2. 气道狭窄。

【预后】

患者行气管支架置入后，呼吸状况明显改善。为了便于家人照顾，并综合考虑各方面因素后，患者根据我院给出的治疗方案，回当地医院行全身化疗及放疗。

◎ 诊疗体会

1.巨大纵隔肿瘤在胸外科并不少见，原因在于，纵隔肿瘤往往位置隐匿，在胸片上易漏诊；纵隔内的柔性生长空间较大，往往在肿瘤生长至对心脏大血管或肺部有明显压迫、侵犯时，患者才有相应症状。本病例中，"纵隔肿瘤"实际上是伴有多发纵隔淋巴结肿大的小细胞肺癌。

2.气管支架置入是迅速解除肿瘤压迫导致的气管狭窄的有效手段。对于小细胞肺癌引起的气道狭窄，置入气管支架能够明显改善患者呼吸，从而有益于患者接受后续治疗，延长患者的生存期[1]。

3.ECMO 能够在不占用气道的情况下维持患者的氧合，是安全、可靠的危重气道手术的保障手段[2]。

（徐鹤云，安 舟，孟 迪）

~~~~~~

◎ 参考文献

[1] Oki M, Saka H. Airway stenting for patients with airway stenosis because of small cell lung cancer. Clin Respir J, 2018, 12(7): 2257-2263.

[2] Kim SH, Song S, Kim YD, et al. Outcomes of extracorporeal life support during surgery for the critical airway stenosis. ASAIO J, 2017, 63(1): 99-103.

15

妊娠合并绒毛膜癌伴全身转移

◎ 案例要点

1.妊娠滋养细胞异常增生会导致滋养细胞疾病的发生，包括良性葡萄胎、侵蚀性葡萄胎和绒毛膜癌（绒癌），后两者统称为妊娠滋养细胞肿瘤（gestational trophoblastic neoplasia，GTN）[1]。

2.侵蚀性葡萄胎继发于葡萄胎，而绒癌可继发于任何正常或异常的妊娠，如葡萄胎、自然流产、足月产甚至异位妊娠等[2]，并且绒癌的临床表现各异，相较于侵袭性葡萄胎，绒癌的恶性程度更高，更易较早发生广泛转移。40% 的绒癌患者子宫无原发病灶，可表现为不同部位转移瘤症状，初诊于其他科室，极易被误诊。

3.血清人绒毛膜促性腺激素（human chorionic gonadotropin, HCG）水平增高是妊娠滋养细胞肿瘤的主要诊断依据[3]。

4. GTN 的治疗原则是以化疗为主，以手术和放疗为辅的综合治疗[4]。在化疗药用于治疗 GTN 之前，GTN 患者的病死率 ≥ 90%。及时、有效、规范的化疗可以大大改善患者的预后。即使出现广泛转移，通过及时、规范的化疗，仍然可以达到较高的治愈率[5]。

◎ 病例简介

【简要病史】

患者，女性，33岁，因"头晕、头痛 2 个月，剖宫产后脑出血术后 1 个月"于 2020 年 11 月 3 日转入我院。

2个月前，患者（孕 30 周）在无明显诱因下出现头晕、头痛，伴视力模糊。当地医院考虑"子痫"，予以降压、解痉等治疗后未见好转。转上级医院，行头颅 CT，提示颅内出血，遂于 2020 年 10 月 8 日（孕 32^{+2} 周）行急诊剖宫产术。术后 2 天，患者突发昏迷。复查头颅 CT：颅内出血范围增大。数字减影血管造影（digital subtraction angiography, DSA）示：颅内静脉窦血栓形成。行溶栓治疗后，急诊行开颅血肿清除术。术后，患者出现表达障碍、说话费力、口齿不清、右侧偏瘫症状。术后病理提示滋养细胞肿瘤，查血 HCG 214498mU/ml，予以脱水、肠内营养、护胃抗凝治疗，但效果不佳。为进一步治疗，转至我院妇科。

患者既往体健，否认慢性病病史。婚育史：1-1-2-2（2018 年，葡萄胎；2012 年，胎停；2013 年，足月剖宫产）。

【入院查体】

体温（T）37.2℃，脉搏（P）86 次 / 分，血压（BP）130/91mmHg，呼吸（R）18 次 / 分，神志清，言语不清，皮肤、巩膜未见黄染。双肺呼吸音粗，未闻及明显干湿啰音。心律齐。腹部软，肝脾肋下未及。右侧偏瘫，下肢肌力 Ⅳ 级，上肢肌力 Ⅰ 级。

【实验室检查】

血常规：WBC 5.7×10^9/L，N-mp（%）71.9%，LYM 1.09×10^9/L；CRP 10.3mg/L，血 HCG 820000mU/ml。

【影像学检查】

肺部 CT：两肺多发结节，结合病史，考虑转移瘤（见图 1-15-1）。

全腹 CT：两肾多发结节斑片影，结合病史，首先考虑转移灶。

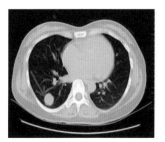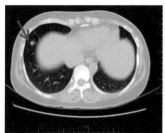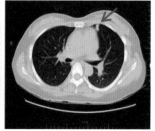

图 1-15-1　肺部 CT：双肺多发转移灶（红色箭头所指）

头颅MRI：考虑脑多发转移性肿瘤伴出血（见图1-15-2）。

颅脑CT：开颅术后改变，脑实质内多发异常密度灶，首先考虑转移。

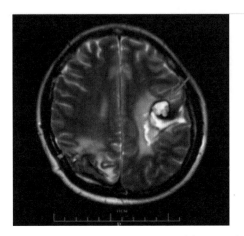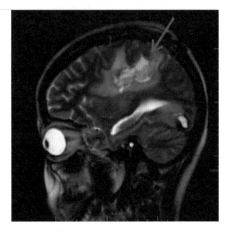

图1-15-2　头颅MRI：颅内转移灶（红色箭头所指）

◎ 初步诊断

1. 绒毛膜癌。

2. 颅脑占位（考虑转移）。

3. 肺结节（考虑转移）。

4. 双肾结节（考虑转移）。

5. 偏瘫。

6. 瘢痕子宫。

◎ 诊疗计划及诊治难点

患者一般情况较差，伴有右侧偏瘫，入院时血HCG值达正常人的几十万倍。同时伴有颅脑、肺部及肾脏多发转移，尤其是颅脑转移灶随时有破裂导致颅内出血、脑水肿甚至脑疝的可能，属于极高危妊娠滋养细胞肿瘤。

虽然化疗对妊娠滋养细胞肿瘤的疗效较好，但对于如此高值HCG且多发转移灶的极高危妊娠滋养细胞肿瘤，化疗效果未知，化疗方案的选择也显得尤其重要。同时，化疗过程中的毒副作用，如骨髓抑制、肝肾损伤、消化道不良反应导致感染、出血、电解质紊乱等一系列危及患者生命的风险增加。

◎ 多学科诊疗（一）

妇科： 患者绒癌全身转移，一般情况差，病情危重，需尽快予以抢救性化疗。

神经外科： 患者头颅 CT、MRI 提示颅内出血术后，颅内多发病灶，首先考虑转移瘤。目前患者颅内中线居中，水肿尚可，暂不需要手术，可以考虑全脑放疗或妇科化疗，后续观察颅内转移灶变化情况再做评估。

放疗科： 患者妊娠滋养细胞肿瘤颅内转移术后。目前，颅内多发转移灶，肺部多发转移，肾脏转移。同意行全身化疗，必要时可行颅内放疗。

放射科： 患者孕 30 周时并发妊娠滋养细胞肿瘤，复习影像资料：两肺多发转移瘤，肾脏转移，颅脑多发转移。右侧颅脑行血肿清除减压，目前术区残留血肿，但中线无明显移位征象。

MDT 小结： 分析病情后决定先行抢救性化疗，根据化疗效果及病情变化确定后续治疗方案。

◎ 诊疗经过及病情变化（一）

【诊疗经过】

1. 与患者家属充分谈话，告知病情及预后不佳的可能，予以放置外周中心静脉导管（peripherally inserted central catheter，PICC）。

2. 选用 EP（依托泊苷和顺铂）小剂量方案诱导化疗。

3. 给予降颅压、抗感染、预防骨髓抑制及加强营养支持等治疗。

4. 积极康复训练。

【病情变化】

患者完成 2 个 EP 小剂量诱导化疗后，血 HCG 浓度从 820000mU/ml 降至 546.3mU/ml，遂改常规 EP-EMA（依托泊苷、顺铂、甲氨蝶呤和放线菌素 D）化疗。5 次 EP-EMA 化疗后，HCG 水平完全降至正常。

在第 6 次化疗过程中，患者在无明显诱因下突然出现头痛、视物模糊伴言语困难等症状。

◎ 多学科诊疗（二）

妇科： 患者多次化疗后 HCG 水平下降满意，新发症状考虑与颅内转移灶相关，需评估是否可手术或放疗。

眼科： 患者行眼科检查：右眼视力 0.7，左眼视力 0.5；双眼屈光介质透明，双侧瞳孔等大等圆，对光反射存在，视盘界欠清，色淡，动脉细。双眼中心视野检查配合度差，提示双眼下方视野缺损为主。双眼视盘光学相干断层扫描检查（optical coherence tomography，OCT）提示：双眼上方神经纤维萎缩，下方神经纤维肿胀。结合病史，患者双眼视力下降、视野缺损，考虑视神经萎缩。病因考虑既往子痫病史及颅内病灶。建议营养神经，改善微循环治疗。

神经外科： 患者目前有失语、偏瘫症状，建议行脑电图检查排除癫痫，根据脑电图检查结果决定是否需要抗癫痫治疗。目前暂无手术指征，可考虑请放疗科评估后，行放疗。

神经内科： 患者因颅内左侧额顶叶、右侧枕顶叶、左侧枕叶曾有出血，目前遗留右侧肢体偏瘫。近日，语言功能较前减退。考虑绒癌颅内多发转移，左侧额顶叶病灶与失语有关。建议积极治疗原发病，根据病灶、水肿情况酌情脱水降颅压治疗，监测肾功能和电解质情况，避免电解质紊乱及肾功能损害。

放射科： 影像学检查提示左侧顶叶绒癌转移瘤伴出血，伴多发灶周异常强化，水肿不明显。两侧枕叶陈旧性脑出血。近期出现失语、偏瘫，结合左侧顶叶灶周异常强化，可考虑行头颅 T_2 FLAIR ＋ ESWAN 序列，进一步排查脑内有无其他小病灶。

放疗科： 患者绒癌脑转移术后，多疗程化疗后。目前，遗留右侧肢体偏瘫。近日，语言功能较前有减退，考虑颅内转移灶导致。可以考虑行全脑放疗，控制微小转移灶，治疗期间可考虑降颅压治疗。

MDT 小结： 患者新发症状考虑与颅脑转移灶有关，完善各项检查，予以营养神经改善微循环、降颅压、维持电解质稳定等治疗，在继续化疗的同时行同期放疗。

◎ 诊疗经过及病情变化（二）

对患者继续采用 EP-EMA 方案化疗，同期放疗共 3 次。第 1 次放疗后，患者睡眠中突发四肢抽搐、口吐白沫、大小便失禁，数分钟后自行缓解。神经外科会诊后考虑癫痫发作，予以左乙拉西坦口服治疗后，患者病情稳定，癫痫未再发作。化疗期间，患者曾出现反复腹泻，消化内科及感染病科会诊后考虑肠道感染，予以抗感染治疗后好转。同时，患者化疗过程中骨髓抑制严重，积极予以重组人粒细胞刺激因子、促红细胞生成素及输血等对症治疗，保证化疗按时进行。

◎ 最终诊断及预后

【最终诊断】

1. 绒毛膜癌（IV 期，13 分）。

2. 偏瘫。

3. 瘢痕子宫。

【预后】

1. 经过多个疗程化疗及放疗后，血 HCG 水平完全降至正常，颅脑 CT 及肺 CT 提示病灶明显减小，残留小病灶考虑无活性，全腹 CT 肾脏未见明显病灶。

2. 辅助康复治疗后，患者肌力及语言功能稍有改善。

3. 结束化疗至今 1 年，患者病情稳定，癫痫未发作，血 HCG 水平持续正常，未有复发征象。

◎ 诊疗体会

1.患者为妊娠女性，发病隐匿，症状缺乏特异性，极易被误诊，且疾病进展快，发现时通常是晚期，增加了治疗难度。虽然 GTN 是一种罕见疾病，但对于生育年龄的妇女，在错综复杂、扑朔迷离的病情面前，也需要考虑 GTN 的可能，以免延误病情，错过最佳治疗时机。

2.患者绒癌全身转移，一般情况差，常规化疗方案风险较大，故选用小剂量化疗诱导，待病情稳定后改常规剂量化疗，取得了较好的效果。因此，对于 GTN 患者的化疗方案，需要根据患者的个体情况进行选择。

3.及时、规范的化疗对 GTN 的预后尤为重要，因此对于化疗过程中可能出现的不良反应，往往需要做提前量预防性处理，从而保证化疗的及时进行，减少耐药的发生。

（钱建华，朱晓旭）

~ ~

◎ 参考文献

[1] Seckl MJ, Sebire NJ, Fisher RA, et al. Gestational trophoblastic disease: ESMO Clinical Practice Guidelines for diagnosis, treatment and follow-up. Ann Oncol, 2013(Suppl 6): vi39-vi50.

[2] Soper JT, Mntch DG, Schink JC. Diagnosis and treatment of gestational trophoblastic disease: ACOG Practice Bullent in NO. 53. Gynecol Oncol, 2004, 93(3) : 575-585.

[3] 向阳, 万希润, 冯凤芝, 等. 宋鸿钊滋养细胞肿瘤学. 3版. 北京: 人民卫生出版社, 2011.

[4] Sita-Lumsden A, Short D, Lindsay I, et al. Treatment outcomes for 618 women with gestational trophoblastic tumours following a mole pregnancy at the Charing Cross Hospital, 2000—2009. British Journal of Cancer, 2012, 107(11): 1810-1814.

[5] Bagshawe KD. Risk and prognostic factors in trophoblastic neoplasia. Cancer, 1976, 38(3): 1373-1385.

16

妊娠合并上腹部巨大肿瘤

◎ 案例要点

1. 患者孕 24 周后发现肿瘤，当恶性肿瘤不能排除时，需根据病情综合考虑。若新生儿救治能力强，则宜在孕 28 周后尽早终止妊娠。

2. 当肿瘤较大、手术难度大、风险较高时，肿瘤切除术与剖宫产术分期手术较为安全。

◎ 病例简介

【简要病史】

患者，女性，30 岁，因"孕 26^{+5} 周，腰痛 5 个月，发现腹部肿物半个月"于 2022 年 3 月 16 日入院。

孕 6 周时，患者出现左侧腰痛，伴食欲缺乏、恶心，未予以重视，后腰痛症状无明显缓解。半个月前，患者就诊于外院，查体及腹部超声见左上腹肿块，检查提示"ALT 279U/L，AST 39U/L"，建议至外科就诊。外院行腹部超声及肝胆 MRI，提示：脾胃间隙巨大囊实性占位，中腹部可疑肿块，考虑肿瘤。

为进一步诊治，患者孕 26^{+3} 周至我院就诊。患者颈项透明层、早期中期唐氏筛查、无创产前基因检测均未做，排畸超声未见明显异常。既往手术史：2021 年行右侧乳腺交界性肿瘤切除术。婚育史：1-0-1-1，2012 年剖宫产 1 次，2014 年人工流产 1 次。

既往未规律体检，否认家族肿瘤病史。

【入院查体】

体温（T）37.2℃，脉搏（P）86 次 / 分，血压（BP）107/82mmHg，呼吸（R）

18 次 / 分，腹部膨隆，宫高 25cm，腹围 88cm，未及宫缩，下段无压痛，胎儿头位，听胎心 150 次 /min。左上腹可及巨大肿块，约 20cm×10cm，质中。

【实验室检查】

2022 年 3 月 15 日，血肿瘤标志物：AFP 176.0ng/ml，CA125 35.6U/ml。

2022 年 3 月 16 日，血肝肾脂糖电解质测定：ALT 337U/L，AST 204U/L，总胆汁酸（total bile acids，TBA）12.5 μmol/L。

【影像学检查】

2022 年 2 月 28 日，外院腹部超声：左上腹巨大囊实性肿物，可见多房分隔。左卵巢似可见，与肿物不相连。

2022 年 3 月 4 日，外院肝脏 MRI：脾胃间隙巨大囊实性占位，大小约为 170mm×108mm，中腹部可疑肿块，考虑肿瘤，建议行全腹部 CT 增强扫描。胆囊低信号小结节，小息肉或结石可能。

2022 年 3 月 14 日，胎儿生长测量：胎儿双顶径 6.79cm，股骨长 4.72cm，胎盘后壁，羊水指数 11.38cm，估测胎儿体重（933±136）g。附见：左侧腹部囊实性回声团，来源待查。脐动脉 S/D：3.18 ～ 3.98。

◎ 初步诊断

1. 妊娠合并恶性肿瘤？腹腔肿瘤？腹膜后肿瘤？

2. 妊娠合并肝损害。

3. 妊娠期肝内胆汁淤积症。

4. 孕 26^{+5} 周。

5. 孕 3 次。

6. 产 1 次。

7. 妊娠合并子宫瘢痕。

8. 乳腺肿瘤术后（右侧）。

◎ 诊疗计划及诊治难点

1. 如何在妊娠期明确腹腔占位的诊断？
2. 妊娠合并恶性肿瘤，终止妊娠时机和方式的选择，围产期的诊疗。
3. 产后腹腔占位手术的时机及方式选择。
4. 合并症的诊治。

◎ 多学科诊疗

放射科： 患者 2022 年 3 月 4 日外院上腹部 MR 平扫提示脾胃间隙、胰腺后下方巨大囊实性肿块（文字报告最大径约 17cm），考虑腹膜后间叶组织来源肿瘤，恶性不能排除，与胰腺分界不清，与脾、左肾、胃壁分界较清楚；周围及腹膜后未见明确肿大淋巴结。

肝胆胰外科： 患者发现腹部肿块半个月，目前孕 26^{+5} 周，腰背痛 5 个月，综合病史及现有有限影像资料，上腹部肿块首先考虑后腹膜来源，且生长速度较快，建议适时终止妊娠后，及时外科评估手术。

超声医学科： 超声显示左侧腹部囊实性回声团块，双侧卵巢显示清晰，基本排除卵巢来源肿瘤的可能。该肿块巨大，内探及偏多血流信号，具体性质待定，结合超声图像，考虑后腹膜间叶组织来源肿瘤的可能，建议进一步检查。

产科： 患者目前孕 26^{+5} 周，妊娠合并腹腔肿块，恶性不能排除。孕妇及家属保胎意愿强烈，经沟通，其已充分了解疾病风险。建议在待产期间加强胎心监护，监测母胎安全；监测患者腹部症状，在影像学（超声及 MRI）监测肿块进展情况下，继续待产至 28 周后行剖宫产术，之后再进一步外科治疗。待产过程中可能出现腹部肿物变大、肝功能进一步异常、肿瘤标志物水平上升、胎儿宫内窘迫、胎膜早破、脐带脱垂、胎死宫内、子宫破裂危及母胎生命以及其他不良情况，需急诊抢救处理。另外，继续待产至 28 周终止妊娠，早产儿仍然存在风险，告知患者及其家属 28 周新生儿为极早产儿，其机体各器官、系统发育不成熟。即使积极抢救治疗，早产儿全身脏器也可能发育不成熟，存在呼吸相关风险，以及发生心搏呼吸骤停甚至死亡的风险；可能发生感染、肺炎、脐炎、败血症、脑膜炎、感染性休克甚至死亡；存活遗留后遗症，如脑瘫、智力低下、运动障碍、听力视力损害等；早产儿氧疗可能发生视网膜病变，轻者视力下降，重者失明；可能喂养不耐受，需长期静脉营养，如需深静脉置管，则费用高，住院时间长，甚至其间可能发生坏死性小肠结肠炎、肠穿孔、腹膜炎等，需外科治疗；早产儿全身脏器可能发育不成熟。若放弃抢救，有生机儿存活的可能性极低。孕妇及家属表示知情。

MDT 小结：患者肿块恶性不能排除，建议：①进一步检查；②尽早结束妊娠，及时外科评估手术；③如继续妊娠，妊娠期加强各项指标监测和评估，待孕 28 周后行剖宫产术，再进行下一步治疗，但早产儿仍然存在风险；④与患方充分沟通。

◎ 诊疗经过及病情变化（一）

1. 入院后继续待产，予多普勒听胎心，监护胎心胎动，监测母胎安全。

2. 积极予以复方甘草酸苷注射液护肝，熊去氧胆酸胶囊＋腺苷蛋氨酸注射液降胆酸治疗。予以地塞米松注射液（im，6mg，q12h，共 4 次）促胎肺成熟。

3. 待产过程中可能出现腹部肿物变大、肝功能进一步异常、肿瘤标志物水平上升、胎儿宫内窘迫、胎膜早破、脐带脱垂、胎死宫内、子宫破裂危及母胎生命，以及其他不良情况，需急诊抢救处理。

4. 经多学科讨论，决定在孕 28 周结束妊娠后及时外科评估手术。

5. 儿科会诊，交代早产儿风险及费用。

6. 肝胆胰外科会诊，完善超声（见图 1-16-1）、肝胆胰肿瘤及血管 CTA 检查（见图 1-16-2）。

2022 年 3 月 28 日，患者在全身–硬膜外复合麻醉下行剖宫产术，术中见子宫下段形成欠佳，子宫右旋明显，于子宫下段行横行切口，破膜后见羊水 I 度，量约 500ml。术中以左枕前位（LOA）娩出一女婴，脐带 40cm，无绕颈，无绕体，

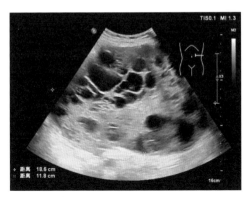
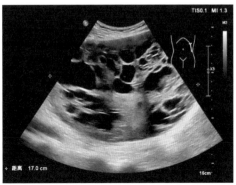

图1-16-1　超声检查：左侧腹腔肾脏下方探及一囊实性回声团，大小约为18.6cm×11.8cm×17.0cm，内见多发囊性暗区，界清，内部探及少许血流信号

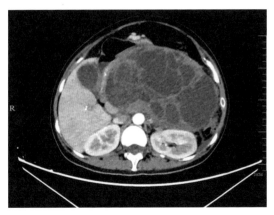

图1-16-2　肝胆胰肿瘤及血管CTA：腹膜后胰腺后方见一巨大团块状混杂密度影，呈囊实性，囊多实少，多房分隔样，较大截面大小约为21.3cm×16.7cm，分隔及包膜粗细不均匀，局部增厚，增强后分隔及包膜可见强化，余囊性部分未见明显强化，胰腺与病灶分界不清，受压前移，关系密切

新生儿 Apgar 评分 8—9—9 分 /1—5—10 分钟，出生体重 1090g，身长 36cm，置转运暖箱转运至新生儿重症监护室（NICU）。胎盘、胎膜自娩完整。术中静推卡贝缩宫素 100μg，静滴缩宫素 10U，子宫下段收缩佳，术中出血约 300ml。术中探查双侧卵巢及双侧输卵管外观无殊。术中血压平稳，输液 500ml，尿量 300ml，尿色清。手术过程顺利，术中无并发症，术后安全返回病房。

剖宫产术后恢复可，于术后第 4 天转入肝胆胰外科进一步诊疗。

◎ 诊疗经过及病情变化（二）

2022 年 4 月 2 日，患者诉两侧腰部疼痛明显，疼痛评分 4 ～ 6 分。

查体：神志清，精神可，皮肤、巩膜未见明显黄染，浅表淋巴结未及明显肿大。两肺呼吸音清，未及明显干湿啰音。心律齐，未及明显心杂音。腹平软，无压痛及反跳痛，左腹可及明显包块，质中，墨菲（Murphy）征阴性，移动性浊音阴性。神经系统检查阴性。

完善检查。凝血功能常规检查：纤维蛋白原 7.96g/L，D- 二聚体 2200μg/L。血肝肾脂糖电解质测定：TP 53.8g/L，Alb 27.2g/L，A/G 1.0，ALT 42U/L，Cr 30μmol/L，BUN 2.55mmol/L，Ca 2.08mmol/L，CRP 115.12mg/L。血常规：WBC 17.59×10^9/L，HGB 100g/L，RBC 3.25×10^{12}/L，PLT 379×10^9/L。

继续予以氢吗啡酮镇痛泵镇痛，予以拉氧头孢钠注射液（2g/次，bid）抗感染。

疼痛科会诊意见：加用（S）–3–（氨甲基）–5– 甲基己酸胶囊（75mg，bid）口服。

2022 年 4 月 6 日，患者在超声引导下行腹腔肿物穿刺术，引流管引流出 1000ml 淡血性液体。查肿瘤标志物（体液）：CA199 132542.0U/ml，铁蛋白 5940.72ng/ml，CEA 102.9ng/ml，CA125 147.1U/ml。淀粉酶测定（腹腔引流液）：6422.00U/L。PCT 0.24ng/ml。

2022 年 4 月 12 日，病理穿刺诊断结果：（腹部囊实性肿物）小片梭形间叶源性组织，免疫组化未能提示分化方向，送检穿刺组织未见明确高级别肉瘤证据。

2022 年 4 月 16 日，患者在全身麻醉复合神经阻滞下行"腹膜后肿瘤切除术 ＋肠粘连松解术"。患者麻醉成功后，取平卧位，留置胃管及导尿管，常规消毒铺巾，取正中垂直切口，上缘起胸骨下沿，下缘止于脐下 5cm，逐层进腹。探查见后腹膜巨大囊实性肿物，大小约为 30cm×25cm，位于横结肠后方，广泛压迫结肠、小肠、胰腺、脾等脏器，并与胰腺、结肠、小肠等周围脏器存在多发致密粘连。游离胃结肠韧带，仔细分离肿物与结肠、小肠、胰腺粘连，暴露肿瘤。术中见肿瘤侵犯肠系膜上静脉多个分支，无法进行血管架桥，遂离断肠系膜上静脉并结扎；同时肿瘤累及腹腔干、肠系膜上动脉等后腹膜区，无法行显微镜下病理切缘阴性切除；将肿物托出腹腔后，离断肿瘤背侧组织，移除标本；后腹膜区严密止血，关闭结肠系膜（见图1-16-3）。用大量蒸馏水冲洗腹腔，检查无活动性出血后，胰腺周围、后腹膜留置止血材料及生物蛋白胶，腹膜后左右侧各置一根腹腔引流管，逐层关腹。手术过程顺利，术中患者生命体征稳定，术中出血800ml。

术中冰冻病理：（腹膜后肿瘤）恶性上皮-间质混合性肿瘤，间质细胞生长活跃，区域富于核分裂，待常规免疫组化进一步明确。

2022年4月18日，病理回报（见图1-16-4）：送检标本（腹膜后肿瘤）大小约为23cm×24cm×13cm，包膜较完整，囊实相间。囊性区内含灰黄色液体及少量胶冻样物，伴坏死，壁厚0.3～1cm。实性区灰黄灰白色质中，部分伴透明。镜示肿瘤由分化良好的腺管腺腔及梭形间质构成，部分间质弥漫生长，细胞可见异型，核分裂象最高处19/10HPF，多灶区可见坏死形成。肿瘤组织内见散在的胰腺腺泡组织。2022年4月21日病理报告结果：（腹膜后肿瘤及腹腔内肿物）黏液性囊腺肿瘤伴间质过度生长及肉瘤转化。注：该例肿瘤起源于胰腺。免疫组化：ER（－），PR（－），CD10（＋），Inhibin A（－），Ki-67（热点区50%＋），Trypsin（胰腺腺泡＋），SMA（＋），S-100（－），Desmin（－），CK7（上皮＋），CK20（部分上皮＋），CDX2（部分上皮＋），ALK（－）。

术后10天，患者出院，后予以随访。

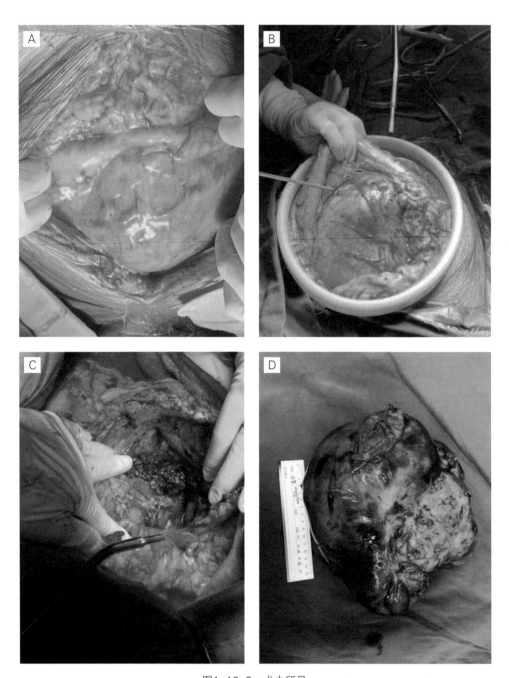

图1-16-3 术中所见

A.巨大囊实性肿物，大小约为30cm×25cm，位于横结肠后方；B.分离横结肠与肿瘤粘连；
C.切除肿瘤后的腹膜区；D.肿瘤重3.6kg

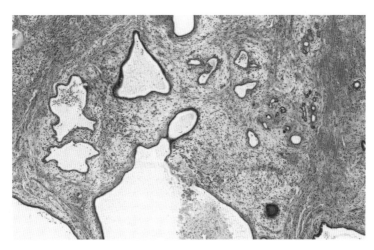

图1-16-4　肿瘤由分化良好的腺管和梭形间质构成，部分区间质致密，细胞可见异型及核分裂象

◎ 最终诊断及预后

【最终诊断】

1. 腹腔肿瘤（腹膜后肿瘤及腹腔内肿物），黏液性囊腺肿瘤伴间质过度生长及肉瘤转化。

2. 乳腺肿瘤术后（右侧）。

3. 胆囊结石（泥沙样结石）。

4. 胆囊息肉（多发）。

5. 低蛋白血症。

6. 营养不良。

【预后】

出院后1个月至肝胆胰外科门诊复查。

◎ 诊疗体会

妊娠合并恶性肿瘤对母胎的影响有流产、早产、剖宫产发生率增高[1, 2]。原因如下：①母体因治疗需采取医疗干预，造成人为流产、早产；②恶性肿瘤引起的严重症状诱发流产、早产；③新生儿低体重[3]：已有资料表明，妊娠合并恶性肿瘤时，新生儿体重低于正常妊娠儿。为避免出现恶性肿瘤相关的严重并发症，妊娠中晚期终止妊娠的方式首选剖宫取胎。除此以外，妊娠合并恶性肿瘤可导致胎儿死亡率高，胎儿生长受限。

妊娠对恶性肿瘤发生发展的影响主要有下列几个方面[3]：①妊娠期特殊的病理生理改变掩盖了恶性肿瘤的症状，使肿瘤早期诊断率下降，患者病死率升高；②妊娠对某些恶性肿瘤具有促进发展的作用；③妊娠期母体的免疫反应、免疫功能发生改变，胎盘释放的免疫抑制因子以及胎盘产生的孕酮具有抑制淋巴细胞活力、抑制免疫反应的作用，使孕妇的T细胞反应受到抑制，使恶性肿瘤细胞得以逃避机体的免疫监测而生长。

由于需综合考虑各方面因素，所以目前对于妊娠合并不同期别的不同恶性肿瘤，治疗方法尚存在争议。但《威廉姆斯产科学》指出，妊娠合并恶性肿瘤的治疗不应该因为妊娠而受到影响；尤其在恶性肿瘤已威胁母体健康时，不论孕周如何，都应进行手术[4]。妊娠合并恶性肿瘤的治疗原则应根据妊娠期限，肿瘤的分期、分级，以及患者意愿，选择适当的治疗时机、方式，以保证优生优育，促进母婴健康[4]。本病例妊娠合并胃肠道来源恶性肿瘤，待胎儿基本成熟后即可行手术干预恶性肿瘤，同时终止妊娠；但若出现消化道出血、穿孔、梗阻等急性征象，则无论患者孕周如何，都应紧急行手术干预[5]。

（李　央，岑　超，李雨箫）

◎ 参考文献

[1] 王玉梅. 妊娠合并恶性肿瘤的临床探讨. 中国急救医学, 2018, 38(12): 157.

[2] 蔡慧华, 王雪峰. 妊娠合并恶性肿瘤15例临床分析. 实用妇产科杂志, 2011, 27(6): 468-470.

[3] 吴静. 妊娠合并恶性肿瘤18例临床分析. 中国实用妇科与产科杂志, 2004, 20(3): 178-180.

[4] Cunningham FG, Leveno KJ, Bloom SL. Williams Obstetrics. 25th Edition. McGram Hill Edcation，2018: p.2638.

[5] Cunningham FG, Leveno KJ, Bloom SL. Williams Obstetrics. 25th Edition. McGram Hill Edcation, 2018: p.2667.

17

罕见大汗腺癌伴多发转移综合诊治

◎ 案例要点

1. 汗腺癌是一种非常罕见的皮肤恶性肿瘤，大部分发生于头皮、面部、腋下、胸壁、阴囊及肛门周围等处，可为单发或多发。其临床表现多为实性肿块，边界不清，位于表皮下或真皮层，质地坚硬。预后较差，治疗手段主要包括手术、化疗及放疗等综合治疗。

2. 对于首发症状为颈部淋巴结肿大的患者，首先应通过体征和影像学手段积极寻找原发灶。在有病理的情况下，根据病理积极寻找原发灶，同时根据免疫组化结果鉴别来源。颈部肿块病理如为鳞癌，最常见于鼻咽部、口咽部、喉、下咽、口腔、食管等来源；如为腺癌，最常见的来源为肺、消化道（胃、胰腺、结直肠）、泌尿系、妇科肿瘤等。

3. 皮肤大汗腺癌为极少见肿瘤，皮肤体征表现不容忽视，需要与转移性肿瘤侵犯皮肤相鉴别。

◎ 病例简介

【简要病史】

患者，男性，69 岁，因"发现右耳后肿物 6 个月余"入院。

患者于 2021 年 4 月在无明显诱因下，触及右颈部类圆形包块，范围约为 3cm×3cm，凸起皮肤表面，肿块与周围组织界限欠清晰，伴皮肤麻木感，未予进一步诊治。后包块范围逐渐增大，融合成团，质地变硬，伴皮肤麻木及表皮泛红。2021 年 7 月，当地医院 B 超提示：右颈部基层回声偏低，质地欠均匀。8 月，患者行右颈部皮肤肿物穿刺，病理示：真皮及浅层皮肤下组织散在异型细胞巢，结合免疫组化结果，首先考虑上皮源性恶性肿瘤，不排除转移的可能，建议行全身检查，排除伴大汗腺分化的癌转移的可能。2021 年 9 月 16 日，患者就诊于外院皮肤科，再次行右侧枕后皮肤活检，结合免疫组化及镜下病理结果，提示：腺癌皮肤转移可能性大，建议临床全面体检（尤其是泌尿系统方面）。2021 年 9 月 30 日，外院 PET/CT 提示：①右侧颈部皮肤及皮下组织明显增厚，双侧颈部及锁骨区、右侧腋窝及上纵隔气管右侧多发淋巴结 FDG 代谢异常增高，结合病史，考虑肿瘤转移；②右侧甲状腺 FDG 代谢异常增高，考虑恶性不除外，建议行穿刺活检；③双侧腮腺可见结节 FDG 代谢异常增高（见图 1-17-1）。2021 年 10 月 18 日，患者行超声引导下甲状腺右叶结节穿刺，术后病理示：异型上皮细胞团块，考虑恶性肿瘤，髓样癌不除外。

患者病情复杂，多家医院就诊不能确诊，我院拟"淋巴结继发恶性肿瘤"收治。

患者自发病以来，精神、睡眠一般，存在吞咽困难，目前进食流质饮食，大小便正常，近期体重无明显变化。

【体格检查】

体温（T）36.8℃，脉搏（P）72 次 / 分，血压（BP）134/71mmHg，呼吸（R）18 次 / 分，神志清，精神软，卡氏功能状态评分（Karnofsky Score，KPS）80 分，疼痛数字量表评分（Numerical Rating Scale，NRS）2 分，无贫血貌。患者右侧耳后颈部手掌大小范围凸起于皮面肿块，周围皮肤红肿，皮肤及皮下组织僵硬粘连，肿块质地韧，局部皮温增高，伴周围皮肤麻木感及痛触觉减退。患者转颈活动困难，无破溃，左颈部可触及散在肿大淋巴结，甲状腺未触及结节，活动可，面颈部轻度水肿，胸骨无压痛。听诊双肺呼吸音清，未闻及干湿啰音；心律齐，未闻及杂音。腹肌软，无压痛及反跳痛，肝脾肋下未触及。下肢无水肿，病理征阴性，双下肢肌力正常。

患者既往有高血压病史 30 年，服用厄贝沙坦氢氯噻嗪（150mg/ 次，qd）及硝苯地平缓释片（10mg/ 次，qd），目前血压控制可。有心脏病病史：2021 年 9 月 23 日，因窦性心动过缓导致晕厥，突发意识不清，于外院行心脏起搏器植入术，术后患者恢复可；3 年多前，患者曾患"脑出血"，现为脑出血后遗症期，双下肢行走无力。外院头颅 MR 提示"陈旧性脑梗死"。患者既往有痛风病史 10 余年，遗留双下肢关节炎症。2021 年 8 月 4 日，外院胃镜及病理活检示：慢性萎缩性胃炎。

【实验室检查】

2021 年 10 月 31 日，血肿瘤标志物：CEA 25.1ng/ml，CA125 11.6ng/ml，CA199 2.8ng/ml，前列腺特异性抗原 1.07ng/ml。

【影像学检查】

2021 年 9 月 30 日，PET/CT 提示右颈部皮肤及皮下软组织、腮腺及双侧颈部淋巴结多发 FDG 代谢异常增高（见图 1-17-1）。

2021 年 10 月 28 日，我院行颈部增强 CT：两侧颈部、两侧锁骨区及颌下区多发淋巴结肿大，强化不均匀。两侧腮腺内结节。右侧后颈部皮下软组织增厚。右侧声带增厚。右侧甲状腺增大，两侧甲状腺密度不均匀，内可见略低密度灶，增强后呈相对略低密度（见图 1-17-2）。

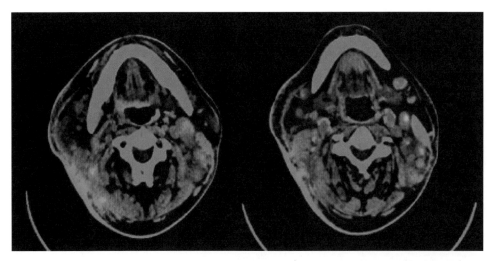

图1-17-1　2021年9月30日，PET/CT提示：右颈部皮肤及皮下软组织、腮腺及双侧颈部淋巴结多发FDG代谢异常增高

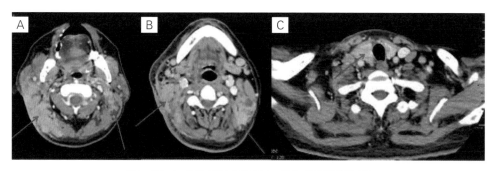

图1-17-2　2021年10月28日，我院行颈部增强CT

A、B.红色箭头显示双侧颈部多发高密度影，考虑转移淋巴结融合；C.红色箭头显示右侧甲状腺占位，肿块明显强化伴内部稍低密度影

◎ 初步诊断

1. 淋巴结继发恶性肿瘤（双侧颈部、锁骨上，右侧腋窝、上纵隔淋巴结转移）。

2. 腮腺占位。

3. 甲状腺占位。

4. 高血压 3 级（极高危组）。

5. 心脏起搏器植入术后。

6. 脑出血后遗症期。

7. 陈旧性脑梗死。

8. 痛风。

9. 慢性萎缩性胃炎。

10. 前列腺结节。

11. 脂肪肝。

12. 肺结节。

◎ 诊疗计划及诊治难点

病理考虑腺癌，但原发灶仍不清。组织 MDT 明确诊断，指导下一步治疗。

1. 明确诊断：双侧颈部及锁骨区、右侧腋窝及上纵隔气管右侧多发淋巴结转移。转移灶来源：皮肤大汗腺来源？甲状腺来源？腮腺来源？泌尿系来源？胃来源？全身其他器官来源？

2. 指导治疗：患者高龄，且存在多重合并症，指导制定最佳治疗方案。

◎ 多学科诊疗

放射科：调阅患者 2021 年 10 月 28 日 CT 图像（见图 1-17-2），提示：右侧颈部皮肤明显增厚，右侧胸锁乳突肌、头夹肌肿胀，与邻近皮肤及右侧腮腺边界不清；两侧颈部、两侧锁骨区及颌下区多发淋巴结肿大，强化不均匀。两侧腮腺内结节。右侧后颈部皮下软组织增厚。右侧声带增厚。右侧甲状腺增大，两侧甲状腺密度不均匀，内可见略低密度灶，增强后呈相对略低密度。

考虑右侧颈部皮肤恶性肿瘤，邻近右侧胸锁乳突肌、头夹肌受侵犯，右侧腮腺受侵犯，两侧腮腺、两侧颈部、两侧锁骨区及颌下区淋巴结肿大，部分为转移性病变。右侧甲状腺肿大伴两侧甲状腺结节，需结合超声及穿刺检查。右侧声带增厚，建议喉镜进一步检查。附见：两侧颈内外动脉分叉处钙化及混合型斑块形成，右侧颈内动脉起始部中至重度狭窄。左侧颈内动脉起始部轻度狭窄。两侧颈内动脉虹吸部钙化斑块形成伴局部管腔轻度狭窄。右侧椎动脉纤细伴颅内段狭窄。两侧椎动脉起始部钙化斑块形成伴局部管腔轻度狭窄。

PET 中心：患者，男性，69 岁，复习外院 2021 年 9 月 30 日 PET/CT 结果：①右侧颈部皮肤及皮下软组织增厚伴 FDG 代谢增高，与右侧腮腺后缘、右侧胸锁乳突肌分界不清，双侧颈部、右侧锁骨区、右侧腋下多发淋巴结肿大伴 FDG 代谢增高，结合病理，考虑恶性病变及多发淋巴结转移（皮肤来源可能，腮腺及甲状腺来源仍不能排除），建议必要时再行活检；②右侧甲状腺内等密度结节灶伴 FDG 代谢增高，结合病理，考虑恶性病变，甲状腺转移癌少见，倾向于原发，建议再次行穿刺活检明确病理；③喉部、口咽部未见明显 FDG 代谢增高，右侧声带稍增厚，FDG 代谢不高，考虑继发性改变可能；④右肺少许炎症。余扫描范围内包括消化道未见明显异常代谢增高灶。

心血管内科： 床边查看患者，9月因反复多次晕厥，诊断为"窦性心动过缓"，于外院植入永久起搏器，具体型号不详，起搏器随访卡未带，植入后未有晕厥再发。完善24小时动态心电图检查。患者心超提示心功能可，平素无明显胸闷、胸痛等不适，目前从心血管内科角度无放化疗禁忌证，肿瘤治疗期间注意监测心肌酶谱、肌钙蛋白、脑利尿钠肽（BNP）、D–二聚体，复查心超。

消化内科： 综合外院 PET/CT 及胃镜结果，暂不考虑胃原发肿瘤。患者目前消化道症状较明显，可予以对症抑酸等处理，必要时可考虑行胃镜检查。

病理科： 本例患者肿块发生在头颈部，尽管两次活检均为皮肤活检，但目前结合肿瘤形态及免疫组化结果，考虑涎腺来源的肿瘤，如涎腺导管腺癌不能排除，建议行甲状腺肿块穿刺，进一步明确性质及来源。

肿瘤内科： 患者颈部肿块伴腮腺及甲状腺占位，目前原发灶不明，建议进一步明确原发灶再制定后续化疗方案。

放疗科： 患者发现颈部包块，病灶累及皮肤和腮腺，病理提示腺癌转移，排除鼻咽、口咽、下咽、喉等常见头颈部肿瘤，需要鉴别汗腺来源或涎腺来源。目前，肿瘤已有甲状腺、上纵隔转移，分期为Ⅳ期，治疗以化疗为主，化疗后针对残留病灶可考虑局部放疗。

MDT 小结： 患者颈部包块及颈部多发淋巴结转移原发灶不明，外院皮肤活检病理提示腺癌，同时腮腺及甲状腺可见多发占位。MDT 讨论明确原发灶及下一步治疗。经讨论，医学影像科及 PET/CT 中心阅片考虑肿瘤不能排除腮腺来源，为腮腺受侵可能性大。病理科会诊，考虑皮肤大汗腺来源及涎腺来源可能性大，建议加行 HER2 等免疫组化以进一步排查，同时行甲状腺粗针穿刺活检。肿瘤内科会诊建议进一步明确原发灶再制定后续化疗方案。心血管内科会诊考虑患者心功能尚可，定期至心血管门诊复诊即可。消化内科会诊建议，综合外院 PET/CT 及胃镜结果，暂不考虑胃原发肿瘤，患者目前消化道症状较明显，可予以对症抑酸等处理，必要时可考虑行胃镜检查。

◎ 诊疗经过及病情变化

进一步行甲状腺穿刺及加行 HER2 免疫组化等检查。免疫组化结果（见图 1-17-3）：CK（pan）（＋），CgA（－），Syn（－），Calcitonin（－），TG（－），TTF-1（－），GATA3（弱＋），GCDFP15（＋），AR（＋），HER2（＋），最终考虑是皮肤大汗腺来源。

再次请肿瘤内科会诊，肿瘤内科建议行卡铂联合紫杉醇方案化疗，待 PD-L1 检测结果回报，可考虑联用免疫治疗。

最终，PD-L1 检测结果为阴性，予以 PC 方案（紫杉醇＋卡铂）化疗 6 个周期。经 6 个周期化疗后，病灶缩小明显，疗效评估部分缓解（partial response，PR）（见图 1-17-4）。

2022 年 3 月 4 日，患者再次入我科行残留肿瘤及瘤床区放疗，肿瘤基本消退，接近完全缓解（complete response，CR）状态（见图 1-17-4）。

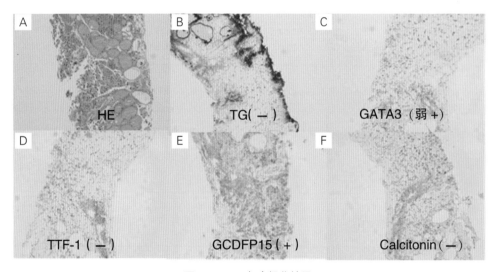

图1-17-3 免疫组化结果
A.HE染色；B.TG表达阴性；C.GATA3表达弱阳性；
D.TTF-1表达阴性；E.GCDFP15表达阳性；F.Calcitonin表达阴性

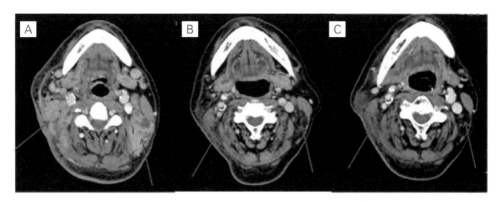

图1-17-4　化疗前（A）、化疗后（B）及放疗后（C）颈部病灶变化情况，提示肿瘤逐渐缩小、退缩至CR状态

A.2021年10月28日，化疗前颈部CT显示两侧颈部多发淋巴结肿大伴融合坏死；B.2022年3月10日，经6个周期化疗后，颈部CT显示病灶明显缩小，疗效评估达PR；C.2022年4月23日，放疗后病灶进一步消退，疗效评估CR

◎ 最终诊断及预后

【最终诊断】

1. 皮肤大汗腺癌伴颈部淋巴结、上纵隔淋巴结、腮腺、甲状腺转移。

2. 高血压3级（极高危组）。

3. 心脏起搏器植入术后。

4. 脑出血后遗症期。

5. 陈旧性脑梗死。

6. 痛风。

7. 慢性萎缩性胃炎。

8. 前列腺结节。

9. 脂肪肝。

10. 肺结节。

【预后】

该病罕见，预后差，通过目前化疗及放疗，短期疗效较好，疾病基本达CR，需要进一步随诊，观察长期疗效。

◎ 诊疗体会

原发灶不明的转移癌（carcinoma of unknown primary，CUP）的诊断、治疗及随诊是肿瘤治疗中的难点。在寻找原发灶的过程中，需要了解不同肿瘤的自然病程、生物学行为、转移途径及规律。例如，转移淋巴结病理提示为非鳞癌时，更需要应用先进的诊断方法进行鉴别，开阔思路。不同来源的肿瘤在治疗上存在较大差异。头颈部肿瘤以颈部淋巴结为首发症状者约占10%，其中通过各种检查发现原发灶的约占7%，真正原发灶不明的转移癌占3%左右。其中，鳞状细胞癌转移性原发灶不明占53%～77%，原发灶通常位于头颈部[1,2]。

汗腺癌是一种比较少见的皮肤恶性肿瘤，占皮肤恶性肿瘤的2.2%～8.4%，好发于40～60岁，女性较男性多见。大部分汗腺癌发生于头皮、面部、腋下、胸壁、阴囊及肛门周围等处，可为单发或多发。临床表现多为实性肿块，边界不清，位于表皮下或真皮层，质地坚硬，直径多在2cm以上，大者可达20cm，与皮肤常常粘连，肿块表面色泽正常或略呈淡红色，有时可有毛细血管扩张，病灶大时可溃破呈菜花状，常伴感染。病程一般较长，发展慢，但少数进展快，生长迅速，出现远处转移。主要依靠组织病理学检查明确。病理上根据肿瘤细胞来源，有大汗腺癌和小汗腺癌之分。治疗手段主要为手术切除、放疗和化疗[3]。

本例患者大汗腺癌发病不典型，以颈部肿块为主，诊疗上先通过影像学找到原发灶，然后根据原发灶再取病理活检。该病例的难点在于皮肤肿块不明显，难以与转移性颈部淋巴结侵犯皮肤相鉴别。虽然病理提示腺癌，可排除常见的鼻咽癌、口咽癌、食管癌等，但同时存在腮腺、甲状腺占位表现，难以与腮腺导管腺癌转移相鉴别。因此，患者就诊于多家医院，诊断不一致。

（严森祥，严丹方，孙　鑫，殷　欣，唐秋影）

◎ 参考文献

[1] Friesland S, Lind MG, Lundgren J, et al. Outcome of ipsilateral treatment for patients with metastases to neck nodes of unknown origin. Acta Oncol, 2001, 40(1): 24-28.

[2] Christiansen H, Hermann RM, Martin A, et al. Neck lymph node metastases from an unknown primary tumor retrospective study and review of literature. Strahlenther Onkol, 2005,181(6): 355-362.

[3] Chintamani, Sharma RD, Badran R, et al. Metastatic sweat gland adenocarcinoma: a clinico-pathological dilemma. World J Surg Oncol, 2003, 1(1): 13.

18

左侧乳腺癌术后精准放疗

◎ 案例要点

1.乳腺癌位居我国女性癌症发病率之首，且发病年龄有逐渐年轻化的趋势。绝大多数患者无论是在接受保乳手术还是改良根治手术后，都需要接受术后辅助放疗。术后放疗可以有效杀灭同侧乳房、胸壁以及区域淋巴结中潜在残留的肿瘤细胞，从而降低复发风险，其在乳腺癌的综合治疗中扮演着重要的角色。

2.在传统放疗时期，因靶区离心脏位置近，所以心脏不可避免地会受到部分射线照射，导致接受左乳放疗的乳腺癌患者或将面临心脏毒性反应的风险。在如今的精准放疗时代，如何减小心脏的受照剂量显得尤为重要。

3.深吸气屏气（deep inspiration breath hold, DIBH）技术不仅可以抑制呼吸运动，使靶区移动范围缩小，而且可以增加肺容量并使膈肌下降，增加心脏等关键组织与乳腺放疗靶区的距离，从而大大减低心脏、心脏左前降支（left anterior descending artery, LAD）、肺脏等组织器官的受照剂量，在有效控制肿瘤的同时，避免治疗可能带来的负面影响。

◎ 病例简介

【简要病史】

患者，女性，30岁，1个月前自觉左乳结节，花生米大小，偶尔刺痛，局部皮肤突起、凹陷，无局部皮肤红肿、破溃，无发热、畏寒，无乳头凹陷、溢液，无外伤史。遂至当地医院就诊，查B超，提示乳腺增生伴左乳结节BI-RADS 4a类，建议手术治疗，患者为进一步诊治遂至我院就诊。

2021 年 11 月 10 日，我院乳腺＋腋窝淋巴结彩超：左乳 8 点处见一大小约为 2.9cm×1.1cm×0.8cm 的结节，BI-RADS 4b 类。

2021 年 11 月 12 日，行左乳肿块穿刺术，病理提示乳腺癌伴坏死，有无浸润建议行免疫组化。

2021 年 11 月 15 日，双乳高频钼靶：左乳内下象限致密影，多发细线样及分枝样钙化，BI-RADS 6 类，请结合临床。

2021 年 11 月 15 日，在排除相关禁忌证后，在全麻下对患者行左侧乳腺癌保乳根治术（左乳大区段切除＋左腋窝前哨淋巴结活检术）。病理提示：左乳高级别导管原位癌各切缘均呈阴性，前哨淋巴结 3 枚均未见癌转移。术后予以镇痛、补液等对症治疗。术后病理：左乳高级别导管原位癌伴多灶微浸润癌，无神经侵犯，无脉管癌栓，ER（中等阳，90%），PR（弱阳，30%），Ki-67（＋，70%），HER2（＋），pT1miN0Mx。术后予以镇痛、补液等对症治疗。

2021 年 12 月 8 日，于 B 超引导下对患者行输液港置入术，并在排除化疗禁忌后行 AC 方案（多柔比星脂质体 53mg ＋环磷酰胺 910mg）化疗 4 个周期。

患者一般情况可，为进一步诊治转至放疗科。

【入院查体】

体温（T）36.7℃，脉搏（P）110 次 / 分，血压（BP）121/75mmHg，呼吸（R）19 次 / 分。神志清，精神可，皮肤、巩膜无黄染。锁骨上淋巴结未触及。乳腺无触痛、压痛，乳头无内陷、溢液，皮肤无红肿、"酒窝征"、橘皮样改变，双腋窝未扪及明显肿大淋巴结。心肺无殊。腹软，无压痛，肝脾肋下未及。双下肢无水肿，病理征未引出。

【实验室检查】

血常规：WBC $5.72×10^9$/L，N-mp（%）57.3%，LYM $1.59×10^9$/L；ALT 14U/L，TB 17μmol/L，Cr 65μmol/L；AFP 3.2ng/ml，CEA 1.4ng/ml，CA125 19ng/ml，CA199 23.9ng/ml，CA153 7.2ng/ml。

【影像学检查】

2021 年 11 月 15 日，胸部 CT：肺部未见明显异常征象；附见：乳腺左下象限肿块，大小约为 2.7cm×1.0cm×3.3cm（见图 1-18-1）。心电图：窦性心动过速。心超：三尖瓣少量反流。

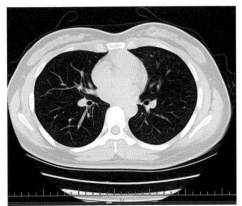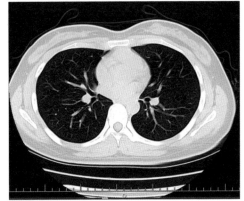

图1-18-1　患者术前胸部CT影像的特征性扫描层面

◎ 初步诊断

1.乳腺癌术后（左侧，pT1miN0M0）。

2.窦性心动过速。

◎ 多学科诊疗

放射科：肿块处于乳腺左下象限，并未侵犯乳头。腋窝无明显肿大淋巴结，且其余影像学检查未提示明确转移征象。

乳腺外科：患者已行左侧乳腺癌保乳根治术，术后分期为 pT1miN0Mx，病理分型为 Luminal B 型 HER2 阴性，术后已行辅助化疗与内分泌治疗。建议术后 2～3 年，每 3 个月复查 1 次；以后每 6 个月复查 1 次；5 年以后，可以每年复查 1 次。患者接受腋窝淋巴结清扫并即将开始放疗，需继续加强患肢功能锻炼，预防上肢淋巴水肿的发生，建议术后早期进行功能锻炼，这有助于淋巴引流侧支循环的建立。患者肿瘤位于乳腺左侧内下象限，与心脏的距离较近，建议放疗时加强对心脏的保护。

肿瘤内科：患者病理分型为 Luminal B 型 HER2 阴性，术后需予以化疗及内分泌治疗。内分泌治疗可选择他莫昔芬，或者卵巢功能抑制联合芳香化酶抑制剂。目前，4 个周期 AC 化疗方案已完成。

心血管内科：患者心电图提示窦性心动过速，心超未提示明显异常，术前心电图无异常，可暂时随访。但患者为左侧内下象限乳腺癌，可能造成远期心脏相关不良反应，仍需关注心脏剂量。

放疗科：根据循证医学证据及患者的乳腺癌分期，保乳术后应给予术后全乳放疗。放疗剂量为全乳 50Gy/25f，瘤床推量至 60Gy，且患者前哨 3 枚淋巴结均为阴性，内乳区、锁骨上下区等部位均未见可疑淋巴结，因此不需要进行锁骨上下区放疗，仅行全乳放疗。但患者肿块位于左侧内下象限，需注意保护心脏。鉴于患者年轻、依从性较好，可以充分理解呼吸引导指令，我科将采取 DIBH 技术抑制呼吸运动，以减小患者心脏部位的受照剂量，同时联合图像引导（image guided radiation therapy，IGRT）技术进行治疗前的摆位验证和实时运动管理（real-time position management，RPM）技术进行四维图像扫描定位及治疗中的呼吸实时引导监控，确保患者每次治疗位置和 DIBH 状态的一致性。

MDT 小结：综合多学科会诊结果，该患者目前术后化疗已全部完成，还需进行术后放疗。患者目前心电图提示窦性心动过速，但心超无明显异常，需重点保护心脏。

◎ 诊疗计划及诊治难点

患者为左侧乳腺癌保乳根治术后，术后行辅助化疗与内分泌治疗，并计划接受放疗。由于靶区离心脏位置近，所以心脏不可避免会受到部分射线照射，导致心脏毒性反应的风险增加。考虑该患者比较年轻，同时肺功能和治疗依从性较佳，拟放疗前接受 DIBH 技术与规范化的呼吸训练，从而在先进技术与放疗团队的专业支持下有效控制肿瘤，避免治疗可能带来的负面影响。同时，在放疗期间严密监测患者的血常规、血生化、凝血功能与炎症指标等，密切关注患者的病情变化与生命体征。

◎ 诊疗经过及病情变化

按计划对患者进行放疗，并进行 DIBH 技术与规范化的呼吸训练，同时在放疗过程中联合图像引导技术进行治疗前的摆位验证和实时运动管理技术进行四维图像扫描定位及治疗中的呼吸实时引导监控，确保患者每次治疗位置与 DIBH 状态的一致性。在患者接受呼吸训练之后，对患者进行预约定位与放疗计划设计，并最终顺利完成了放疗（见图 1-18-2）。放疗后 3 个月复查 CT，未发现放射性肺损伤的迹象，同时患者皮肤保护佳、反应轻，定期随访正常。

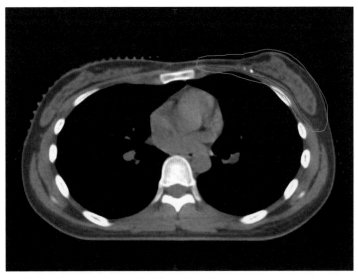

图1-18-2　该患者的乳腺癌术后放疗靶区勾画，红色、蓝色和绿色分别代表大体肿瘤靶区（gross tumor volume，GTV）、临床肿瘤靶区（clinical tumor volume，CTV）和计划靶区（planning target volume，PTV）

◎ 最终诊断及预后

【最终诊断】

1. 恶性肿瘤放疗。

2. 恶性肿瘤维持性化疗。

3. 乳腺癌术后（左侧，pT1miN0Mx）。

4. 窦性心动过速。

【预后】

1. 患者放疗过程顺利，无放射性损伤和皮肤反应。

2. 生命体征稳定，CT 复查无肿瘤复发征象。

3. 患者积极配合定期随访，密切观测病情变化。

◎ 诊疗体会

1. 患者为青年女性，左侧乳腺癌保乳根治术后，术后分期为 pT1miN0Mx。根据美国 NCCN 指南，患者应接受术后放疗。乳腺癌术后患者的辅助放疗适应证如下。

（1）所有接受保乳手术的患者。

（2）对于接受乳腺癌全乳切除术的患者，如存在以下因素之一，在不考虑后续腋窝清扫时，推荐术后放疗：①原发肿瘤最大直径 ≥ 5cm，或肿瘤侵及乳房皮肤、胸壁；②腋窝淋巴结转移数 ≥ 4 枚；③淋巴结转移 1 ～ 3 枚的 T1—2 期；④ T1—2 期乳腺单纯切除联合乳腺癌前哨淋巴结活检术（sentinel lymph node biopsy，SLNB），如前哨淋巴结（sentinel lymph node，SLN）阳性。

2. 放疗在乳腺癌的治疗中扮演着至关重要的角色。术后放疗可以有效杀灭同侧乳房、胸壁以及区域淋巴结中潜在残留的肿瘤细胞，从而降低复发风险。然而，在以往传统放疗时期，因靶区离心脏位置近，所以心脏不可避免地会受到部分射线照射，导致接受左乳放疗的乳腺癌患者或将面临心脏毒性反应的风险。随着精准放疗时代的到来，乳腺癌放疗技术拥有了全新的局面。乳腺癌患者在放疗前接受 DIBH 技术与规范化的呼吸训练，在先进技术与放疗团队的专业支持下可以有效控制肿瘤，从而避免治疗可能带来的负面影响。

3. 为减轻乳腺癌患者放疗后的心脏毒性反应，浙江大学医学院附属第一医院放疗中心自 2013 年起，在国内率先应用 DIBH 技术降低乳腺癌患者的危及器官的受照剂量。DIBH 技术不仅可以抑制呼吸运动，使靶区移动范围缩小，而且可以增加肺容量并使膈肌下降，增加心脏等关键组织与乳腺放疗靶区的距离，从而大大降低心脏、LAD、肺脏等组织器官的受照剂量[1, 2]。在传统 DIBH 技术的基础上，放疗中心开拓创新，通过多年的研究探索，发现腹式深吸气屏气（abdominal deep inspiration breath hold, A-DIBH）对降低心脏、LAD 等危及组织器官的受照剂量更有利[3-6]（见图 1-18-3）。以上研究标志着 DIBH 技术在乳腺癌放疗领域占有关键地位，该技术已在放疗中心广泛开展，为众多乳腺癌患者带来了更安全、更精准的放疗。

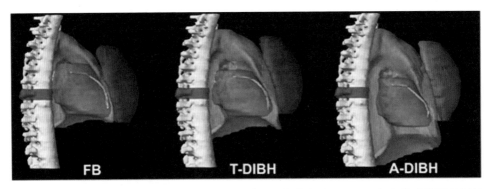

图1-18-3　乳腺癌患者自由呼吸（FB）、胸式深吸气屏气（T-DIBH）及腹式深吸气屏气（A-DIBH）的模式示意

（严森祥，叶香华，刘琪琦，陈　莹）

◎ 参考文献

[1] 赵峰, 陆中杰, 姚国荣. 深吸气屏气技术在左侧乳腺癌保乳术后放疗中的应用. 中华放射
医学与防护杂志, 2017, 37(11): 821-825.

[2] Peeters STH, Vaasen F, Hazelaar C, et al. Visually guided inspiration breath-hold facilitated
with nasal high flow therapy in locally advanced lung cancer. Acta Oncol, 2021, 60(5): 567-
574.

[3] Zhao F, Shen JY, Lu ZJ, et al. Abdominal DIBH reduces the cardiac dose even further: a
prospective analysis. Radiation Oncology, 2018, 13(1): 116.

[4] Sun X, Yan S, Xing L, et al. Three-year outcome evaluation of deep inspiration breath
hold technique in post–radiation therapy patients after left-sided breast-conserving surgery
by echocardiography with quantitative tissue velocity imaging. International Journal of
Radiation Oncology Biology Physics, 2017, 99(2): E49.

[5] Chen MQ, Zang SM, Yu H, et al. Immobilization-assisted abdominal deep inspiration breath-
hold in post-mastectomy radiotherapy of left-sided breast cancer with internal mammary
chain coverage. Quantitative Imaging in Medicine and Surgery, 2021, 11(7): 3314-3326.

[6] Xu JQ, Wang JZ, Zhao F, et al. The benefits evaluation of abdominal deep inspiration breath-
hold based on knowledge-based radiotherapy treatment planning for left-sided breast cancer.
Journal of Applied Clinical Medical Physics, 2020, 21(10): 89-96.

19

全腔肺动脉连接术（Fontan 术）后妊娠

◎ 案例要点

1. 中华医学会妇产科学分会产科学组将全腔肺动脉连接术（Fontan 术）后合并妊娠的妊娠风险等级确定为Ⅳ级，对于维持妊娠的 Fontan 术后患者，妊娠期及围产期发生母体心血管并发症的风险高[1]。

2. 对于 Fontan 术后合并妊娠的患者，孕前评估、妊娠期管理以及分娩期处理需个体化，及时发现并处理不良事件，有助于减少母胎不良结局的发生。

3. 妊娠期多学科协作，在规范的评估、监护以及分娩期合理处理下，可以获得良好的母胎结局。

◎ 病例简介

【简要病史】

患者，女性，29 岁，因"Fontan 术后 14 年，孕 25^{+3} 周"入院。

14 年前，患者在外院因"三尖瓣闭锁、肺动脉狭窄、室间隔缺损、房间隔狭窄、动脉导管未闭"，于全麻体外下行侧隧道 Fontan 术。术中见心脏正位，三尖瓣闭锁，左右肺动脉 12mm。术中从根部离断肺总动脉，远端向右肺动脉方向剪开至右肺动脉分叉，右房沿界嵴切口至上腔静脉根部，转向上腔静脉内侧向后剪开，右肺动脉与下腔静脉吻合。取 14mm GORTEX 血管剪成板障，上开口 4mm，连接下腔静脉开口至上腔静脉口，吻合口前壁心包补片扩大，剪除残余房间隔组织。

患者否认有其他重大疾病病史，末次月经 2021 年 7 月 6 日，并于外院确诊妊娠。于孕 25^{+3} 周转诊至我院待产。本次妊娠早期发现甲状腺功能减退，予以左旋甲状腺素钠片口服治疗，定期复查甲状腺功能基本正常。孕早期发现血小板计数减少，至血液科就诊，定期复查，妊娠期血小板计数波动于（55～90）×10⁹/L。定期产检，颈项透明层正常，无创产前基因检测低风险，排畸超声未见明显异常。孕23周产检示尿蛋白（＋＋），进一步查随机尿蛋白定量0.631g/L，至肾内科随诊，予以复方α-酮酸片（2.52g/次，tid）口服治疗，近期复查随机尿蛋白定量0.164g/L。

【入院查体】

体温（T）36.9℃，脉搏（P）82次/分，血压（BP）115/69mmHg，呼吸（R）18次/分。腹部膨隆，宫高26cm，腹围74cm，未及宫缩，下段无压痛，胎儿头位，听胎心150次/分。

【实验室检查】

血常规：WBC 7.38×10⁹/L；N-mp（%）78.4%；L-mp（%）16.9%；HGB 129g/L；PLT 90×10⁹/L。BNP 144pg/ml。

心肌酶谱常规检查：乳酸脱氢酶186U/L，羟丁酸脱氢酶152U/L，磷酸肌酸激酶31U/L，肌酸激酶同工酶12U/L。

血清肌钙蛋白I测定（定量）：高敏肌钙蛋白定量0.002ng/ml。

血气分析：全血乳酸1.4mmol/L；血液pH 7.45；二氧化碳分压（PCO₂）29.9mmHg，氧分压（PO₂）64.4mmHg；碳酸氢根浓度20.4mmol/L；标准碱剩余（SBE）－3.0mmol/L；实际碱剩余（ABE）－2.3mmol/L。

【影像学检查】

心脏超声：主动脉50mm，舒张期室间隔厚度9mm，左室舒张末期内径55mm，左室短轴缩短率32%，心率73次/分，左心房内径32mm，舒张末期左心室后壁厚度9mm，左室收缩末期内径37mm，左室射血分数59%，右室发育不良，右房未能显示，肺动脉主干可见离断残端，下腔静脉接入上腔静脉，上腔静脉与右肺动脉连接，中间可见人工血管回声，内径8.9mm，血流速度0.73m/s。左室增大，左房不大，升主动脉增宽，宽约52mm，主动脉瓣瓣环宽约23mm，窦部宽约 51mm，窦管交界宽约 52mm，主波明显，重搏波清晰，主动脉瓣回声增粗增强，开放可，关闭不全；二尖瓣纤细，前叶双峰，后叶逆向运动。室壁不厚，室间隔与左室后壁逆向运动。室间隔基底部回声中断，宽约 8.1mm。静息状态下各切面未见室壁节段性运动异常。左心长轴、心底短轴、心尖四腔均可见收缩期血流束经缺损自左室入右室，舒张期经缺损自右室入左室。诊断意见：先天性心脏病 Fontan 术后，下腔静脉—上腔静脉接人工血管—右肺动脉；室间隔缺损（双向沟通），升主动脉及主动脉根部瘤样扩张；主动脉瓣关闭不全（中重度）；左室舒张功能减退，二尖瓣轻度反流。

产科三维 B 超：宫内孕，单活胎。超声估测孕龄 21^{+5} 周。

◎ 初步诊断

1. 妊娠合并心脏病（Fontan 术后）。

2. 孕 26 周。

3. 妊娠合并血小板减少。

4. 妊娠蛋白尿。

5. 妊娠合并甲状腺功能减退。

6. 孕 2 次。

7. 产 0 次。

◎ 诊疗计划及诊治难点

1. 动态监测相关指标，如血常规、凝血功能、肝肾糖脂、心肌酶谱、B 型脑尿钠肽、肌钙蛋白等。

2. 进一步完善相关检查，如产科超声、超声心动图等。

3. 予产科产前护理、吸氧，监测血压、血氧饱和度，记录 24 小时尿量。

4. 加强监护，注意胎心、胎动及宫缩情况。

5. 监测血压、尿蛋白、血小板情况。

6.完善心脏大血管外科、麻醉科、重症医学科、肾内科、儿科等多学科会诊。

7.患者Fontan术后，心脏病妊娠风险Ⅳ级，心功能Ⅰ—Ⅱ级，根据病情确定终止时机。

8.向患者及家属交代病情及风险：患者心脏术后，围产期可能有恶性心律失常、心力衰竭、呼吸心搏骤停、肺动脉高压、肺栓塞、弥散性血管内凝血（disseminated intravascular coagulation，DIC）、多脏器衰竭甚至死亡等风险。在胎儿方面，可能出现胎儿宫内窘迫、胎膜早破、脐带脱垂、胎死宫内等不良情况，以及早产儿转儿科、费用高、远期预后不良。另外，患者妊娠合并蛋白尿、血小板减少，在待产过程中可能出现血小板进行性减少、多脏器出血（颅内出血、肝包膜下血肿等）、尿蛋白增多、肾功能异常、血压升高、子痫前期、溶血肝功能异常血小板减少综合征（hemolysis, elevated liver function and low platelet count syndrome, HELLP syndrome）甚至子痫，严重时危及母胎生命，需急诊剖宫产终止妊娠。

◎ 多学科诊疗

心脏大血管外科：患者为先天性心脏病、Fontan术后，体循环瘀血明显，心超提示主动脉瓣中重度关闭不全，升主动脉扩张，主动脉窦部增宽，有手术指征。患者目前心功能尚可，要求继续妊娠，可暂缓手术。已与患者及家属充分沟通，告知继续妊娠可能出现心力衰竭难以控制、主动脉夹层、难以抢救致死亡等。下一步积极控制心率、血压，适当限水，必要时予以利尿治疗，如出现出血、胸闷、气急、胸痛、无法平卧、头晕等情况，不排除需急诊手术的可能。

儿科：胎儿现胎龄 25^{+3} 周，终止妊娠胎儿存活率不高，出现并发症概率高，如孕妇病情允许，可应家属要求继续妊娠。

麻醉科：患者Fontan术后14年，孕 25^{+3} 周，住院待产。目前患者能耐受一般活动，吸气下血氧饱和度90%左右。建议：严密监测下可尝试继续妊娠，待产期间有急性心力衰竭、主动脉夹层破裂、心脏术后骤停甚至母胎猝死等风险，需与家属充分沟通取得理解。

肾脏病中心：患者为先天性心脏病、Fontan 术后，目前尿蛋白定量 0.26g/L，尿蛋白（＋＋），体力可，查体无明显水肿，颈静脉充盈。目前，肾脏方面暂不需特殊治疗，可继续妊娠。建议监测尿常规、尿蛋白定量、肾功能、血压等变化。

重症医学科：患者为妊娠合并心脏病（Fontan 术后），现孕 25^{+3} 周，血小板减少，妊娠风险高，如遇紧急情况或足月后分娩，可考虑转入重症监护室（ICU）治疗。

心血管内科：患者为 Fontan 术后 14 年，孕 25^{+3} 周，住院待产。超声心动图检查提示同上，目前患者心功能尚可，能耐受一般活动，继续妊娠过程中如有病情变化，可随时联系我科。

体外循环组：建议与家属充分沟通取得理解，严密监测下可尝试继续妊娠，必要时及时终止妊娠，体外生命支持积极配合。

产科：患者为 Fontan 术后 14 年，孕 25^{+3} 周，孕周较小。若现立即终止妊娠，胎儿存活率低；若能适当延长孕周至 28 周，则能提高胎儿存活率。在充分告知患者及家属病情的情况下，可在严密监测下尝试继续妊娠；若病情进展，则适时终止妊娠，终止方式为剖宫产术，麻醉方式由麻醉科决定。术中需心脏大血管外科护台。

MDT 小结：严密监测下可尝试继续妊娠，必要时及时终止妊娠，并告知患者及家属继续妊娠可能存在心力衰竭难以控制、主动脉夹层、心脏术后骤停甚至母胎猝死等风险。若终止妊娠，手术麻醉无绝对禁忌，围手术期加强监测，维持循环稳定，注意容量和电解质平衡，术中儿科、心脏大血管外科护台，术后转 ICU 进一步观察。

◎ 诊疗经过及病情变化

1.入院后继续待产，予以多普勒听胎心，监护胎心、胎动，监测母胎安全。

2.分别于2022年1月4日、1月10日、1月14日行心脏超声，监测心脏功能；完善上腹部、泌尿系B超。监测BNP：42pg/ml → 56pg/ml → 42pg/ml；BNP前体：144pg/ml → 115pg/ml → 136pg/ml。监测血小板计数、尿蛋白定量（见图1-19-1和图1-19-2）。

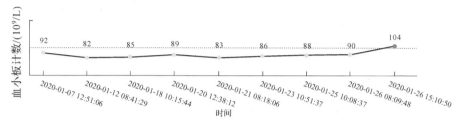

图1-19-1　血小板计数变化趋势

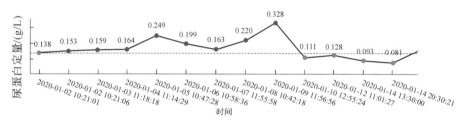

图1-19-2　尿蛋白定量变化趋势

3.完善胸部血管CTA（见图1-19-3），提示：先天性心脏病术后，含高密度对比剂的上腔静脉及不含对比剂的下腔静脉汇入心房及肺动脉，肺动脉及部分分支对比剂混合不均，两肺部分肺动脉分支内可见充盈缺损影。室间隔缺损，左、右心室与主动脉相连，主动脉根部及升主动脉明显扩张，较宽处约为69mm×52mm。余主动脉、弓动脉上三分支、腹腔干、肠系膜上动脉、肾动脉及肠系膜下动脉、两侧髂动脉显示管腔粗细均匀，未见明显狭窄或扩张。右侧子宫动脉分支增粗迂曲。

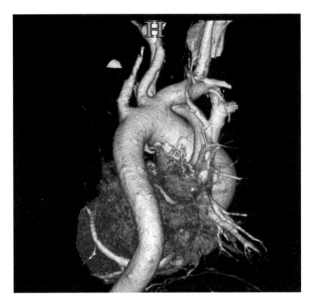

图1-19-3　胸部血管CTA

4.经多学科讨论，决定孕28周结束妊娠。终止方式：备体外膜肺氧合（ECMO）下行全麻下剖宫产术，术中于子宫下段行横行切口，以左枕前位（LOA）娩出一女婴，新生儿Apgar评分6—9—10分/1—5—10分钟，出生体重880g，转新生儿重症监护室（neonatal intensive care unit, NICU）治疗。胎儿娩出后予以2U缩宫素加入500ml复方氯化钠注射液中缓慢静滴。胎盘胎膜自娩完整，常规缝合子宫切口。探查左侧见一大小约为4.0cm×3.0cm×3.0cm的残角子宫，双侧卵巢及双侧输卵管外观无殊。

5.术后转ICU观察，待病情稳定后转产科继续治疗，于剖宫产术后第9天顺利出院。

◎ 最终诊断及预后

【最终诊断】

1.妊娠合并心脏病（Fontan术后）。

2.早产经剖宫产（孕28^{+2}周，LOA剖宫分娩）。

3. 妊娠合并子宫畸形（残角子宫）。

4. 妊娠合并血小板减少。

5. 妊娠蛋白尿。

6. 妊娠合并甲状腺功能减退。

7. 孕 2 次。

8. 产 1 次

【预后】

患者心功能稳定，子宫复旧良好，定期产科及心脏大血管外科随诊。目前母女体健。

◎ 诊疗体会

1. 全腔肺动脉连接术（Fontan 术）于 1971 年作为三尖瓣闭锁的姑息性手术治疗方法被首次报道，而后被广泛应用于治疗先天性心脏病，尤其是不能进行正常双室循环的严重的先天性心脏病，主要包括二尖瓣闭锁、三尖瓣闭锁、左室双入口、肺动脉闭锁、主动脉转位等。先天性二尖瓣 / 三尖瓣闭锁常伴随先天性左室发育不良 / 右室发育不良，以及房间隔、室间隔缺损。Fontan 循环的主要特点是静脉回流的血液不经心室而入肺动脉，从而减少先天性心脏结构缺陷造成的动静脉血混合所致的发绀，手术完成所谓的单心室循环。

迄今规模最大的一项单中心研究回顾性分析了 138 例女性患者 Fontan 术后的妊娠结局 [2]，其中 61 例（44%）未采取避孕措施，最终妊娠 35 例。Fontan 术后 70 例次妊娠中，35 例次自然流产，28 例次活产，6 例次治疗性流产，还有 1 例次仍在妊娠期。Fontan 术后心室射血分数 < 40% 的患者中，没有活产报道。新生儿平均出生胎龄为（32.6±4.1）周，平均出生体重为（1992±756）g。Fontan 术后妊娠结局良好的预测指标主要包括以下几个方面 [3]：术后心功能达到Ⅰ—Ⅱ级；心室射血分数 > 40%；窦性心律；不存在或者仅有轻度发绀；无 Fontan 术后严重合并症（如肝硬化、血栓栓塞等）。本例患者符合上述条件，故可考虑妊娠。

2. 患者为 Fontan 术后孕妇，妊娠期需加强管理。产科、心血管内科、心脏大血管外科、麻醉科及重症医学科等应密切合作，并监测常规体格检查、心电图、超声心动图等。超声心动图有助于评估心功能，建议联合心房钠尿肽监测，以排除心超正常的潜在的心脏功能不全。先天性心脏病可能与遗传相关，应该于孕中期对胎儿进行心血管系统畸形的筛查。对于分娩期处理，在分娩方式上，本例患者因血小板计数下降，存在椎管麻醉风险，故采用静脉全身麻醉，麻醉过程中需尽量降低气道正压，有助于静脉回流至肺动脉；在产科处理上，应采取相应的措施，防止产后出血的发生。宫缩剂是否能正常使用目前没有相关报道，但如果患者心功能良好，那么应不是绝对禁忌，谨慎使用宫缩剂可以减少产后出血，防止循环波动大而导致严重后果。

（李 央，曹奔奔）

◎ 参考文献

[1]中华医学会妇产科学分会产科学组. 妊娠合并心脏病的诊治专家共识(2016). 中华妇产科杂志, 2016, 51(6): 401-409.

[2] Pundi KN, Pundi K, Johnson JN, et al. Contraception practices and pregnancy outcome in patients after fontan operation. Congenit Heart Dis, 2016, 11(1): 63-70.

[3] Task Force on the Management of Cardiovascular Diseases During Pregnancy of the European Society of Cardiology. Expert consensus document on management of cardiovascular diseases during pregnancy. Eur Heart J, 2003, 24(8): 761-781.

20

以转移性肺钙化为首发症状的
原发性甲状旁腺功能亢进症

◎ 案例要点

1. 原发性甲状旁腺功能亢进症（primary hyperparathyroidism，PHPT）是一种内分泌系统相关疾病，可表现为高钙血症，但有关 PHPT 以转移性肺钙化（metastatic pulmonary calcification, MPC）为首发症状并伴 MPC 快速进展的案例较为罕见，易被误诊为原发性肺部疾病而延误诊治，危及患者生命。

2. MPC 多见于终末期肾病（end-stage renal disease, ESRD）患者，多数患者无明显症状。对于临床上呼吸困难伴高钙血症的患者，应考虑 MPC 的可能。

3. PHPT 伴 MPC 是一种罕见的异位钙化类型，胸部 CT 多提示多个弥漫性钙化结节，典型为磨玻璃样，但也可为完全实变，以肺的上部区域最为显著。

4. 肺钙化沉积的相对稳定性和对抗生素治疗无效可作为区分 MPC 和感染性肺炎的方法，且可以通过降低血钙水平来治疗高钙血症引起的肺水肿，因此积极采取措施降低血钙水平是首要任务，当发生呼吸衰竭时，可选择体外膜肺氧合（extracorporeal membrane oxygenation，ECMO）支持技术桥接，为后续诊疗争取时间。

◎ 病例简介

【简要病史】

患者，女性，32 岁，因"上腹不适伴胸闷、咳嗽 1 个月余，晕厥 2 次"于 2021 年 3 月 20 日到当地医院就诊。血常规：HGB 95g/L，PLT 620×10⁹/L，WBC 35.8×10⁹/L，N-mp(%) 96.2%。PCT 34.95ng/ml，CRP 171mg/L。肺部 CT 提示：

两肺炎性病变，肺部感染。经抗感染治疗，患者病情未见好转，出现血氧饱和度及血压下降（具体数值不详），立即采取气管插管、ECMO 治疗，之后转入当地市中心医院。血气分析：Lac 16mmol/L，pH 7.3。血生化：Alb 24.7g/L，ALT 434U/L，AST 2917U/L，Cr 272μmol/L，CRP 100mg/L，PCT ≥ 100ng/ml（血钙、磷等具体数据不详）。肺泡灌洗液中未找到确切致病菌。经抗感染、床旁透析、抑酸护胃、护肝等对症支持治疗，各项检验指标均有好转。撤离 ECMO 后，呼吸机脱机困难，行气管切开。2021 年 4 月 11 日，肺部 CT：两侧胸腔积液伴两下肺膨胀不全，较前加重。为进一步治疗，于 2021 年 4 月 13 日以"重症肺炎"由外院转入我院。

患者既往身体健康，无家族遗传倾向疾病。

【入院查体】

患者入院时，神志清，体温（T）38.1℃，脉搏（P）128 次 / 分，血压（BP）124/63mmHg，呼吸（R）18 次 / 分，气管切开，呼吸机辅助呼吸（模式 PC-AC，FiO_2 40%，PEEP 3cmH_2O），经皮动脉血氧饱和度（SpO_2）97%。双肺呼吸音偏低，可闻及湿啰音。腹软，压痛、反跳痛，不配合。右下肢置入中心静脉透析导管一根，双下肢轻度水肿，病理体征阴性。

【实验室检查】

2021 年 4 月 14 日，血常规：WBC 17.78×10^9/L，HGB 92g/L，PLT 301×10^9/L，N-mp(%) 14.08%，PCT 0.5ng/ml，CRP 35mg/L，甲状旁腺激素（parathyroid hormone，PTH）425.7pg/L。血气分析：pH 7.27，Lac 1.2mmol/L，PO_2 80.8mmHg，PCO_2 62.6mmHg，SBC 25.1mmol/L，血钙 1.76mmol/L，血钠 141mmol/L，阴离子间隙 18.9mmol/L，尿素氮 8.9mmol/L，血肌酐 145μmol/L，肾小球滤过率（GFR）41.37ml/min，ALT 13U/L，AST 28U/L，血清总钙 3.16mmol/L，血磷 1.94mmol/L。

【影像学检查】

2021 年 4 月 14 日，彩色多普勒超声（见图 1-20-1A 和 B）：右侧甲状腺下极下方低回声，大小约为 2.3cm×1.5cm，边界清，甲状旁腺来源首先考虑。双肾 B 超提示：双肾肿大伴肾病表现。

2021 年 4 月 17 日，颈部 CT：右侧甲状腺后方结节（见图 1-20-1C）。心脏超声：主动脉瓣瓣环、二尖瓣瓣环及二尖瓣腱索上多发钙化，左室壁偏厚，肺动脉压增高。

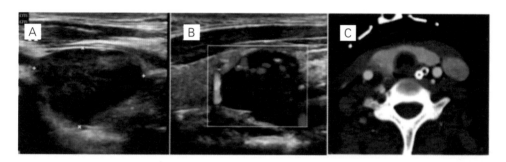

图1-20-1　甲状旁腺影像学检查

A、B.彩色多普勒超声示右侧甲状腺下极下方大小约2.3cm×1.5cm的低回声；C.颈部CT示右侧甲状腺后方结节

2021 年 4 月 13 日、4 月 17 日，肺部 CT 和胸片：两肺炎症病变，两侧少量胸腔积液（甲状旁腺腺瘤切除术前，见图 1-20-2）。

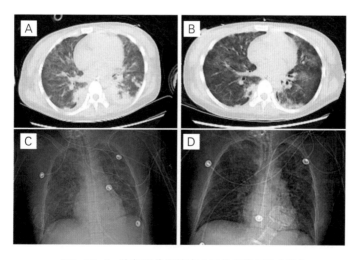

图1-20-2　胸部影像学检查（甲状旁腺切除术前）

A、C.2021年4月13日肺部CT、胸片；B、D.2021年4月17日肺部CT、胸片

◎ 初步诊断

1. 感染性休克、多脏器功能衰竭、急性肾功能不全、代谢性酸中毒、肝功能异常、凝血功能异常。

2. 重症肺炎（病毒感染首先考虑）、急性呼吸衰竭（VV–ECMO 术后）、胸腔积液（双侧）。

3. 贫血。

4. 剖宫产个人史。

5. 桡神经损害（右腕无力）。

◎ 诊疗计划及诊治难点

患者为年轻女性，病情进展迅速，呼吸机支持条件较高，纯氧吸入下氧合指数＜100mmHg。为纠正低氧血症，当地医院行 ECMO 支持治疗，但多次病原学检查均未发现病原学依据。经抗感染治疗，肺部 CT 显示肺部情况仍丝毫没有好转，还出现肝肾功能衰竭等并发症，需进行血液透析及脏器维护治疗。因此，明确诊断迫在眉睫。根据检查结果和指标，患者血钙指标大大超出正常水平。追问病史，既往有甲状旁腺功能亢进，不排除临床上一种罕见疾病。查阅国内外相关文献，有类似个案报道：肺部病变，考虑高钙血症后肺转移性钙化导致。因此，紧急行 MDT 以明确诊断，进而制定后续治疗方案。

◎ 多学科诊疗

放射科：患者因"上腹不适伴胸闷、咳嗽 1 个月余，晕厥 2 次"入院。我院肺部 CT 提示：两肺炎症，两侧少量胸腔积液，较 2021 年 4 月 13 日 CT 减少。颈部 CT 提示：气管切开术后改变，鼻咽及口咽后壁水肿增厚，管腔狭窄、积液。颈部两侧及纵隔多发淋巴结增大。颈部皮下软组织水肿。右侧甲状腺后方结节，需结合临床鉴别甲状旁腺肿瘤或增大淋巴结。鼻腔、食管内管状影置入，请结合临床。附见：两肺多发炎症。全组副鼻窦炎。两侧中耳乳突炎。患者血钙水平增高,右侧甲状腺右后方结节,结合超声,考虑甲状旁腺病变可能性大。检验结果提示甲状旁腺激素水平明显升高,两肺弥漫多发病变,经抗炎后未见明显好转及改善,综合考虑为甲状旁腺病变导致肺部病变,请结合临床。

内分泌科: 患者既往体健,曾在外院查血肌酐 $69\mu mol/L$。高钙血症,甲状旁腺激素水平高。B超提示:右侧甲状腺下极下方低回声,甲状旁腺来源首先考虑。目前考虑甲状旁腺功能亢进症,建议:①麻醉科和甲状腺外科评估手术;②继续降钙治疗;③若行手术,术后需密切关注血钙,防止发生骨饥饿综合征。

呼吸内科: 考虑甲状旁腺病变导致肺部病变可能性大,感染待排。

麻醉科: 患者因上腹不适伴胸闷、咳嗽 1 个月余,晕厥 2 次入院。曾在外院诊断为重症肺炎、感染性休克,并行 ECMO 治疗。目前已撤机,为气管切开状态,予呼吸机治疗。考虑到肺弥漫多发病变,经抗炎后未见明显好转及改善,可能为甲状旁腺病变导致肺部病变,有手术治疗指征。根据目前的全身状况,麻醉有很大风险,尤其是术后呼吸功能、肝肾功能不全的发生率较高,建议:①充分告知家属麻醉风险;②术中加强监测,维持血流动力学平稳,保证重要脏器血流灌注;③术后回 ICU 继续观察治疗。

甲状腺外科: 患者有甲状旁腺肿瘤病史,血钙水平偏高,手术指征明确。根据 MDT 结果,基本排除相关手术禁忌证,拟于近日行甲状旁腺肿瘤切除术。

心血管内科: 多学科会诊意见考虑甲状旁腺病变导致肺部病变可能性大,建议加强围手术期心电、血压监测。同时告知风险。

MDT 小结: 考虑该患者为甲状旁腺病变导致的肺部病变,有手术治疗指征,加强围手术期病情监测,继续予以对症支持治疗。

◎ 诊疗经过及病情变化

1. 监测血气分析、三大常规、血生化指标、炎症指标、心肌酶谱,完善病原学检查、肺泡灌洗液高通量测序(NGS)、皮肌炎等指标,予以抗感染、肠内营养支持、抑酸护胃、连续性肾脏替代治疗(CRRT)及物理治疗等对症支持治疗。

2. 2021 年 4 月 14 日，颈部 CT 及超声检查均提示甲状旁腺腺瘤可能。检验结果提示甲状旁腺激素水平明显升高，结合影像学检查提示右侧甲状旁腺结节及两肺弥漫多发病变。患者经抗感染治疗后，炎症指标呈下降趋势，但肺部症状未见明显好转。2021 年 4 月 19 日，MDT 意见考虑为甲状旁腺病变导致的肺部病变，有手术治疗指征，加强围手术期病情监测。

3. 2021 年 4 月 22 日，在全麻下对患者行右侧甲状旁腺腺瘤腔镜下切除术。术后病理报告：（右侧）符合甲状旁腺腺瘤（见图 1-20-3）。术后血清总钙 2.45 mmol/L，甲状旁腺激素 27.7pg/ml，停鲑降钙素肌内注射治疗。

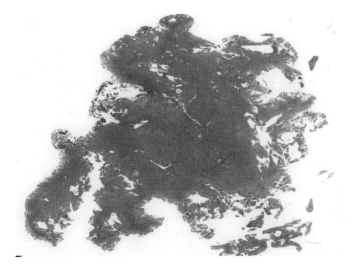

图1-20-3 甲状旁腺术后病理。镜下所见：（右侧）符合甲状旁腺腺瘤，肿瘤大小约为2.5cm×1.5cm×0.8cm

4. 患者术后第 2 天经呼吸锻炼后成功脱机，予以气管切开处高流量吸氧。2021 年 4 月 25 日，停止 CRRT。肺部 CT 和胸片：两肺炎症病变，较前吸收（见图 1-20-4A 和 D）。2021 年 4 月 28 日，改为经鼻导管吸氧，床边坐起行关节功能锻炼。2021 年 5 月 2 日，肺部 CT 和胸片：两肺渗出性病变，较前明显吸收（见图 1-20-4B 和 E）。2021 年 5 月 9 日，患者转康复病房进行肺功能训练、平衡功能训练、关节功能锻炼等康复治疗。2021 年 5 月 17 日，患者复查肺部 CT 和胸片，提示较上次明显吸收（见图 1-20-4C 和 F）。2021 年 5 月 28 日，患者好转出院，回当地继续康复治疗。

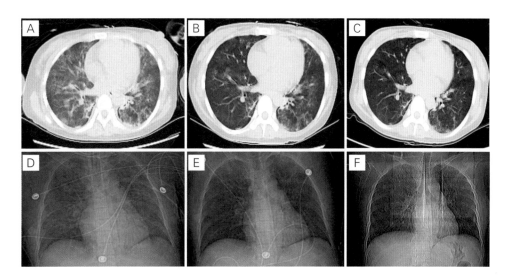

图1-20-4　胸部影像学（甲状旁腺切除术后）

A、D. 2021年4月25日术后第3天肺部CT、胸片；B、E. 2021年5月2日术后第10天肺部CT、胸片；C、F. 2021年5月17日术后第25天肺部CT、胸片

◎ 最终诊断及预后

【最终诊断】

1. 甲状旁腺腺瘤、高钙血症、MPC、呼吸衰竭（VV-ECMO 术后）。

2. 右侧甲状旁腺腺瘤腔镜下切除术后。

3. 多脏器功能衰竭、急性肾损伤、肝功能异常、凝血功能异常。

4. 贫血。

5. 剖宫产个人史。

6. 桡神经损害（右腕无力）。

【预后】

1.患者右侧甲状旁腺腺瘤切除术后，各项指标（包括血钙、甲状旁腺激素水平等）逐步降至正常范围，多次复查胸部 CT，提示肺部情况明显好转，脏器功能也逐步恢复正常。

2.患者积极配合康复锻炼，病情逐渐改善，停止呼吸机、CRRT 等支持治疗后好转出院。

3.患者出院后定期随诊，身体恢复良好。

◎ 诊疗体会

1.转移性钙化指由于血钙水平过高，在身体正常组织结构中异常沉积。目前，其发病机制尚不完全清楚，涉及磷钙平衡、肾功能和 pH，病因很多，主要有甲状旁腺功能亢进、骨肿瘤破坏骨组织、慢性肾功能衰竭等。而 MPC 通常不会引起临床症状，但少数患者可能出现呼吸困难甚至呼吸衰竭，这可能与钙盐在正常肺泡、肺泡间隔、支气管壁和肺血管壁中过度沉积，引起限制性功能障碍和扩散障碍有关 [1]。MPC 的诊断需要结合病史、临床表现及多种辅助检查结果来综合判断，临床上极易误诊。

2.MPC 的胸部 CT 可表现有多个弥漫性钙化结节，典型表现为磨玻璃样，但也可为完全实变。影像学改变在肺的上部区域最为显著，推断肺尖最常受累，可能与其通气和灌注相对较大以及组织相对碱性有关，会促进钙盐的沉积。本病例的影像学表现符合上述特征。最近有报道，可利用双能 CT、骨显像 ^{99m}Tc-MDP 或 PET/CT 来诊断和确认 MPC。随着呼吸介入技术的发展，也有报道利用气管镜冷冻肺活检样本获取病理来明确诊断 MPC [2]。

3.MPC 的防治包括控制钙磷摄入、避免使用可能引起高钙血症的药物，以及行甲状旁腺切除术等。对大多数无症状患者，无须使用药物控制。但对于有症状的患者，需维持钙和磷酸盐水平正常化，这通常有助于缓解症状。对于器官移植及透析的患者，应密切监测血钙、血磷、甲状旁腺激素等指标，并维持在合理范围，如发生急性呼吸衰竭，应考虑 MPC 的可能。

4. 肺钙化沉积的相对稳定性和应用抗生素治疗无效可作为区分 MPC 与感染性肺炎的方法，且可通过降低血钙水平来治疗高钙血症引起的肺水肿，因此积极采取措施降低血钙水平是首要任务，而当发生呼吸衰竭时，ECMO 桥接治疗也是一个很好的选择。对于本例患者，当地医院予以气管插管、ECMO、CRRT 等治疗，为进一步救治争取了宝贵时间。

5. 甲状旁腺腺瘤引起的高钙危象伴 MPC 病例较为罕见，早发现、早治疗、明确诊断是关键。积极手术切除甲状旁腺腺瘤是治疗 PHPT 的根本有效方法[3]，并且术后应动态监测患者各项指标，定期随访。

（李　彤，刘雪琳）

~~~~~~

◎　参考文献

[1] Charokopos A, Dua S, Beasley MB, et al. Radiographically progressive metastatic pulmonary calcification in a three-time liver transplant recipient requiring intraoperative resuscitation. Am J Respir Crit Care Med, 2021, 203(4): 502-503.

[2] Cheon M, Yoo J. Metastatic Pulmonary calcification detected on ^{18}F-FDG PET/CT and ^{99m}Tc-MDP bone scan. Diagnostics(Basel), 2021, 11(9): 1627.

[3] Sun HM, Chen F, Yin HL, et al. Rapid development of metastatic pulmonary calcifications in primary hyperparathyroidism: a case report and literature review. Diagn Pathol, 2017, 12(1): 38.

21

卵圆孔未闭合并多发循环栓塞

◎ 案例要点

1. 卵圆孔未闭（patent foramen ovale，PFO）的发生率高，约1/4的成年人存在PFO，既往认为其出现严重不良后果的绝对风险小。

2. 肾动脉栓塞发病罕见，较多发于冠心病和心房颤动患者，腔隙性脑梗死多发生于老年心血管疾病患者，肺栓塞多发生于下肢静脉血栓患者，三种栓塞同时发生的病例较为罕见，属于反常栓塞。

3. 在不明原因栓塞性卒中患者中，PFO的发生率高达40%。目前相关研究[1, 2]发现，PFO可能与不明原因的栓塞性卒中、反常栓塞、偏头痛等存在密切的关系，经导管封堵术可为患者带来更多获益。

◎ 病例简介

【简要病史】

患者，女性，57岁，因"左侧腰痛3天"于2020年9月25日入院。

3天前，患者因晨起自觉左侧腰痛，疼痛时有便意、恶心，向上至左肾区，向下至胯部，就诊于某医院。完善泌尿系彩超检查，提示：双肾、输尿管、膀胱未见异常。血淀粉酶、血常规、超敏C反应蛋白正常。腹部CT检查提示：左上腹部脂膜炎考虑，肝顶部稍低密度影，必要时行增强检查。予以抗炎对症处理，症状未见明显缓解，遂至我院就诊。完善全腹CT（平扫＋增强）检查，提示：左肾多发低强化区，需鉴别梗死与炎症；右肺门血管腔内可疑充盈缺损，必要时请行肺动脉CTA。附见：肠系膜脂膜炎伴淋巴结增大；膀胱少许积气。诊断为"肺栓塞，肾动脉栓塞"，收住急诊病房。

患者既往体质一般，有膀胱炎病史 10 余年，反复发作，予以抗炎对症处理后可自行缓解。否认有高血压、糖尿病、冠心病等病史，无明确家族疾病病史。

【入院查体】

体温（T）36.6℃，脉搏（P）74 次 / 分，血压（BP）124/69mmHg，呼吸（R）18 次 / 分，经皮动脉血氧饱和度（SpO₂）97%。神志清，精神可，痛苦面容，皮肤、巩膜未见黄染。双肺呼吸音稍粗，未闻及明显干湿啰音。心律齐。腹部软，肝脾肋下未及，双下肢未见水肿。病理征未引出。

【实验室检查】

血常规：WBC 9.29×10⁹/L，N–mp（%）76.6%，L–mp（%）15.9%；CRP 13.50mg/L；D– 二聚体 3009μg/L；尿常规＋比重：隐血 ±(0.3mg/L)；血气分析＋全血乳酸测定：PCO_2 31.3mmHg。

【影像学检查】

超声心动图（心脏）：主动脉瓣回声改变伴反流（轻—中度），建议必要时行经食管超声心动图检查明确具体瓣膜情况。左室舒张功能减退，左房增大，升主动脉增宽、硬化，二、三尖瓣轻度反流。B 超提示双下肢深静脉血流通畅。

肺动脉 CTA：两侧肺动脉分支多发栓塞（见图 1–21–1）。

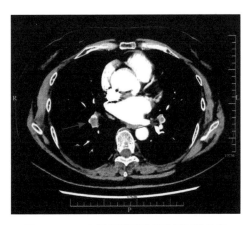

图1–21–1　入院时肺动脉CTA提示肺栓塞

（红色箭头示双侧肺动脉多发充盈缺损）

泌尿系 CTA 与 CT 尿路成像（CT urography，CTU）：左肾多发低强化区，需鉴别梗死与炎症，请结合临床。左侧输尿管中上段对比剂未显影，管腔内未见异常密度影，请结合临床。右肾一支副肾动脉。

经食管超声心动图（含灰阶立体成像）：左房左心耳未见明显血栓，主动脉瓣轻度反流。

头颅磁共振成像（magnetic resonance imaging，MRI）：两侧侧脑室旁、半卵圆中心及两侧额顶叶皮质下脑白质变性，Fazekas 2 级。

◎ 初步诊断

1. 肾动脉栓塞。

2. 肺动脉栓塞。

3. 腔隙性脑梗死。

4. 脂膜炎。

5. 膀胱炎。

◎ 诊疗计划及诊治难点

患者既往有膀胱炎，此次因"肾动脉栓塞"合并"肺动脉栓塞""腔隙性脑梗死"入院。需要在谨慎出血和再次栓塞的情况下，完善抗凝治疗；全身多发栓塞原因不明，涉及学科较多，病情重且复杂，需要相关科室协同诊疗并完善检查方案。

◎ 多学科诊疗

泌尿外科：患者左侧腰痛 3 天，增强 CT 提示两侧肺动脉分支多发栓塞，左侧肾部分梗死可能，肾功能正常，尿常规隐血＋。目前，患者血肌酐水平正常，暂无泌尿外科处理指征，建议予以镇痛对症处理，完善双肾 CTA。呼吸内科评估肺动脉栓塞问题，血管外科评估有无介入处理肾梗死指征。注意监测肾功能。

血管外科：患者为中年女性，因左侧腰痛行 CT 全腹平扫＋增强检查，发现右肺门血管腔内可疑充盈缺损；进一步行肺动脉 CTA，提示两侧肺动脉分支多发栓塞。B 超提示双下肢深静脉血流通畅。D- 二聚体 3009 μg/L。患者目前生命体征平稳，建议予以低分子肝素抗凝治疗（1 支，q12h），动态监测凝血功能、D- 二聚体、下肢静脉 B 超，并告知有深静脉血栓形成（deep vein thrombosis，DVT）、肺栓塞加重、出血等风险。

呼吸内科：患者左下肢肿胀 2 年，具体不详。此次因腰痛就诊，发现左肾密度改变。附见：肺栓塞。目前，患者经鼻导管吸氧下血氧饱和度 99%，生命体征平稳，建议完善肾脏相关检查。我科同意目前抗凝治疗方案。

心血管内科：患者肺栓塞、肾栓塞和脑梗死同时发生，属于"反常栓塞"，心源性考虑；建议我科再次复查心脏超声，同时行右心声学造影。同意目前抗凝治疗方案，必要时可改用利伐沙班（20mg/ 次，qd）。

MDT 小结：患者为中年女性，因"腰痛"入院，完善检查后发现肺栓塞、肾栓塞和脑梗死同时发生，属于"反常栓塞"，心源性考虑，需要复查心超以及完善右心声学造影；患者无明显肾功能减低，生命体征平稳，治疗上以低分子肝素抗凝、镇痛等对症支持治疗为主，并动态监测肾功能。

◎ 诊疗经过及病情变化

1. 心血管内科右心声学造影示心房水平右向左分流，提示卵圆孔未闭存在。

2. 患者有少许炎症，暂予以头孢呋辛钠注射液抗感染，同时予以镇痛等对症支持治疗。

3. 予以利伐沙班（20mg/ 次，qd）抗凝治疗。

4. 患者生命体征稳定，肾功能无明显恶化，带药出院，择期（1 个月后）再次住院行卵圆孔未闭封堵术。

2020 年 11 月 4 日，患者再次入住心血管内科，完善相关检查。全腹 CT（平扫＋增强）：左肾低密度灶，对比 2020 年 9 月 27 日腹部 CT 缩小。肠系膜脂膜炎伴淋巴结增大；膀胱少许积气。肺动脉 CTA：未见明显异常（见图 1-21-2）。

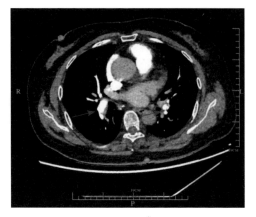

图1-21-2 经治疗后，肺动脉CTA未见明显肺栓塞
（红色箭头示双侧肺动脉血流通畅）

头颅 CT：两侧侧脑室旁及半卵圆中心缺血性改变。下肢血管超声：双下肢动静脉血流通畅。排除禁忌证后，于 2020 年 11 月 5 日行卵圆孔未闭封堵术（前后对比见图 1-21-3 和图 1-21-4）。

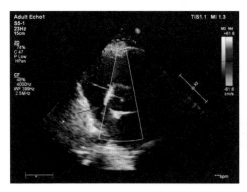

图1-21-3 行PFO封堵治疗术前心脏超声（红色箭头示卵圆孔位置右心房向左心房分流）

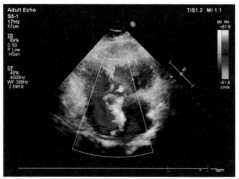

图1-21-4 行PFO封堵治疗术后心脏超声（红色箭头示卵圆孔位置封堵伞固定良好，未见明显右心房向左心房分流）

◎ 最终诊断及预后

【最终诊断】

1. 卵圆孔未闭（卵圆孔未闭封堵术后）。

2. 肺栓塞。

3. 肾动脉栓塞 (左)。

4. 腔隙性脑梗死。

5. 脂膜炎。

6. 膀胱炎。

【预后】

1. 相关检查提示肺动脉栓塞消失，肾栓塞明显减轻。

2. 患者无明显头痛、腹痛等症状，病情稳定。

3. 患者术后一般情况可，门诊随诊 1 年，未再发生类似症状。

◎ 诊疗体会

心脏卵圆孔是维持胎儿血液循环的生理通道，一般在出生后第 1 年闭合；若年龄 > 3 岁的幼儿卵圆孔仍未闭合，则称为卵圆孔未闭（PFO），表现为心房水平分流的先天性心脏异常[3]。约有 27.3% 的成年人卵圆孔不完全闭合，这与多种临床病理状态相关，其中最重要的是缺血性卒中[4]，多表现为不明原因的偏头痛。目前，PFO 引起临床症状的最主要假设病理机制是从静脉到体循环分流的血栓形成（反常栓塞，paradoxical embolism，PDE），而 PFO 处原位血栓形成也可能参与其中[4-6]。

反常栓塞（PDE，亦称矛盾性栓塞，奇异性栓塞）指静脉系统和右心房的血栓通过心脏内的交通从右心系统进入左心系统，引起心、脑、肾以及外周血管的动脉栓塞，较少累及冠状动脉。1972 年，Meister 等提出了 PDE 的诊断标准[7]：无左侧心脏或动脉栓子源的全身性或脑动脉栓塞；深静脉血栓形成或肺动脉栓塞；心脏存在右向左分流；有持续性或一过性（Valsalva 动作或咳嗽）右心系统压力增高。对于不明原因的动脉栓塞，均应考虑 PDE，尤其是存在体循环和肺循环栓塞时。引起 PDE 的疾病有房间隔缺损、室间隔缺损、动脉导管未闭、肺动静脉畸形等，最常见的是 PFO，约占 95%。

通常情况下，PFO 不引起心房间分流，也无明显症状，不需要治疗；但若合并发生不明原因卒中（cryptogenic ctroke，CS）、短暂性脑缺血发作（transient ischemic attack，TIA）、PDE，则需要给予干预治疗[6]。目前，治疗方案主要包括药物治疗和经导管封堵 PFO 介入治疗。药物治疗主要针对不接受介入封堵治疗的患者，可以选择抗凝（维生素 K 拮抗剂，如华法林；直接凝血酶抑制剂或 Xa 抑制剂，如利伐沙班、达比加群酯等）或抗血小板（如阿司匹林）治疗。现有的比较抗凝与抗血小板治疗效果的随机对照试验（randomized controlled trial，RCT）研究并没有证明哪种治疗方案更优[8]。最近的四项 RCT 研究显示，在降低卒中复发风险方面，经导管封堵 PFO 术明显优于单纯药物治疗[9-12]。

随着人们生活水平的提高和现代医学的发展，医学亚专科分工愈发精细，以疾病为中心的 MDT 显得尤为重要。在本案例中，患者疾病牵涉泌尿外科、呼吸内科、血管外科、心血管内科，在医学影像科和超声医学科的共同指导下，顺利完成诊断和手术治疗，取得了理想的治疗效果。正是这种 MDT 模式有效地打破了学科壁垒，推进了学科建设，实现医生、科室和医院的共同提高，最终使患者获益。

（郭晓纲，谢旭东，武玉涛）

~~~~~~

◎ 参考文献

[1] Miranda B, Fonseca AC, Ferro JM. Patent foramen ovale and stroke. J Neurol, 2018, 265(8): 1943-1949.

[2] Windecker S, Stortecky S, Meier B. Paradoxical embolism. J Am Coll Cardiol, 2014, 64(4): 403-415.

[3] Dattilo PB, Kim MS, Carroll JD. Patent foramen ovale. Cardiol Clin, 2013, 31(3): 401-415.

[4] Yan C, Li H. Preliminary investigation of in situ thrombus within patent foramen ovale in patients with and without stroke. JAMA, 2021, 325(20): 2116-2118.

[5] Elgendy AY, Saver JL, Amin Z, et al. Proposal for updated nomenclature and classification of potential causative mechanism in patent foramen ovale-associated stroke. JAMA Neurol, 2020, 77(7): 878-886.

[6] Pristipino C, Sievert H, D'Ascenzo F, et al. European position paper on the management of patients with patent foramen ovale. General approach and left circulation thromboembolism. Eur Heart J, 2019, 40(38): 3182-3195.

[7] Meister SG, Grossman W, Dexter L, et al. Paradoxical embolism. Diagnosis during life. Am J Med, 1972, 53(3): 292-298.

[8] Weitz JI, Lensing AWA, Prins MH, et al. Rivaroxaban or aspirin for extended treatment of venous thromboembolism. N Engl J Med, 2017, 376(13): 1211-1222.

[9] Mas JL, Derumeaux G, Guillon B, et al. Patent foramen ovale closure or anticoagulation vs. antiplatelets after stroke. N Engl J Med, 2017, 377(11): 1011-1021.

[10] Søndergaard L, Kasner SE, Rhodes JF, et al. Patent foramen ovale closure or antiplatelet therapy for cryptogenic stroke. N Engl J Med, 2017, 377(11): 1033-1042.

[11] Saver JL, Carroll JD, Thaler DE, et al. Long-term outcomes of patent foramen ovale closure or medical therapy after stroke. N Engl J Med, 2017, 377(11): 1022-1032.

[12] Lee PH, Song JK, Kim JS, et al. Cryptogenic stroke and high-risk patent foramen ovale: the DEFENSE-PFO trial. J Am Coll Cardiol, 2018, 71(20): 2335-2342.

22

单核细胞减少症
伴鸟分枝杆菌感染（MonoMac）综合征

◎ 案例要点

1. 这是一例有白细胞减少病史的年轻患者，急性起病，两肺斑片影，边缘模糊，予以经验性多级抗感染治疗后，部分病灶吸收，部分病灶无明显变化。

2. 病原宏基因组二代测序提示病毒、鸟分枝杆菌感染，在抗非结核分枝杆菌感染、抗病毒支持治疗过程中，病情进展。再次行肺穿刺明确病因，考虑鸟分枝杆菌感染（MonoMac）综合征。

◎ 病例简介

【简要病史】

患者，女性，14 岁，因"咳嗽、咳痰 2 周余，发热 10 天"于 2021 年 4 月 10 日入院。

患者既往体健，有白细胞减少、贫血病史 2 年。患者 2 周多前在无明显诱因下出现咳嗽、咳黄色黏痰，伴气促、胸闷，无胸痛，无恶心、呕吐，无头晕、头痛等不适。10 天前出现发热，体温最高 39℃，伴畏寒，无寒战。当地医院查血常规：WBC 3.03×10^9/L，N-mp（%）88.9%，HGB 79g/L，CRP 75.62mg/L。抗核抗体 1：100。肺支原体、衣原体检测，结核菌涂片，痰培养，血培养均为阴性。胸部 CT 提示"双肺渗出性病变，感染考虑"。先后予"哌拉西林钠他唑巴坦注射液、阿奇霉素注射液、美罗培南注射液、万古霉素注射液"抗感染治疗，患者仍有发热、咳嗽、咳痰，咳嗽感胸痛，伴有胸闷，为进一步诊治至我院就诊。

【入院查体】

体温（T）38.8℃，脉搏（P）108 次 / 分，血压（BP）106/68mmHg，呼吸（R）18 次 / 分，经皮动脉血氧饱和度（SpO_2）98%（无吸氧）。两肺呼吸音粗，右肺可闻及湿啰音。心律齐，各瓣膜区未闻及杂音。腹软，无压痛。双下肢无水肿。病理征未引出。

【实验室检查】

血常规：WBC $2.6×10^9$/L，N-mp（%）85.5%，LYM $0.36×10^9$/L，单核细胞计数（MO#）$0.01×10^9$/L，HGB 70g/L，PLT $288×10^9$/L。CRP 71.2mg/L，PCT 0.29ng/ml，甲状腺功能、肝肾功能、电解质均正常。肿瘤标志物：CA125 51.7U/ml。抗核抗体系列：抗核抗体 1∶20，余阴性。髓过氧化物酶（myeloperoxidase, MPO）、蛋白酶 3（proteinase 3, PR3）、核周型抗中性粒细胞胞质抗体（perinucle antineutrophil cytoplasmic antibody, P-ANCA）、胞质型抗中性粒细胞胞质抗体（cytoplasmic antineutrophil cytoplasmic antibody, C-ANCA）均阴性。细胞因子（TNF ＋ IL-2/4/6/10 ＋ IFN-γ）：白介素 -6（IL-6）19.13pg/ml。免疫球蛋白测定：IgA 75mg/dl，余正常。血清铁测定正常。痰结核分枝杆菌复合群、痰细菌真菌培养结果阴性。呼吸道病毒 7 项、血巨细胞病毒 IgM、巨细胞病毒 DNA、血 EB 病毒 IgM 均阴性。血巨细胞病毒 IgG、血 EB 病毒 IgG 结果均阳性。肺炎支原体 IgM 抗体、肺炎支原体 DNA、肺炎衣原体 DNA 均阴性。血总 IgE、烟曲霉特异性 IgE、血 G/GM 试验、血新型隐球菌荚膜抗原试验均阴性。血 T-SPOT、PPD 试验结果均阴性。

【影像学检查】

1. 胸部 CT：双肺散在斑片影，边缘模糊。2021 年 4 月 10 日胸部 CT 显示较外院 CT（2021 年 3 月 30 日）右上肺及左下肺病灶略吸收，右下肺实变未见明显吸收（见图 1-22-1）。

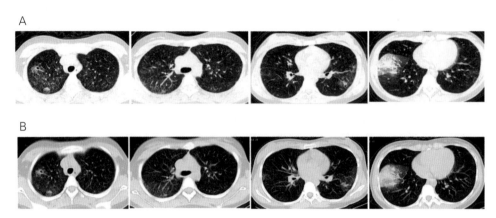

图1-22-1　胸部CT：双肺散在斑片影。2021年4月10日（B）较2021年3月30日（A）右上肺及左下肺病灶略吸收，右下肺实变未见明显吸收

2.气管镜检查：双侧支气管通畅，未见新生物。（右下内基底段）肺泡灌洗液：细菌/真菌涂片（－），细菌/真菌培养（－），GM试验（－），结核Genexpert（－），细胞学（－）。肺泡灌洗液病原宏基因组二代测序（metagenomic next-generation sequencing, mNGS）：鼻病毒A型序列1005；单纯疱疹病毒1型序列1，人类疱疹病毒4型序列35。

◎　初步诊断

　　1.肺部阴影。

　　2.社区获得性肺炎，非重症。

　　3.白细胞减少。

　　4.中度贫血。

◎　诊疗计划及诊治难点

　　患者为青少年（女性），急性起病，两肺阴影，当地医院考虑社区获得性肺炎（community acquired pneumonia, CAP），规范抗感染治疗失败。入住我院后，经哌拉西林舒巴坦联合阿奇霉素治疗，仍有反复高热，肺泡灌洗液 mNGS 提示鼻病毒 A 型感染。MDT 讨论患者病毒性肺炎诊断是否成立。

◎ 多学科诊疗（一）

检验科：鼻病毒是正链 RNA，分为 A、B、C 三型，它在 33℃左右容易复制，但在 37℃时复制会被抑制，因此它最易寄居于鼻腔，通常是普通感冒的主要病原菌，约 2/3 的上呼吸道感染由鼻病毒引起。另外，鼻病毒也可以引起鼻窦炎或中耳炎。最新文献报道，鼻病毒也可能是下呼吸道感染的重要病原菌，其中鼻病毒 C 型在 33℃和 37℃均可复制，更易引起下呼吸道感染，尤其是存在肺部基础疾病的患者，如婴儿，以及哮喘、慢性阻塞性肺疾病、肺囊性纤维化、器官移植、肿瘤等的患者。鼻病毒肺炎在儿童病毒性肺炎中占 18%～26%，在成人中占 5%。文献报道，鼻病毒感染可以增加流感嗜血杆菌、肺炎链球菌及金黄色葡萄球菌等细菌的易感性，因此鼻病毒是社区感染的重要病原体。结合该患者的病史及诊疗经过，鼻病毒感染是需要考虑的，但是否能解释该患者所有的临床表现，需要临床医师做出综合判断。

放射科：患者肺部影像为双肺散在分布，气道播散；病灶表现为斑片状渗出、实变、空泡征及树芽征多种形态，以间质性改变、细支气管病变及肺泡实变多种征象并存。肺部感染的形式主要有大叶型、小叶型及间质型。病毒性感染大部分以间质性改变为主，可累及肺泡结构。细菌性感染可为小叶型或大叶型，真菌、不典型病原体及分枝杆菌大部分以小叶型为主。由患者影像特点，首先考虑感染性因素，但需要鉴别非感染性因素。

血液科：患者自幼出现贫血，白细胞减少，但入院后查血清铁正常，铁蛋白也不低，贫血不能用月经过多及补充铁不足去解释。对这类患者，我们会怀疑她是否存在先天性或者遗传性血细胞减少的疾病。

呼吸内科：患者规范的抗 CAP 治疗失败，影像上表现为相对局限渗出伴支气管充气征，并不符合病毒性肺炎典型的影像学表现。患者有近 2 年的白细胞减少病史，我们认为她处于一个免疫缺陷的状态。但是，对于鼻病毒的认识，亚洲和欧美国家存在差异。2016年欧美国家流行病学调查发现，病毒性肺炎约占 CAP 的 30%，其中第一位的病原体是鼻病毒。而 2003 年我国相关研究发现，病毒性肺炎的主要病原体是流感病毒。基于上述考虑，我们认为患者的鼻病毒是需要处理的，但是单纯用鼻病毒肺炎难以解释患者的影像学表现，患者有合并其他机会致病菌的可能，需要进一步完善检查，如 CT 引导下肺穿刺等，寻找可能的原因。

MDT 小结： 予以免疫球蛋白（20g/ 次，qd×4d）及甲泼尼龙治疗，同时继续完善 CT 引导下肺穿刺，查找其他病因的可能。

◎ 诊疗经过及病情变化（一）

1. 入院后，经哌拉西林舒巴坦联合阿奇霉素治疗，患者仍有反复高热。

2. 支气管肺泡灌洗液 mNGS 提示鼻病毒 A 型，患者存在病毒性肺炎的可能。2021 年 4 月 13 日起，予以免疫球蛋白（20g/ 次，qd×4d）及甲泼尼龙治疗。2021 年 4 月 16 日，复查胸部 CT：右下肺阴影较前（2021 年 4 月 10 日）有所吸收（见图 1-22-2）。

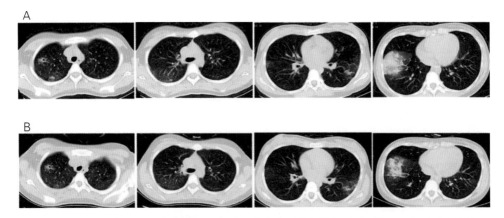

图 1-22-2　2021年4月16日复查胸部CT（B），患者右下肺阴影较2021年4月10日（A）有所吸收

3. 进一步完善检查。超声检查：脾大；右侧颈部Ⅳ区探及多枚淋巴结回声，大者约 1.2cm×0.6cm，皮髓质分界不清。行右侧颈部淋巴结穿刺活检，病理示：可见增生的淋巴细胞，分化成熟，未见恶性证据。

2021 年 4 月 20 日，行 CT 引导下经皮肺穿刺活检，病理示：（右下肺）纤维组织增生，肺泡内少量伊红染无结构物渗出伴较多吞噬脂质组织细胞聚集。肺穿刺组织 mNGS：非结核分枝杆菌属鸟分枝杆菌；人类疱疹病毒 4 型。

4. 2021 年 4 月 21 日 起，予 以 抗 非 结 核 分 枝 杆 菌（nontuberculous mycobacteria, NTM）治疗：阿奇霉素（0.5g / 次，qd）＋利福平（450mg/ 次，qd）＋乙胺丁醇（0.75g/ 次，qd）。2021 年 4 月 22 日，出院。

出院后 3 天（2021 年 4 月 25 日），患者再次发热，体温 38.5℃，伴咳白黏痰，无畏寒寒战、头晕头痛等不适，自行口服退热药物（具体不详）后体温降至正常。2021 年 4 月 27 日，再发高热，体温 39.0℃，伴胸腹及背部散在红色皮疹，略高于皮面，皮疹间皮肤正常，无疼痛瘙痒、头晕头痛、呕吐腹泻等不适。当地医院予以头孢曲松抗感染等对症治疗，发热未能缓解。次日，患者再次入住我院。

入院后，继续予以阿奇霉素（0.5g / 次，qd）＋利福平（450mg/ 次，qd）＋乙胺丁醇（0.75g/ 次，qd）抗 NTM 治疗，患者高热反复。追问病史：发热前 2 天，患者曾至猫馆，与猫密切接触约 2h，遂加用米诺环素（100mg/ 次，q12h）。2021 年 5 月 5 日，患者出现胸闷气急、呼吸衰竭，复查胸部 CT，提示右肺病灶进展（见图 1-22-3）。

患者病情反复，右下肺病灶经抗 NTM 治疗后有所吸收，但短期内再次进展，为明确病因再次进行 MDT 讨论。

◎ 多学科诊疗（二）

检验科： 近期有报道猫抓后可以发生立克次体感染，进展通常比较快，毒血症比较明显。

感染病科： 患者在抗 NTM 治疗后再次出现发热，除血型播散的 NTM 外，

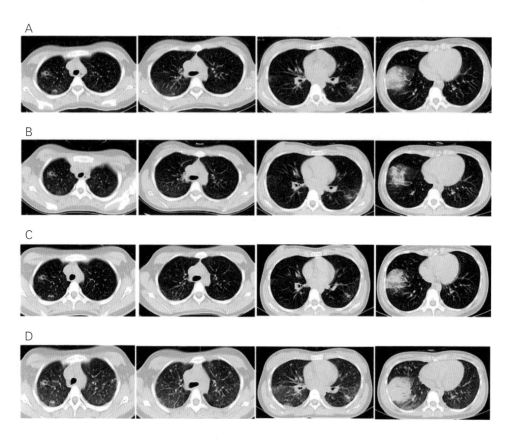

图1-22-3　肺部CT：治疗后，右上肺空腔无明显变化，右下肺病灶先吸收后再次进展
A.2021年4月10日肺部CT；B.2021年4月16日肺部CT；C.2021年4月29日肺部CT；
D.2021年5月5日肺部CT

一般NTM肺病少有发热，因此患者发热单纯以NTM肺病很难解释，NTM可能继发于其他疾病基础。患者肺穿刺组织mNGS中人类疱疹病毒4型也是阳性，且合并发热、脾大，需排除慢性活动性EB病毒感染或EB病毒相关淋巴瘤等疾病。同时，患者需要排除药物热，特别是利福平引发的药物热相对常见。

　　患者再次发热前有撸猫史，与猫相关的病原体有：①汉斯巴尔通体。猫抓病是由汉斯巴尔通体感染引起的，一般通过破损皮肤感染，伴有引流区域淋巴结肿大。该患者没有皮肤破损，除右侧颈部Ⅳ区稍增大淋巴结外，其余部位未见淋巴结肿大。临床表现与猫抓病不符，如患者为猫抓病，则阿奇霉素可以覆盖。②弓形体。其感染通常起病缓慢，与患者病史不符。

放射科：通过 2021 年 5 月 5 日肺部 CT 可以发现，患者肺内渗出性改变明显进展，双肺明显磨玻璃样密度增高影增多，右下实变范围扩大。发现这样的影像学表现，我们需要鉴别血液系统疾病等非感染性疾病。该病例呈现的是不典型的影像征象，需要影像与临床密切结合来做出综合判断。

呼吸内科：从患者前期治疗结果来看，激素治疗是有效的，表现为对体温的控制及影像学吸收。结合患者病史，需要考虑血液系统疾病，但是患者肺部病灶的多形性不符合淋巴瘤典型特征。一般情况下，NTM 致病毒力弱，很少出现高热。但该患者淋巴细胞计数明显降低，可能存在免疫抑制状态。在这种状态的患者，NTM 肺病的临床表现可能更为严重。下一步建议完善骨髓穿刺活检，以及皮肤活检、PET/CT 检查等。在目前患者病情进展且出现缺氧、高热的情况下，建议使用激素治疗。

MDT 小结：停用利福平及乙胺丁醇，使用甲泼尼龙治疗，抗 NTM 治疗方案改为阿奇霉素联合利奈唑胺。完善 PET/CT 及骨髓穿刺活检，有条件时再次行肺穿刺活检、超声气管镜经支气管针吸活检（transbronchial needle aspiration, TBNA）及鞘引导经支气管肺活检（guide sheath–transbronchial lung biopsy, GS–TBLB）。

◎ 诊疗经过及病情变化（二）

1. 患者再次入院后出现发热伴皮疹，不能排除抗 NTM 药物引发药物热的可能。在患者发热、低氧血症时，停用利福平及乙胺丁醇，使用甲泼尼龙抗炎治疗，患者体温恢复正常。

2. 抗 NTM 治疗方案改为阿奇霉素联合利奈唑胺。

3. 再次行肺穿刺活检，可见肺泡内大量伊红染无结构物渗出伴较多吞噬脂质组织细胞聚集（见图 1–22–4），肺泡隔见少量分化成熟的淋巴浆细胞。免疫组化：巨细胞病毒（CMV）（－）。原位杂交：EBER（－）。特殊染色：PAS（＋），D-PAS（＋）。

4. PET/CT 显示右肺下叶不规则模糊团片影，内伴充气支气管影，FDG 代谢不均匀增高（$SUV_{max}=5$），考虑炎症感染性病变，余双肺纹理增多、模糊紊乱；

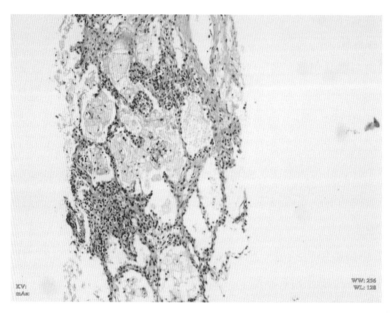

图1-22-4　肺穿刺活检病理：肺泡内大量伊红染无结构物渗出伴较多吞噬脂质组织细胞聚集

间质增厚，余双肺散在多发模糊斑片结节灶，FDG 代谢略增高；双侧锁骨区、纵隔多发稍大淋巴结显示，伴 FDG 代谢增高；肝脏及脾增大，FDG 代谢略增高；扫描区骨髓腔FDG 代谢弥漫略增高，建议结合骨髓活检；余扫描区全身（包括脑）PET 显像未见明显异常增高灶。

5. 骨髓穿刺：粒系增生活跃，中性粒细胞碱性磷酸酶积分（NAP 积分）不高。

6. 骨髓活检：骨髓造血组织三系增生。

◎ 多学科诊疗（三）

呼吸内科： 患者再次行肺穿刺活检，病理符合肺泡蛋白沉着症（pulmonary alveolar proteinosis, PAP）表现。特发性 PAP 患者体内存在粒细胞 – 巨噬细胞集落刺激因子（GM-CSF）中和抗体，可通过血清和肺泡灌洗液中抗 GM-CSF 抗体检测加以鉴别。此外，PAP 也可继发于某些感染（如巨细胞病毒、组织胞浆菌）、理化因素、矿物粉尘吸入以及某些血液系统恶性肿瘤。该患者无矿物粉尘相关接触史，也未发现巨细胞病毒、组织胞浆菌感染依据，故需完善抗 GM-CSF 抗体检测来鉴别特发性 PAP，以及排查血液系统疾病的可能。患者肺内病灶 PET/CT 未提示恶性肿瘤的可能，骨髓 FDG 代谢弥漫略增高，骨髓活检见骨髓造血组织三系增生，结合淋巴细胞计数低下病史以及 NTM 感染，考虑 MonoMac 综合征的可能。

血液科： 患者骨髓穿刺和活检的结果提示骨髓造血组织三系增生，且骨髓涂片未见噬血细胞的吞噬现象。患者血小板及中性粒细胞计数正常，没有出现明显的血三系减少征象。结合病理和临床表现，目前考虑 MonoMac 综合征。美国一项纳入 6 例患者的研究提示，造血干细胞移植可能是这类疾病唯一的治愈方式，尤其是有免疫缺陷的患者，反复感染的机会增大，建议患者进行移植。患者移植前准备包括：①确认患者 GATA2 是胚系突变，筛查父母亲基因；②进行染色体分析，筛查与骨髓增生异常综合征（myelodysplatic syndromes, MDS）/ 急性髓性白血病（acute myeloid leukemia, AML）相关基因有无异常；③因 GATA2 基因缺陷可累及全身脏器，故需评估患者器官功能及感染情况。待患者肺部感染及 PAP 控制相对稳定后可以进行移植。

北京协和医院病理科：（肺穿刺活检）肺泡腔内见红染颗粒状物及胆固醇结晶、泡沫细胞，部分肺间质内见较多淋巴细胞、单核细胞及中性粒细胞浸润，少许肉芽肿结节，考虑 PAP，不除外合并感染的可能。PAS 染色（＋），D-PAS（＋），抗酸 TB、弱抗酸染色（－）。

北京协和医院呼吸内科： 患者有淋巴单核细胞减少病史，合并肺部鸟结核分枝杆菌复合物感染，伴有肺泡蛋白沉积症，需考虑 MonoMac 综合征。该病在临床上以严重的单核细胞、自然杀伤（NK）细胞、树突状细胞和 B 淋巴细胞减少，以及鸟分枝杆菌感染为特征，伴有播散性人乳头状瘤病毒（HPV）感染或（和）真菌感染，部分 PAP 如果不予治疗，患者就会出现难治性感染、呼吸衰竭，或转化为白血病。该病是由 GATA2 基因突变导致的，为常染色体显性遗传或散发，建议完善基因测序，激素逐步减量，继续抗鸟分枝杆菌感染治疗。

MDT 小结：患者诊断考虑 MonoMac 综合征，完善全外显子测序，继续抗鸟分枝杆菌感染治疗，准备行干细胞移植。

◎ 诊疗经过及病情变化（三）

1. 阿奇霉素＋莫西沙星＋利奈唑胺抗鸟分枝杆菌感染治疗。

2. 口服泼尼松逐步减量。

3. 抗 GM-CSF 抗体检测结果为 1 μg/ml（在正常范围），符合继发性 PAP 的临床特点。

4. 全基因组测序：GATA2 基因杂合型。

患者症状缓解，有少许咳嗽、咳痰，无发热。

◎ 最终诊断及预后

【最终诊断】

1. MonoMac 综合征。

2. 肺泡蛋白沉积症。

3. 中期贫血（MDS 早期不除外）。

【预后】

1. 患者无发热，有少许咳嗽、咳痰，胸部 CT 提示肺部病灶明显吸收（见图 1-22-5）。

2. 目前准备行干细胞移植。

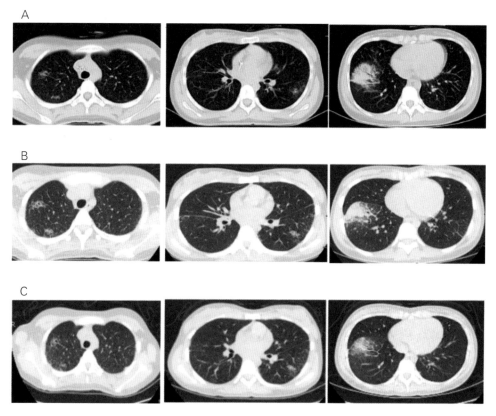

图1-22-5　胸部CT：治疗后两肺病灶明显吸收

A.2021年5月14日胸部CT；B.2021年9月17日胸部CT；C.2021年11月7日胸部CT

◎ 诊疗体会

　　患者为青少年（女性），有白细胞减少病史，突发高热起病，伴咳嗽、咳痰，两肺斑片影，规范 CAP 治疗失败，部分病灶吸收，部分病灶无明显变化，提示特殊病原学或非感染性病变的可能。肺穿刺标本病原宏基因组二代测序提示病毒、鸟分枝杆菌感染，但在抗非结核分枝杆菌感染、抗病毒支持治疗过程中，病情反复，病灶进展。在求因过程中，患者有猫接触史，相关病原学可能也需考虑排查。

病情进一步进展，再次回顾疾病过程，前期诊疗围绕 NGS 结果展开，NGS 提示 NTM 感染，但不能完全解释患者后续临床症状，结合白细胞计数减低史，需进一步排查血液系统疾病。再次行肺穿刺、骨髓穿刺活检明确病因，结果显示 PAP，结合淋巴单核细胞减少病史、肺部鸟结核分枝杆菌复合物感染，考虑 MonoMac 综合征，之后 GATA2 基因杂合型进一步证实该诊断[1, 2]。

在 NGS 普遍应用的今天，需要辨证看待 NGS 的结果。在临床诊疗过程中，面对病情复杂、变化超出诊疗预期或陷入僵局时，再次回顾、梳理疾病过程，能够帮助我们在荆棘丛中找到症结。

（周 华，张如卉，姚一楠，徐 艳）

◎ 参考文献

[1]Vinh DC, Patel SY, Uzel G, et al. Autosomal dominant and sporadic monocytopenia with susceptibility to mycobacteria, fungi, papillomaviruses, and myelodysplasia. Blood, 2010, 115(8): 1519-1529.

[2]Kazenwadel J, Secker GA, Liu YJ, et al. Loss-of-function germline GATA2 mutations in patients with MDS/AML or MonoMAC syndrome and primary lymphedema reveal a key role for GATA2 in the lymphatic vasculature. Blood, 2012, 119(5): 1283-1291.

23

机器人辅助下
脑深部电刺激术治疗梅杰综合征

◎ 案例要点

1. 梅杰综合征(Meige syndrome)是一种节段性肌张力障碍,首发症状是双侧眼睑痉挛,表现为双眼瞬目增多,伴有眼干、眼异物感;严重时,双眼完全闭合,难以睁开。部分患者可从眼睑痉挛逐渐发展到口下颌,表现为不自主噘嘴、下面部震颤、吐舌等,甚至导致下颌脱臼、吞咽困难、言语障碍,极少数患者还会有肢体受累。该病通常在老年女性中高发,严重时会导致功能盲,对患者的日常生活和工作造成极大困扰,甚至发生交通意外,导致患者丧失独立生活能力。部分患者存在家族史,也有患者是由继发性病因造成的,如长期服用抗精神病药物、感染、头部外伤、环境因素等。

2. 本案例介绍了一例病程 10 余年的梅杰综合征患者,经神经内科、神经外科、放射科等多学科协作,在机器人辅助下完成脑深部电刺激器植入术(deep brain stimulation, DBS)的过程。

3. 本例患者为浙江省首例使用 ROSA One 机器人治疗梅杰综合征的患者。

◎ 病例简介

【简要病史】

患者,女性,65 岁,不自主眨眼 10 余年,加重伴口舌不自主运动 2 年。患者 10 余年前在无明显诱因下出现不自主眨眼,伴畏光、眼干。在我院肌张力障碍门诊就诊,行肉毒毒素注射治疗后症状缓解,之后每半年定期注射肉毒毒素,症状控制可。2 年前,患者眨眼症状较前加重,感觉肉毒毒素注射后维持时间逐渐缩短，需增加注射次数，同时出现口下颌及舌不自主运动，影响进食，伴言语含糊、流涎。2年来，体重下降5千克余。

患者既往有高血压病史，服用氨氯地平，血压控制尚可。

【体格检查】

体温（T）36.5℃，脉搏（P）73次/分，血压（BP）135/67mmHg，呼吸（R）20次/分。神志清楚，对答切题。双眼瞬目增多，双眼裂小，眼周皱纹明显。口下颌不自主运动，见吐舌，言语含糊，颞下颌关节弹响。四肢肌力肌张力正常，腱反射等称，双侧巴氏征阴性。

【实验室检查】

血常规、生化、肿瘤标志物、甲状腺功能、风湿因子、凝血功能、心肌酶谱等未见明显异常。

【影像学检查】

头颅MR提示侧脑室旁少许缺血灶。

◎ 初步诊断

1. 梅杰综合征。

2. 高血压，1级。

◎ 诊疗计划及诊治难点

1. 面部肉毒毒素注射。

2. 苯海索口服控制流涎，硫必利口服控制口下颌不自主运动。

3. 口服药物及肉毒毒素注射后仍难以完全控制口下颌症状。

◎ 多学科诊疗

神经内科：该患者病程10余年，在患病初期主要表现为眼睑痉挛，肉毒毒素局部注射治疗效果满意，可控制眼部症状。近2年出现口下颌肌张力障碍，若对这些肌肉进行肉毒毒素注射，存在继发吞咽困难、呼吸受累的风险。患者口服多种药物效果不明显，影响吞咽和言语功能，对患者生活质量造成严重影响。具备进一步行 DBS 的指征。

放射科： 患者头颅磁共振检查基底节结构清晰，无明显脑萎缩征象，可进一步完善脑动脉 CTA 等检查，为手术路径设计做准备。

神经外科： 患者梅杰综合征诊断明确，口服药物及注射肉毒毒素不能完全控制临床症状，生活质量严重降低，既往无脑外伤、痴呆及其他脑器质性疾病史，具备 DBS 指征，排除手术禁忌征，建议予以 DBS 治疗。

MDT 小结： 患者梅杰综合征诊断明确，口服药物及肉毒毒素注射治疗效果不佳，建议行 DBS 治疗。

◎ 诊疗经过及病情变化

完善术前准备后，在全麻下采用 ROSA One 第二代神经外科手术机器人辅助定位，双侧 GPi 电极植入（见图 1-23-1），术后头颅 CT 显示电极与设计路径完全融合（见图 1-23-2）。该患者行 DBS 治疗，术后 1 个月后开机，症状明显改善，眼睑痉挛缓解，能正常进食。

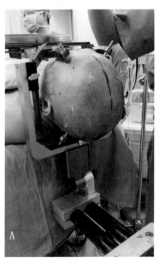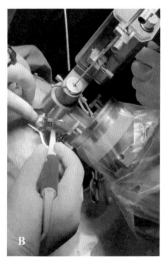

图1-23-1　手术机器人引导下脑深部电极植入过程
A.头架定位；
B.机器人引导下电极植入

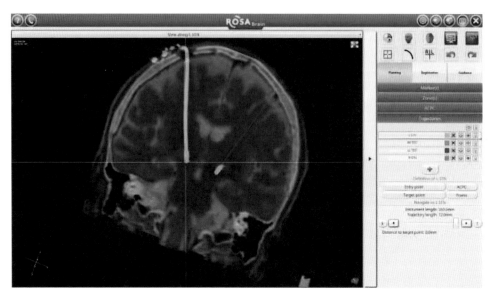

图1-23-2　术后头颅CT显示电极与设计路径完全融合

◎ 最终诊断及预后

【最终诊断】

1.梅杰综合征。

2.DBS 术后。

3.高血压，1 级。

【预后】

梅杰综合征为相对良性的运动障碍疾病，该患者 DBS 术后临床症状明显改善，生活质量提高，预后佳。

◎ 诊疗体会

1.梅杰综合征是临床上较为常见的节段性肌张力障碍疾病，在老年女性中发病率较高，严重影响患者的日常生活。该病的病因尚不明确，目前比较公认的假说是由于神经环路异常，影响了控制颅颈段肌肉的神经，从而导致面部的不自主运动，严重时累及咽喉部及颈部，出现相应部位的肌肉抽动[1]。由于公众对该病的认识不足，所以很多患者最初就诊于眼科，或误诊为干眼症。另外，该病还需要与重症肌无力、面肌痉挛、张睑失用、老年性眼睑下垂等疾病相鉴别。

2. 梅杰综合征目前无法治愈，可通过口服药物或局部注射肉毒毒素改善症状。常用的口服药物包括抗胆碱能药物、苯二氮䓬类药物、抗癫痫药物等。口服药物存在导致嗜睡、跌倒、口干、括约肌功能障碍等全身不良反应的风险。局部注射肉毒毒素可通过化学性去神经作用松弛靶肌肉，达到缓解痉挛的目的，是梅杰综合征的一线治疗方案。研究表明，肉毒毒素长期注射安全、有效[2, 3]。对于病变累及口下颌及咽喉部肌肉的梅杰综合征患者，肉毒毒素注射存在引起吞咽困难、误吸或呼吸衰竭的风险。因此，需要根据患者的临床表现和具体情况进行综合评估与治疗。

3. DBS 指在患者颅内植入脑深部电刺激器，实现经颅电刺激，利用电能对神经活动进行调控[4]。DBS 是许多运动障碍疾病（如帕金森病、震颤、肌张力障碍等）药物治疗效果不理想情况下的外科选择。使用机器人辅助下 DBS 治疗，改变了以往佩戴框架定位的模式，患者头部无须佩戴框架，不仅舒适性好，而且医生手术时的操作空间更大、稳定性更好和操作精度更准。术前需要根据磁共振影像设计脑起搏器电极的植入靶点和植入路径，机器人可以帮助医生将电极植入的精度误差控制在 0.4mm 以下。脑起搏器电极植入的精度越高，手术的目标就越能实现，并避免损伤脑内重要神经组织和血管。

4. 对于口服或注射药物疗效不佳或不耐受，同时症状较重而影响生活的梅杰综合征患者，可以经医生评估接受外科手术[5]。内侧苍白球电刺激术可用于口服药物或肉毒毒素注射治疗效果欠佳的单纯型（特发性或遗传性）、全身型和节段型肌张力障碍（A 级推荐）[6]。该手术需要在神经内科、神经外科及放射科多学科诊疗团队的协作下共同完成。植入脑起搏器治疗梅杰综合征具有微创、可逆、可调控、个性化等特征，是比较安全、副作用较少的有效疗法[7, 8]。除此之外，其他肌张力障碍，如痉挛性斜颈、全身型肌张力障碍、迟发型运动障碍等疾病，在药物治疗效果不佳时都可以采用 DBS 治疗。

（唐　敏，马跃辉，吴登唱，王　康，罗本燕）

~~~~~~

◎ 参考文献

[1] Pandey S, Sharma S. Meige's syndrome: history, epidemiology, clinical features, pathogenesis and treatment. J Neurol Sci, 2017(372): 162-170.

[2] Karp BI, Alter K. Botulinum toxin treatment of blepharospasm, orofacial/oromandibular dystonia, and hemifacial spasm. Semin Neurol, 2016, 36(1): 84-91.

[3] Czyz CN, Burns JA, Petrie TP, et al. Long-term botulinum toxin treatment of benign essential blepharospasm, hemifacial spasm, and Meige syndrome. Am J Ophthalmol, 2013, 156(1): 173-177.

[4] Rogers MH, Anderson PB. Deep Brain Stimulation Applications, Complications and Side Effects. New York: Nova Science Publishers, 2009.

[5] 中国医师协会神经外科医师分会功能神经外科专家委员会, 中华医学会神经外科学分会功能神经外科学组, 中国医师协会神经调控专业委员会, 等. 肌张力障碍脑深部电刺激疗法中国专家共识. 中华神经外科杂志, 2018, 34(6): 541-545.

[6] 中华医学会神经病学分会帕金森病及运动障碍学组，中华医学会神经外科学分会功能神经外科学组，中国神经科学学会神经毒素分会，等. 肌张力障碍治疗中国专家共识. 中华神经科杂志, 2020, 53(11): 868-874.

[7] Houser M, Waltz T. Meige syndrome and pallidal deep brain stimulation. Mov Disord, 2005, 20(9): 1203-1205.

[8] Inoue N, Nagahiro S, Kaji R, et al. Long-term suppression of Meige syndrome after pallidal stimulation: a 10-year follow-up study. Mov Disord, 2010, 25(11): 1756-1758.

24

上消化道支架崩解并发主动脉瘘

◎ 案例要点

1. 主动脉–消化道瘘是消化道与主动脉之间的异常通道，是一种罕见且致命的疾病，通常由各种主动脉和消化道疾病引起，而并发于消化道金属支架破裂导致的主动脉–消化道瘘非常罕见，必须引起临床医生的高度重视。主动脉–消化道瘘的典型临床表现为胸、腹部疼痛或吞咽困难，前哨性出血和无症状间歇期后致命性大出血。一旦出现无症状间歇期后的大出血，将危及生命，早期识别主动脉–消化道瘘并及时采取有效措施对改善患者预后具有重要意义。

2. 上消化道金属支架置入一般适用于恶性肿瘤引起的上消化道梗阻、难治性良性狭窄、上消化道瘘等疾病。支架崩解后易戳入食管壁、胃壁，掉入消化道管腔，诱发消化道出血、穿孔，如刺入消化道附近大动脉，则易引发动脉大出血、出血性休克，甚至危及生命。因此，对于良性疾病患者，不宜长期留置支架，症状缓解后应该及时取出体外。

3. 该患者因崩解的金属支架刺入降主动脉，故行主动脉覆膜支架置入术以预防降主动脉大出血，为后续手术做好保障，赢得时机。通过腔镜探查+胃切开取异物+肠粘连松解+膈肌修补术+胸膜粘连松解+肺修补+空肠造瘘术拔除所有崩解后的支架金属丝，解决了引起出血的根本问题。

4. 贲门失弛缓症是一种原发性食管动力障碍性疾病，主要发病年龄为 20～40 岁，常见的症状有吞咽困难，胃食管反流，呼吸道症状（如咳嗽、声音嘶哑、吸入性肺炎等），前胸、上腹部灼热，胸痛或胸部不适等。贲门失弛缓症虽然不直接威胁生命，但严重影响患者的生活质量，如果不及时进行治疗，会因食物误吸入气管而发生肺部感染。同时，食管黏膜长期受到反复刺激，也会发生溃疡甚至恶变。对贲门失弛缓症的治疗应根据患者的症状、年龄、合并疾病等选择个体化方案。治疗方法包括气囊扩张、外科肌切除术

（Heller 肌切开术）、经口内镜下肌切开术（peroral endoscopic myotomy，POEM）、食管切除术、肉毒毒素注射、药物治疗等。随着内镜治疗技术的发展和进步，POEM 已经是贲门失弛缓症的标准治疗方法。

◎ 病例简介

【简要病史】

患者，男性，38 岁，因"呕吐 25 天，呕血 19 天"于 2021 年 5 月 25 日入院。

19 年前，患者因"贲门失弛缓症"在当地医院行"贲门切除术＋金属支架置入术"，术后能正常饮食，无恶心、呕吐，无胸痛、腹痛，无呕血、黑便等不适。其间，患者未定期复查。25 天前，患者在无明显诱因下出现恶心、呕吐，餐后明显，伴胃纳欠佳，无发热、腹泻，无肛门停止排气排便、头痛头晕等不适，患者未重视，未治疗。19 天前，突发呕鲜红色血 500 ～ 600ml，解成形黑便 1 次，量约 200ml，无头晕、乏力，无黑矇、晕厥。至外院就诊，查血红蛋白 147g/L。胃镜提示：胃窦溃疡（A1 期，Forrest Ⅲ 级），贲门术后改变、吻合口黏膜隆起，幽门区异物。建议患者行 CT 检查，患者拒绝。予以禁食、补液、护胃等治疗，好转后患者出院。出院后 2 周，患者再发呕吐伴呕鲜红色血，量 100ml 左右；解一次不成形黑便，量约 100ml。再次至外院就诊，查血红蛋白 135g/L。复查胃镜，提示：胃体、幽门管、十二指肠异物，胃体异物损伤伴出血，慢性胃炎伴糜烂。患者为进一步诊治，遂至我院急诊就诊。查食管增强 CT，提示：贲门术后改变伴金属致密影。予以止血、补液、抑酸、护胃等治疗后收住入院。

【入院查体】

体温（T）37.2℃，脉搏（P）62 次 / 分，血压（BP）116/77mmHg，呼吸（R）13 次 / 分，经皮动脉血氧饱和度（SpO_2）99%。神志清，精神可，皮肤、巩膜无黄染，浅表淋巴结未及。双肺呼吸音清，两肺未闻及明显干湿啰音。心律齐，未闻及杂音。腹平软，无压痛及反跳痛，肝脾肋下未及，移动性浊音阴性，肠鸣音 3 次 / 分。双下肢无水肿。神经系统检查阴性。

【实验室检查】

血常规：WBC 6.3×10^9/L，N-mp(%) 80.4%，RBC 4.57×10^{12}/L，HGB 128g/L，PLT 160×10^9/L。凝血功能、肝肾功能、肿瘤标志物、CRP 等无殊。

【影像学检查】

食管增强 CT（见图 1-24-1）：贲门术后改变，术区可见网状金属高密度影，术区管壁未见明显增厚，增强扫描未见异常强化。食管显示良好，管壁未见明显增厚，管腔内未见明显异常高密度影，食管管腔未见明显扩张。纵隔未见明显增大淋巴结影。

全腹 CT 平扫（见图 1-24-2）：贲门术区及幽门可见线状条状高密度金属影，贲门术区管壁稍增厚，胃小弯侧可见肿大淋巴结影，直径约 11mm。

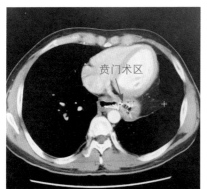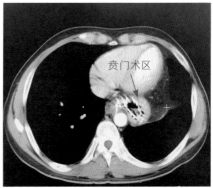

图1-24-1　食管增强CT：贲门术后改变，术区可见网状金属高密度影

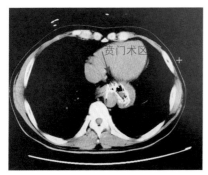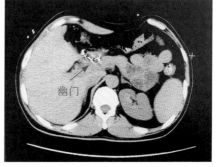

图1-24-2　全腹CT平扫：贲门术区及幽门可见线状条状高密度金属影

◎ 初步诊断

1.上消化道出血（金属支架崩解损伤胃壁首先考虑，主动脉瘘待排）。

2.消化道异物（原贲门手术区，胃窦幽门区）。

3.贲门失弛缓症（贲门切除术＋支架置入术后）。

◎ 诊疗计划及诊治难点

患者反复上消化道出血，虽经多次 CT、胃镜检查，但确切出血部位、出血原因不甚明确。结合患者既往史，外院胃镜检查结果及我院食管、腹部 CT 结果，患者反复上消化道出血首先应考虑原手术置入的支架崩解后戳入上消化道多部位所致。然而，第一次胃镜的"胃窦溃疡（A1 期，Forrest Ⅲ级）"与第二次胃镜的"胃体异物损伤伴出血"不能完全解释患者反复呕吐鲜红色血液。显然，患者除了胃镜检查发现的胃壁损伤出血之外，很可能还存在主动脉–消化道瘘的情况，然而两次 CT 仅仅报告贲门处高密度金属影，并未提及崩解的支架金属丝有无刺入主动脉腔内。经仔细阅读腹部 CT 平扫（见图 1-24-2）发现，除贲门部、幽门区多处有崩解的金属异物扎入其中外，贲门处胃壁外有一根条状金属影贴着胸主动脉，可能已经戳破主动脉，随时有造成致命性大出血的风险。因此，必须取出这些崩解的支架金属丝才能预防再次出血及更为严重的并发症（消化道大出血、出血性休克、多脏器功能受损死亡）的发生。

如何取出这些崩解的支架金属丝？是胃镜下拔除还是手术治疗？如果手术，如何确保术中患者的安全？需尽快确定最佳的治疗方案，为患者争取转危为安的时机。

◎ 多学科诊疗

消化内科：结合患者病史、外院胃镜检查结果及我院 CT 检查结果，上消化道出血原因考虑与金属支架崩解后损伤胃壁有关，而且极有可能存在原贲门术区的支架金属丝穿透胃壁扎入主动脉导致主动脉–消化道瘘的情况。如果采用胃镜方式取出，一方面，内镜下撕扯可能造成更大损伤；另一方面，拔除刺入主动脉的异物后将发生术中大出血，极有可能造成患者死亡。

胃肠外科：结合患者既往史，外院胃镜及我院 CT 检查等结果，出血考虑为崩解的支架金属丝戳入上消化道引起的，但因崩解的支架金属丝已嵌入胃壁，且小部分在幽门管处，大部分位于下纵隔的已部分手术切除后的胃食管结合部，鉴于该患者已有开胸手术史，故手术过程中需普胸外科共同参与。如需切开胃取支架，较为困难且风险大，还存在未知的"贲门"功能问题。

普胸外科：目前，患者残留异物基本介于原贲门手术处至幽门之间，若考虑手术治疗，术中若无法取出全部支架金属丝，则极大可能需要行全胃切除。之后空肠与食管下段是否可顺利吻合尚未可知。

血管外科：结合患者病情，部分崩解的支架金属丝已十分贴近主动脉甚至可能已经完全刺入管腔，建议经腔内主动脉覆膜支架植入预防致命性大出血。

MDT 小结：结合患者既往史及目前病情，此次上消化道出血原因考虑与金属支架崩解后损伤胃壁有关，考虑到原贲门术区的支架金属丝可能已穿透胃壁扎入主动脉导致主动脉 – 消化道瘘。最后决定：首先由血管外科进行主动脉造影及覆膜支架植入术以预防降主动脉大出血，术后转监护室密切监测病情，胃肠外科及普胸外科尽早共同为患者行手术取出崩解的支架金属丝。

◎ 诊疗经过及病情变化

1. 禁食，深静脉置管，积极完善术前相关检查，做好充分准备，进行主动脉造影＋覆膜支架植入术。术中见一根金属丝刺入降主动脉，放置覆膜支架 26mm×80mm 一枚，支架展开良好，最后造影提示降主动脉血流通畅，无对比剂外渗。

2. 术后转监护室进行密切监测，继续予以禁食、止血、抑酸、补液等对症支持治疗，监测心率、血压、氧合等生命体征及病情变化，均平稳。主动脉覆膜支架植入术后，患者仍有少量间断性呕血，每次 10～30ml，解少许黑便，但是监测血红蛋白未见明显变化，考虑支架与主动脉壁之间因异物存在贴合欠佳所致，应积极做好术前各项准备，尽快手术治疗。

3. 完善相关准备后，患者在全麻下行腔镜探查＋胃切开取异物＋肠粘连松解＋膈肌修补术＋胸膜粘连松解＋肺修补＋空肠造瘘术。术中探查腹腔，见腹腔内肠管网膜粘连，上腹部脏器粘连明显，遂做上腹部正中及左胸第6肋前外侧切口，切开皮下组织，进入腹腔和左侧胸腔。分离腹腔粘连，于胃窦部触及支架脱落的3根"V"形金属丝，胃窦前壁几近戳穿，将金属丝自胃窦前壁取出，丝线间断缝合胃窦前壁小孔。探见左侧胸腔致密粘连，分离胸腔粘连，打开膈肌至食管裂孔，暴露食管下段及原贲门术区，可触及支架金属丝。遂在胃体上段前壁做纵行切口，长约5cm，探见贲门部覆膜支架，下缘残缺不完整，部分嵌入胃壁内，小心分离后，将支架完全取出（见图1-24-3）。间断缝合悬吊胃壁切口后，用SC60a切割闭合器缝合胃壁，外加丝线浆肌层加固。术中X线检查，未见胃部金属丝残留。术中胃镜检查，未见胃腔内活动性出血。在屈氏韧带下方约20cm处空肠置入空肠营养管一根。手术完毕后转监护室治疗。

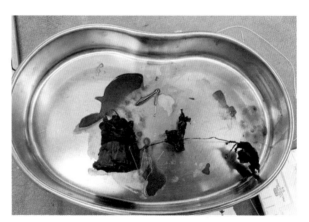

图1-24-3　手术过程中取出的支架碎片

4. 术后继续抗感染、禁食、补液、肠内营养、护胃等对症治疗。术后第2天，患者顺利拔除气管插管，鼻导管吸氧，生命体征平稳，未见明显消化道活动性出血征象。腹腔引流管通畅，有少量暗红色引流液。胸腔闭式引流管固定妥当，咳嗽后可见少量气泡。后转入普通病房治疗。

5. 继续上述治疗，后续拔除胸腔闭式引流管及腹腔引流管。复查食管造影，可见对比剂通过食管顺利，食管扩张较明显，管壁光整连续。对比剂通过贲门受阻。胃充盈良好，胃壁连续，对比剂通过幽门顺利。十二指肠球充盈良好。

◎ 最终诊断及预后

【最终诊断】

1. 主动脉－上消化道瘘（主动脉覆膜支架植入术）。

2. 胃溃疡伴出血（支架崩解后损伤）。

3. 消化道异物取出术（腔镜探查＋胃切开取异物＋肠粘连松解＋膈肌修补术＋胸膜粘连松解＋肺修补＋空肠造瘘术）。

4. 贲门切除术后。

【预后】

患者出院后未定期来我院复查。通过电话随访知患者现夜间有胃食管反流，偶有呕吐不适，白天偶有反酸症状，无恶心、呕吐，无烧心，无胸痛，无咳嗽，无吞咽困难等，也未至当地医院复查。建议患者尽早回院复查食管造影、食管CT、内镜等检查，必要时行内镜下治疗。

◎ 诊疗体会

1. 患者为青年男性，既往有"贲门失弛缓症"病史，19年前在当地医院行"贲门切除术＋支架置入术"，术后未定期复查，后续因支架崩解引起反复消化道出血。此类病例在临床上极为少见。

2. 因患者既往手术年限久远，故无法联系到手术医生，无法追溯及进一步了解原手术情况及支架情况。支架崩解戳入原贲门手术处、胃、十二指肠等多处区域，且部分金属异物可能已戳入主动脉，病情复杂、凶险。在内镜下取出的风险极大，且极有可能在术中引发主动脉破裂大出血而危及生命。手术治疗是唯一可能缓解患者病情、挽救患者生命的治疗手段，但术前需血管外科进行主动脉支架置入保护主动脉[1]，手术过程需胃肠外科及普胸外科等多学科共同参与。

3.贲门失弛缓症的治疗应根据患者的症状、年龄、合并疾病等选择个体化方案。治疗方法包括气囊扩张、外科肌切除术（Heller 肌切开术）、POEM、食管切除术、肉毒毒素注射、药物治疗等。食管切开术适用于贲门失弛缓症长期未得到有效治疗，发展为终末期，表现为巨食管或乙状结肠样食管，而气囊扩张或肌切开术治疗失败的患者[2]。POEM 是近 10 年发展起来的治疗贲门失弛缓症的内镜技术，通过上消化道内镜在食管建立黏膜下隧道、切开食管及食管括约肌（lower esophageal sphincter，LES）内环肌，具有创伤小、恢复快、效果好的特点，在临床上迅速应用、普及，可使症状改善率超过 90%，目前已逐渐成为治疗贲门失弛缓症的一线方法[3]。该患者既往采用"贲门切除术＋支架置入术"治疗贲门失弛缓症，虽术后无明显复发迹象，但时隔近 20 年，支架崩解扎入食管壁、胃壁，引发反复消化道出血，崩解的支架扎入降主动脉，导致主动脉瘘[4]，甚至诱发主动脉破裂出血而危及生命。目前，该患者在我院已通过多学科诊疗后进行手术，取出支架崩解后的所有金属丝。术后患者仍有胃、食管反流等症状，后续需通过药物治疗、生活方式改变等方式，来控制和缓解症状，如保守治疗无效，则可能需要进一步在内镜下干预或手术治疗。

（陈洪潭，章粉明，高 原，叶 芃，李栋林）

◎ 参考文献

[1] O'Callaghan A, Mastracci TM, Greenberg RK, et al. Outcomes for supra-aortic branch vessel stenting in the treatment of thoracic aortic disease. J Vasc Surg, 2014, 60(4): 914-920.

[2] Adler RH. What is the cardia? JAMA, 1962(182): 1045-1047.

[3] Jawaid S, Draganov PV, Yang D. Esophageal POEM: the new standard of care. Transl Gastroenterol Hepatol, 2020(5): 47.

[4] Hollander JE，Quick G. Aortoesophageal fistula: a comprehensive review of the literature. Am J Med, 1991, 91(3): 279-287.

25

颈动脉蹼导致反复脑梗死

◎ 案例要点

1. 颈动脉蹼（carotid web）是位于颈动脉球后壁颈动脉分叉以远的腔内薄层突出物。在病因不明的青年卒中患者中，颈动脉蹼与缺血性卒中在统计学上存在显著相关性[1]。

2. 隐源性卒中（cryptogenic stroke，CS）是指通过筛查常见致病因素，仍未发现可能病因的症状性脑卒中。这一概念是随着研究进展而逐渐变动的。随着医学技术的进步，越来越多脑卒中的罕见病因被发现，为隐源性卒中的二级预防提供了帮助。

3. 研究发现，颈动脉蹼在脑卒中患者中的发病率约是对照组的 8 倍；对颈动脉蹼进行准确、快速诊断，对隐源性卒中实施有针对性的干预，可以减少卒中事件的再发[2]。

◎ 病例简介

【简要病史】

患者，男性，57 岁，因"突发晕厥 6 年，再发 2 个月"于 2022 年 1 月 12 日入院。

患者既往健康情况一般，否认有高血压、糖尿病等病史，偶有胸闷、气急情况，未正规检查。6 年来，患者反复头晕发作，短暂晕厥后清醒。当地医院诊断为脑梗死，经内科治疗后好转。2 年前，患者右眼视野变窄，余光看不见物体，当地医院多次检查，排除视力问题，仍考虑为脑梗死引发。2 个月前，患者突发晕厥摔倒，当地医院考虑为"急性大面积脑梗死"，立即予以急诊行取栓术。当地医院查颈动脉血管造影（CT angiography，CTA），怀疑颈动脉夹层可能。经治疗后，患者脑梗死症状未好转，偶有胸闷、气急，联系我院。考虑颈动脉蹼不能排除，为进一步诊治转入我院。

【入院查体】

体温（T）36.2℃，脉搏（P）58次/分，血压（BP）122/74mmHg，呼吸（R）18次/分，经皮动脉血氧饱和度（SpO$_2$）97%，中心静脉压（CVP）13mmHg，神志镇静状态。皮肤、巩膜未见黄染。双肺呼吸音粗，未闻及明显干湿啰音。心率（HR）75次/分，心律齐。腹部软，肝脾肋下未及。双下肢未见水肿。病理征未引出。

【实验室检查】

血常规：WBC 4.57×10^9/L，N-mp(%) 46.2%，L-mp(%) 36.5×10^9/L。PO$_2$ 98mmHg。血生化：ALT 15U/L，TB 7.2μmol/L，Cr 124μmol/L。BNP 149pg/ml。

【影像学检查】

心电图：窦性心动过缓；室内传导阻滞。

颈动脉彩超：双侧颈动脉内中膜不均增厚伴多发斑块，右侧锁骨下动脉起始处斑块，右侧颈内起始段血管前壁偏高回声膜样结构，动脉蹼可能。

颈动脉CTA：右侧颈总动脉分叉处夹层可能，请结合DSA检查。右侧椎动脉纤细。附见：左侧锁骨下动脉近段混合斑块形成伴管腔轻度狭窄。右侧额颞叶片状低密度影。

心脏超声：提示扩张性心肌病。左室舒张功能减退，二、三尖瓣轻度反流。

◎ 初步诊断

1. 颈动脉蹼。

2. 脑梗死。

3. 扩张性心肌病。

◎ 诊疗计划及诊治难点

患者反复多次发作头晕、晕厥、视力减退，既往有吸烟史。脑梗死为颈动脉硬化狭窄引起，还是心功能不全、心脏内栓子形成引起，还是为更少见的颈动脉蹼引起？明确病因才能予以有效治疗。如明确是由颈动脉蹼引起的，治疗方法是颈动脉切开内膜剥脱术，还是颈动脉支架植入术？患者 2 个月前发生脑梗死，手术时间是否合适？是否需继续内科治疗？此次发现患者合并扩张性心肌病，是否考虑治疗及相关风险？这些诊治难点都亟待 MDT 讨论解决。

◎ 多学科诊疗

放射科： 患者为中年男性，反复多次出现脑梗死症状。2 个月前，外院 CTA 提示颈动脉夹层。我院 CTA 提示右侧颈总动脉分叉处管腔内见一内膜片（见图 1-25-1），两侧颈总动脉、颈内外动脉、基底动脉显示良好，走行正常，边缘光整，管壁未见明显高密度钙化斑，未见明显充盈缺损，管腔未见明显狭窄改变。右侧椎动脉纤细。右侧颈总动脉分叉处夹层可能。颈动脉蹼是一种较为少见的疾病，我科在该病的影像学方面经验不多，从 CTA 三维片上看，不考虑颈动脉夹层。因范围比较局限且未见壁间血肿情况，查阅国外影像资料，颈动脉蹼不能排除[3]。

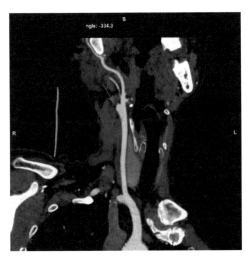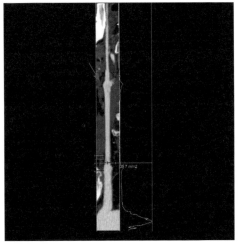

图1-25-1　CTA显示颈动脉分叉处局限病变，可见可疑管腔内动脉内膜片（红色箭头处）

超声医学科： 颈动脉蹼是一种少见病，近年来被重视后，我科临床上行颈动脉彩超检查发现数例。颈动脉蹼是颈动脉腔内薄膜状突出，类鸭蹼。CTA 虽然清晰度高，但无法显示颈动脉蹼在颈动脉内飘动的状态，而彩超在动态观察方面有优势。然而，因颈动脉蹼少见且范围局限，故有漏诊可能。该病例在超声下显示典型的颈总动脉分叉处薄膜状内膜飘动，对血流动力学造成影响，蹼下易形成血栓（见图 1-25-2）。

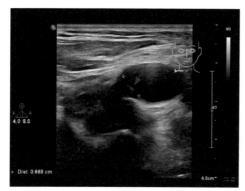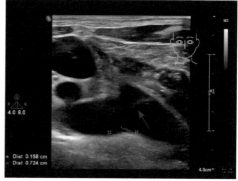

图1-25-2　超声下可见动脉内膜片在管腔内飘动（红色箭头处）

神经内科： 患者反复多次发生脑梗死，2 个月前症状再发，伴晕厥，已行取栓术。术后未发现患者有明显颈动脉、颅内动脉硬化斑块等情况，而颈动脉硬化斑块脱落是脑梗死最常见的原因。考虑患者反复脑梗死发作，严重影响生活和工作，且已行一次急诊取栓手术，为防止脑梗死再次发作，需明确病因并治疗。当地医院颈动脉 CTA 提示颈动脉夹层，阅片后发现颈动脉夹层范围局限，患者无突发颈部疼痛外伤病史，颈动脉夹层诊断不明确，而颈动脉蹼不能排除。因条件有限，患者转至我院血管外科进一步诊治。我院行颈动脉彩超，显示颈动脉内膜片飘动，颈动脉蹼诊断明确。颈动脉蹼影响颈动脉血流，导致动脉蹼处局部血栓形成，血栓反复脱落导致脑梗死，这能解释患者脑梗死反复发作而未发现明显颈动脉硬化斑块的情况。目前，需探讨患者的治疗方式是开放手术还是介入支架治疗。建议当前予以阿司匹林加氯吡格雷抗血小板，他汀类药物做术前药物准备。

心血管内科： 该患者彩超提示扩张性心肌病。目前心功能一般，建议患者以后随诊治疗心肌病。因当前存在扩张性心肌病情况，故全麻风险可能较高，建议可采用局麻微创的支架植入手术方式。

血管外科： 患者反复脑梗死发生，CTA 示颈动脉夹层。颈动脉夹层和颈动脉蹼在 CTA 上较难分辨。通常，颈动脉夹层形成后，内膜破裂，累及范围较广，有突发疼痛等病史，影像学上存在壁间血肿等情况。颈动脉蹼是一种少见病，但近年来国内外均非常重视，尤其对于非典型病因的脑梗死患者，更需要考虑。目前，浙江省内颈动脉蹼病例多数在我院完成诊治。该患者原拟行颈动脉开放内膜剥脱术，优点是手术切除的病变"蹼"可送病理明确诊断，但考虑患者存在扩张性心肌病的情况，手术麻醉风险高，决定行动脉支架植入术。植入支架后，支架将颈动脉蹼贴壁，不再在动脉腔内飘动影响血流并形成血栓。

MDT 小结： 经放射科、超声医学科、心血管内科、神经内科、血管外科 MDT 讨论，得出共同诊断：考虑患者为颈动脉蹼。因反复发生脑梗死有治疗指征，而患者合并肥厚型心肌病、心功能严重不全，故建议采用微创的支架植入术。以上情况已告知患者及家属。

◎ 诊疗经过及病情变化

1. 做好充分术前准备，与家属充分沟通病情，再杂交手术室行颈动脉造影术。

2. 术中备脑氧监测和心电监测。

3. 术中明确诊断为右侧颈动脉蹼（见图 1-25-3）。

4. 定位明确后放置脑保护伞装置，以预防术中血栓脱落等情况。

5. 定位右颈内动脉、颈总动脉，放置 $6 \times 8 \sim 40$mm EV3 支架（见图 1-25-4），完整覆盖病变部位。

6. 术后予以抗凝、抗血小板对症治疗，患者恢复好，顺利出院。目前随诊未再出现脑梗死症状。

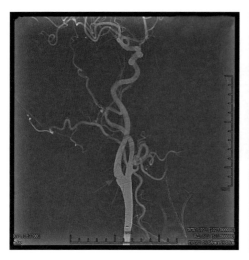

图1-25-3　DSA下可见颈内动脉分叉处动脉蹼形成
（红色箭头处）

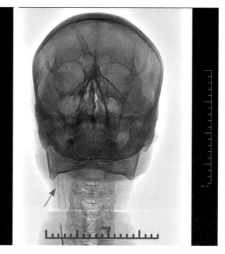

图1-25-4　DSA下显示已行支架植入术
（红色箭头处）

◎ 最终诊断及预后

【最终诊断】

1. 右侧颈动脉蹼。

2. 脑梗死。

3. 扩张性心肌病。

【预后】

患者神志清楚，语言活动正常，日常服用抗凝、抗血小板、他汀类等药物，头晕、晕厥未再发作，工作和生活正常。

◎ 诊疗体会

1. 该患者为中年男性，头晕、晕厥反复发作，多次诊断为脑梗死。症状渐加重，末次发作经脑动脉取栓抢救。我院下沉专家应用丰富的经验判断可能为颈动脉蹼这一罕见病，给患者的救治带来希望。

2.颈动脉蹼虽然是一种罕见病，但是基于我国人口众多和流行病学调查尚未有完善的情况，罕见病可能并不罕见。

3.各学科在 MDT 中紧密协作，有利于诊断和治疗罕见病、少见病。

4.在颈动脉蹼的治疗上，开放手术能获得明确的病理结果而确诊。但结合患者存在扩张性心肌病这种严重疾病，手术风险高，而彩超、CT、DSA 等检查已能明确诊断，故考虑采用微创的支架植入术对患者更有利。

（田　路，张鸿坤）

◎ 参考文献

[1]Grory BM, Emmer BJ, Roosendaal SD, et al. Carotid web: an occult mechanism of embolic stroke. Journal of Neurology, Neurosurgery, and Psychiatry, 2020, 91(12): 1283-1289.

[2] Coutinho JM, Derkatch S, Potvin A, et al. Carotid artery web and ischemic stroke: a case-control study. Neurology, 2017, 88(1): 65-69.

[3] Mei J, Chen D, Esenwa C, et al. Carotid web prevalence in a large hospital-based cohort and its association with ischemic stroke. Clinical Anatomy, 2021, 34(6): 867-871.

26

经皮室间隔射频消融术
治疗梗阻性肥厚型心肌病

◎ 案例要点

1. 70% 以上的肥厚型心肌病（hypertrophic cardiomyopathy, HCM）表现为梗阻性肥厚型心肌病（hypertrophic obstructive cardiomyopathy, HOCM），临床症状明显，存在较高的心脏性猝死风险。

2. 目前梗阻性肥厚型心肌病的治疗是心血管领域的一个难点。最新指南[1]推荐对梗阻性肥厚型心肌病进行室间隔缩减治疗（Ⅰ类推荐），包括室间隔切除术和经导管室间隔乙醇消融术。

3. 经皮室间隔射频消融术（percutaneous intramyocardial septal radiofrequency ablation, PIMSRA）是近年来发展的一项新兴技术，具有创伤小、恢复快、不易导致心脏传导系统损伤的特点。

◎ 病例简介

【简要病史】

患者，男性，24 岁，因"活动后胸闷 5 年，黑矇 3 个月余"于 2020 年 4 月 15 日入院。

5 年前，患者活动后出现胸闷、气促，遂至我院就诊，查心超，示"室间隔增厚，肥厚型心肌病首先考虑，左室流出道梗阻"，诊断为"肥厚型心肌病"，予以美托洛尔缓释片治疗，患者用药一段时间后自行停药。3 个月前，患者洗澡时突发胸闷，伴黑矇数秒，无恶心、呕吐，无心慌、晕厥等不适，遂至我院门诊就诊，心超提示：梗阻性肥厚型心肌病，静息状态下左室流出道（left ventricular outflow tract, LVOT）峰值压差 65mmHg，左房增大，肺动脉收缩压（pulmonary arterial systolic pressure, PASP）增高 40mmHg。遂收入我院心血管内科。2020 年 3 月 12 日，行冠脉造影，提示：冠脉未见明显狭窄。左心室造影示：舌形心，符合肥厚型心肌病表现。测压示：心尖部 206/17（85）mmHg，左室流出道 100/20（75）mmHg，主动脉根部 91/62（75）mmHg，左室心尖部－流出道压力阶差 115mmHg。术后，患者规律口服美托洛尔缓释片（47.5mg/ 次，qd，口服），现患者稍活动后仍有胸闷、气促，为进一步治疗，以"梗阻性肥厚型心肌病"收治入院。

患者既往体质良好，否认有高血压、糖尿病、冠心病等病史，吸烟史 5 年，未戒。母亲患肥厚型心肌病，一姐姐因"肥厚型心肌病"猝死。

【入院查体】

体温（T）36.2℃，脉搏（P）72 次 / 分，血压（BP）101/60mmHg，呼吸（R）20 次 / 分，经皮动脉血氧饱和度（SpO$_2$）98%。神志清，精神可，颈静脉无怒张，浅表淋巴结未及肿大，气管居中。双肺呼吸音清，未闻及明显干湿啰音。心律齐，心音无分裂，胸骨左缘可闻及Ⅲ级收缩期杂音。腹软，无压痛及反跳痛，肝脾肋下未触及，肝颈静脉反流阴性。双下肢无水肿。神经系统检查阴性。

【实验室检查】

血常规：WBC 5.10×10^9/L，N-mp(%) 44.9%，L-mp(%) 47.2%。BNP 352pg/ml。

【影像学检查】

胸部 CT 平扫：右肺上叶多发肺大疱伴周围少许炎症考虑，建议随访复查。

常规心电图＋心电向量图：①窦性心律；②ST 段、T 波明显改变，请结合临床。

超声心动图（彩超）：梗阻性肥厚型心肌病，静息状态下 LVOT 峰值压差 65mmHg，室间隔增厚，基底部厚 2.5cm，二尖瓣轻度反流，PASP 增高 40mmHg（见图 1-26-1）。

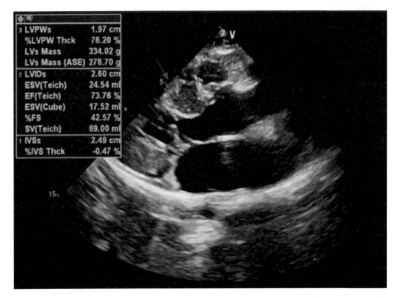

图1-26-1　术前超声心动图（2020年3月10日）：LVOT峰值压差65mmHg，室间隔增厚，室间隔厚2.49cm（红色箭头分别示心脏室间隔和左室流出道位置）

颈动脉＋双下肢超声：颈动脉血流未见明显异常，双下肢动脉血流通畅，双下肢深静脉血流通畅。

心脏 MR 平扫＋增强（1.5T）：符合肥厚型心肌病。左室舒张功能减退。

◎ 初步诊断

1.梗阻性肥厚型心肌病（心功能Ⅲ级）。

2.肺部感染。

3.肺大疱（多发）。

4.肺动脉高压。

◎ 诊疗计划及诊治难点

患者为青年男性，胸闷、黑矇症状明显，梗阻性肥厚型心肌病诊断明确，心超提示室间隔最厚 2.5cm，左室流出道峰值压差 65mmHg，β受体阻滞剂治疗后仍有胸闷症状，有室间隔缩减治疗的指征。目前有三种手术方式——室间隔旋切术（morrow procedure, MP）、乙醇消融术（alcohol septal ablation, ASA）以及经皮室间隔射频消融术。该病例的一个难点是选择何种手术方式能够获益最大；另一个难点是每种手术方式的适应证、禁忌证和围手术期注意事项。因此，需要多学科诊疗，评估多种术式的手术指征和手术风险。

◎ 多学科诊疗

心血管内科：患者为青年男性，胸闷 5 年，黑矇 3 个月余，根据目前的冠脉造影结果，排除冠心病病因；根据心电图、电解质等情况，初步排除长 / 短 QT 间期综合征等离子通道病；根据心超以及心脏 MR 检查结果，患者梗阻性肥厚型心肌病诊断明确。患者胸闷、黑矇症状明显，有家族猝死病史，心源性猝死风险高，建议行手术治疗。手术方式有室间隔旋切术、乙醇消融术以及经皮室间隔射频消融术等，结合患者年龄以及相应手术方式的优劣性，建议行经皮室间隔射频消融术。该手术具有一定风险，应充分告知患者及其家属。

心脏大血管外科：患者活动后胸闷 5 年，黑矇 3 个月余，有家族猝死病史，心超提示肥厚型心肌病。目前诊断为梗阻性肥厚型心肌病、二尖瓣关闭不全，有手术处理指征。可考虑行射频消融术，术中严密监测、细心操作，降低出血、梗阻加重心力衰竭等的发生风险，做好外科开胸手术准备。

麻醉科：患者活动后胸闷 5 年，黑矇 3 个月余，诊断为梗阻性肥厚型心肌病，有家族史。心超：静息状态下 LVOT 峰值压差 65mmHg。冠脉造影提示：冠脉未见明显狭窄，左室心尖部-流出道压力阶差 115mmHg。建议：①可考虑气管插管全身麻醉下手术；②围手术期加强监测，维护血流动力学稳定，尽可能维持窦性节律、控制心室率，适当补充血容量；③与患者及其家属充分沟通围手术期风险。

重症医学科：患者活动后胸闷 5 年，黑矇 3 个月余，查心超，示"室间隔增厚，肥厚型心肌病首先考虑，左室流出道梗阻，主动脉瓣、二尖瓣轻度反流"，诊断为"肥厚型心肌病"。拟行经皮室间隔射频消融术。建议：①患者病情重，需要充分告知患者和家属；②术后转入重症监护室治疗。

超声医学科：患者目前诊断明确，可以考虑行超声引导下肥厚心肌射频消融术。

放射科：患者 2020 年 4 月 17 日冠脉 CTA 未见异常。2020 年 4 月 17 日心脏 MR 示梗阻性肥厚型心肌病，二尖瓣关闭不全，无心肌致密化不全。符合梗阻性肥厚型心肌病影像学表现。

MDT 小结：患者为青年男性，因"活动后胸闷 5 年，黑矇 3 个月余"入院。患者症状明显，有家族猝死病史，已经排除冠心病、离子通道病等可能，心脏超声及影像学资料提示梗阻性肥厚型心肌病，梗阻性肥厚型心肌病诊断明确，猝死风险较高，建议行室间隔缩减术。三种术式各有优劣：室间隔旋切术，为既往"金标准"，但需要开胸，创伤大，易发生完全性左束支传导阻滞、心力衰竭等并发症；乙醇消融术，为微创治疗，但作用部位局限，复发率高，不易控制，可能导致心肌梗死甚至猝死；经皮室间隔消融术，具有不开胸、不停跳、路径短、创伤小、恢复快、费用低、无辐射等优势。

经 MDT 专家讨论，一致决定：患者梗阻性肥厚型心肌病诊断明确，与患者及其家属充分沟通后，建议行 PIMSRA；术前充分准备，做好开胸准备；术中严密监测，全身麻醉下行经皮室间隔消融术；术后转入重症监护室治疗。

◎ 诊疗经过及病情变化

与患者及其家属充分沟通后，患者决定行经皮室间隔消融术。排除禁忌后，于 2020 年 4 月 19 日行经皮室间隔射频消融术。术后床边心脏彩色多普勒超声：室间隔增厚，LVOT 峰值压差 16mmHg。术后转入重症监护室，治疗上予以无创呼吸机辅助通气，颈内静脉置管，艾司洛尔积极控制心室率，去甲肾上腺素维持循环稳定，头孢呋辛预防感染，以及祛痰、护胃、维持电解质平衡、营养支持等对症支持治疗。术后第 2 天转入我科普通病房治疗，一过性血压偏低，予以升压药维持。术后复查颈部血管超声，提示右侧颈内静脉置管后血栓形成，予以低分子肝素抗凝治疗。

◎ 最终诊断及预后

【最终诊断】

1. 梗阻性肥厚型心肌病，经皮室间隔射频消融术后，心功能Ⅲ级。

2. 颈部血栓形成。

3. 肺动脉高压。

4. 肺部感染。

5. 肺大疱（多发）。

【预后】

1. 患者术后即刻心室压差改善明显，无明显胸闷等症状，病情稳定。

2. 患者术后一般情况可，带药出院。

3. 术后半年至门诊复查心超，LVOT峰值压差进一步改善（见图1-26-2）。

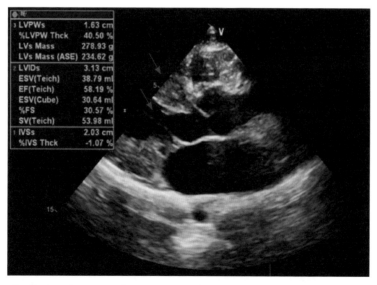

图1-26-2　术后超声心动图（2020年11月2日）：静息状态下LVOT峰值压差11.8mmHg，Valsalva呼吸运动后LVOT峰值压差12.3mmHg，室间隔增厚，室间隔厚2.03cm（红色箭头分别示心脏室间隔和左室流出道位置）

◎ **诊疗体会**

肥厚型心肌病是一种常见的常染色体显性遗传心血管疾病，主要为编码心肌收缩器的肌节基因突变，目前已报道 15 个相关基因的 1500 多个突变位点。肥厚型心肌病发病率为（1：500）～（1：200）[2]。病理表型为左心室肥厚、心肌过度收缩、顺应性降低、肌原纤维紊乱和纤维化。临床表现存在明显异质性，可无明显临床症状，也可导致胸闷、胸痛、呼吸困难、反复晕厥、心房颤动、室性心动过速、心力衰竭甚至猝死等严重后果；病死率为 1.4%～2.2%，是年轻人和运动员猝死的最常见原因 [3-5]。肥厚型心肌病的主要表现为左心室一个或多个节段肥厚，厚度 ≥ 15mm。当出现二尖瓣收缩期前向运动（systolic anterior motion, SAM）贴靠室间隔，造成 LVOT 狭窄或梗阻，LVOT 峰值压差 ≥ 30mmHg 时，称为梗阻性肥厚型心肌病。梗阻性肥厚型心肌病约占肥厚型心肌病的 70% [6]。梗阻性肥厚型心肌病引起的 LVOT 梗阻越重，临床症状就越重，预后也越差。因此，梗阻性肥厚型心肌病治疗的主要目的是解除或者缓解 LVOT 梗阻，改善症状，降低病死率。

既往梗阻性肥厚型心肌病的治疗方式主要有三种：药物治疗、外科手术和乙醇消融术（ASA）。就药物治疗而言，主要是使用最大耐受剂量的 β 受体阻滞剂（美托洛尔、比索洛尔）和非二氢嘧啶类钙通道阻滞剂，缓解部分患者流出道梗阻，进而改善症状。但是，很多患者即便接受最大剂量的药物治疗，仍会出现胸闷、晕厥等症状，药物的有效性有待于更大规模的临床随机对照研究 [7] 证实，而且临床药物副作用和限制较大，如心功能受到明显影响、明显窦性心动过缓或严重房室传导阻滞时禁用等。外科手术指对患者行室间隔心肌切除，即室间隔旋切术（MP），需要开胸并建立体外循环，创伤较大，对患者的耐受能力要求高，且有造成左束支传导阻滞的风险，即使是具有较为丰富经验的临床医学中心，MP 的死亡率也接近 5.2%[8]。ASA 指通过介入导管技术将乙醇选择性注入心脏间隔支动脉，诱发室间隔凝固性坏死，从而缓解 LVOT 梗阻，减轻症状。作为一种介入治疗方法，ASA 侵入性较小，安全性较 MP 高，适用于高手术风险的患者。但是，部分患者因冠状动脉解剖学变异，故无法行 ASA 治疗；同时，乙醇消融的不可控性会造成无关或较大范围心肌坏死，从而导致严重后果[9]。而且根据当前临床数据，行 MP 或者 ASA 的患者术后有一定的概率需要植入永久起搏器[10]。

近年来，西京学院刘丽文教授在 2018 年公布了一项原创 PIMSRA 技术，即在超声引导下经皮经心外膜到达心肌内，在心脏不停跳的情况下完成室间隔射频消融[11, 12]。通过高频电波使肥厚的心肌组织细胞内的离子产生热效应，局部温度 90～100℃，进而使肥厚的心肌细胞脱水坏死。该技术能有效减低室间隔厚度和左室流出道峰值压差，缓解临床症状，且对心脏传导阻滞不产生明显影响。此外，该技术还具有创伤更小、恢复更快、不良反应更少等优点[13]。

浙江大学医学院附属第一医院作为浙江省第一家引入 PIMSRA 的医院，一直努力于新技术的引进、推动和研发，从而解决更多的临床问题，造福更多的患者。本例患者诊断明确，且有进行室间隔缩减治疗的 I 类适应证。而选择何种术式、相应术式的适应证和禁忌证以及围手术期管理，为重中之重。经心血管内科、心脏大血管外科、麻醉科、重症医学科、超声医学科、放射科等多学科诊疗，全面评估手术适应证、禁忌证和风险，充分讨论三种术式的优劣，最终选择 PIMSRA。术中在全麻诱导、超声指导下精细操作，术后进入重症监护室严密监测，保证了手术的顺利完成。正是基于 MDT，加强了学科之间的交流和合作，促进了更精准的诊断和治疗，保障了患者的医疗安全，推动了新技术的引进、研发和革新。

（郭晓纲，谢旭东，武玉涛）

◎ 参考文献

[1] Elliott PM, Anastasakis A, Borger MA, et al. 2014 ESC Guidelines on diagnosis and management of hypertrophic cardiomyopathy: the task force for the diagnosis and management of hypertrophic cardiomyopathy of the European Society of Cardiology(ESC).

Eur Heart J, 2014, 35(39): 2733-2779.

[2] Maron BJ, Olivotto I, Spirito P, et al. Epidemiology of hypertrophic cardiomyopathy related death: revisited in a large non-referral-based patient population. Circulation, 2000, 102(8): 858-864.

[3] Elliott PM, Gimeno JR, Thaman R, et al. Historical trends in reported survival rates in patients with hypertrophic cardiomyopathy. Heart, 2006, 92(6): 785-791.

[4] Tuohy CV, Kaul S, Song HK, et al. Hypertrophic cardiomyopathy: the future of treatment. Eur J Heart Fail, 2020, 22(2): 228-240.

[5] Raphael CE, Cooper R, Parker KH, et al. Mechanisms of myocardial ischemia in hypertrophic cardiomyopathy: insights from wave intensity analysis and magnetic resonance. J Am Coll Cardiol, 2016, 68(15): 1651-1660.

[6] Liu L, Liu B, Li J, et al. Percutaneous intramyocardial septal radiofrequency ablation of hypertrophic obstructive cardiomyopathy: a novel minimally invasive treatment for reduction of outflflow tract obstruction. EuroIntervention, 2018, 13(18): 2112-2113.

[7] Kim LK, Swaminathan RV, Looser P, et al. Hospital volume outcomes after septal myectomy and alcohol septal ablation for treatment of obstructive hypertrophic cardiomyopathy: US Nationwide Inpatient Database, 2003-2011. JAMA Cardiol, 2016, 1(3): 324-332.

[8] Spoladore R, Maron MS, D'Amato R, et al. Pharmacological treatment options for hypertrophic cardiomyopathy: high time for evidence. Eur Heart J, 2012, 33(14): 1724-1733.

[9] Ten Cate FJ, Soliman OI, Michels M, et al. Long-term outcome of alcohol septal ablation in patients with obstructive hypertrophic cardiomyopathy: a word of caution. Circ Heart Fail, 2010, 3(3): 362-369.

[10] Chan W, Williams L, Kotowycz MA, et al. Angiographic and echocardiographic correlates of suitable septal perforators for alcohol septal ablation in hypertrophic obstructive cardiomyopathy. Can J Cardiol, 2014, 30(8): 912-919.

[11] Zuo L, Sun C, Yang J, et al. Percutaneous trans-apex intra-septal radiofrequency ablation of hypertrophic cardiomyopathy. Minim Invasive Ther Allied Technol, 2018, 27(2): 97-100.

[12] Liu L, Li J, Zuo L, et al. Percutaneous intramyocardial septal radiofrequency ablation for hypertrophic obstructive cardiomyopathy. J Am Coll Cardiol, 2018, 72(16): 1898-1909.

[13] Zhou MY, Ta SJ, Hahn RT, et al. Percutaneous intramyocardial septal radiofrequency ablation in patients with drug-refractory hypertrophic obstructive cardiomyopathy. JAMA Cardiol, 2022, 7(5): 529-538.

27

海绵窦综合征合并颈内动脉瘤

◎ 案例要点

1. 海绵窦综合征指海绵窦区域病变导致多组脑神经受累的一组临床综合征。海绵窦区域结构复杂，颈内动脉、第Ⅲ—Ⅵ对脑神经以及颈交感神经丛走行于其中。病变原因较多，临床鉴别诊断困难，早期易误诊。

2. 炎症性海绵窦综合征可分为感染性炎症和非感染性炎症。前者主要为颌面部化脓性感染及全身性感染所致的海绵窦血栓形成，可通过海绵窦邻近结构感染直接侵袭，或通过血源播散导致。后者的病因可包括痛性眼肌麻痹和炎性假瘤等。

3. 海绵窦综合征合并颈内动脉瘤病情危急，可继发动脉瘤破裂出血或脑栓塞事件，需要及早干预。

◎ 病例简介

【简要病史】

患者，女性，64岁，因"反复头痛1个月，加重1周"于2022年1月16日入院。

1个月前，患者在无明显诱因下出现头部持续性疼痛伴发热，体温不详。2021年12月12—20日在外院住院，查CRP 68.9mg/L。肺部CT提示两肺支气管病变，左肺上叶团片影，首先考虑感染灶病变。头颅MR平扫＋DWI提示未见明显异常。给予"抗感染、营养神经及镇痛"治疗。治疗后，患者头痛较前好转，要求出院，出院诊断为"神经痛"。

出院后，患者仍间断出现头痛，疼痛评分2分，可忍受，在家自测体温正常。1周前开始头痛加重，程度较剧，疼痛评分6～8分，表现为整个头部持续性疼痛，以右侧颞部为著，伴有恶心，疼痛发作时自服"洛索洛芬钠片"，症状可缓解。今日伴呕吐1次。为进一步明确诊断，拟"头痛待查"收住我院神经内科。

既往有高血压、糖尿病病史。2022年1月5日于外院行右眼"青光眼＋白内障"手术。

【体格检查】

神志清楚，精神正常，时间、地点定向力正常，对答切题，言语流利。双侧上睑肿胀伴下垂，右侧较重。左侧瞳孔直径3mm，右侧瞳孔直径2mm，右侧对光反射迟钝，眼球各方向运动无受限，未见眼震。两侧额纹、鼻唇沟对称，伸舌居中。四肢肌力5级，四肢肌张力正常，四肢腱反射减弱。头面部及四肢深浅感觉正常存在，双侧指鼻、跟膝胫试验欠稳准，闭目难立征可疑阳性，直线行走不能，病理反射阴性。双侧颈动脉未闻及杂音。双肺呼吸音清，未闻及干湿啰音。心律齐，未闻及明显病理性杂音。腹软，无压痛及反跳痛。双下肢无水肿。

【实验室检查】

血常规：PLT 339×10^9/L；ESR 28mm/h。血肝肾脂糖电解质：Alb 35.5g/L，Cr 39μmol/L，UA 97μmol/L，Glu 7.26mmol/L，Na 136mmol/L。糖化血红蛋白测定：糖化血红蛋白A1 9.1%，糖化血红蛋白A1c 7.6%。单纯疱疹病毒1型抗体（IgG）测定：HSV-1病毒抗体IgG 阳性（20.800 COI）。免疫球蛋白IgG、IgM、IgA、C3、C4测定，凝血功能常规检查＋血浆D-二聚体，常规HBsAg，HCVAb，HIV，TP，降钙素原定量检测，ASO＋RF＋超敏CRP，血清肌钙蛋白I，叶酸测定＋维生素B$_{12}$，肿瘤标志物＋CA125＋铁蛋白＋CA153，粪便检查＋OB，真菌D-葡聚糖检测，单纯疱疹病毒2型抗体（IgG）均未见明显异常。

2022年1月18日行腰椎穿刺，脑脊液常规：有核细胞15/μl，红细胞6/μl；脑脊液生化：氯114mmol/L，葡萄糖3.8mmol/L，蛋白0.92g/L；脑脊液IgG 15.30mg/dl；新型隐球菌涂片及荚膜抗原测定阴性；脑脊液培养及鉴定、真菌培养及鉴定结果未见异常。

【影像学检查】

头颅 MR 平扫＋增强＋弥散：颅底部蝶窦及两侧筛窦慢性炎症。

颈部动脉 CTA：右侧颈内动脉末端动脉瘤考虑，颈部动脉粥样硬化表现。附见：左侧胚胎型大脑后动脉，副鼻窦炎症。

肺部 CT 平扫：两肺散在炎症，左肺上叶为著。附见：主动脉及冠脉钙化灶，左肺下叶可疑薄壁囊腔，右肺上叶囊肿，右肺中叶纤维灶，心包少量积液。

◎ 初步诊断

1. 海绵窦炎症。

2. 颈内动脉瘤（右侧）。

3. 高血压。

4. 糖尿病。

5. 青光眼（双侧，右侧术后）。

6. 白内障（双侧，右侧术后）。

7. 轻度贫血。

◎ 诊疗计划及诊治难点

患者头痛，发热，颅神经麻痹，脑脊液细胞数轻度增加。头颅 MRI 提示海绵窦区域炎症，目前定位诊断：海绵窦区域，累及脑膜和动眼神经。定性诊断困难，感染性炎症首先考虑，给予经验性抗感染治疗（头孢曲松升级为美罗培南）、营养神经（甲钴胺、呋喃硫胺），拟动态复查脑脊液，完善病原体高通量测序、脑脊液培养等病原体检查，耳鼻咽喉科会诊建议行鼻窦活检。动脉瘤考虑为继发性改变，在抗感染、营养神经基础上行动态复查 CT 或 MR 血管造影，必要时完善数字减影血管造影（digital subtraction angiography, DSA）。

◎ 多学科诊疗

放射科：2022 年 1 月 18 日头颅 MR 平扫＋弥散＋增强（见图 1-27-1）：蝶窦及两侧筛窦慢性炎症，继发两侧海绵窦炎症伴颅底部硬脑膜增厚强化，包裹两侧颈内动脉海绵窦段，考虑硬脑膜炎。结合 2022 年 1 月 19 日颈部动脉 CTA，两侧颈内动脉海绵窦段的管腔粗细不均，右侧颈内动脉床突段动脉瘤形成，直径约 3mm。建议：①明确颅底硬脑膜感染性质。②明确蝶窦内感染性质。③必要时行脑动脉 DSA。④两侧眼球晶状体形态不一致，右侧明显变薄，请结合专科检查。

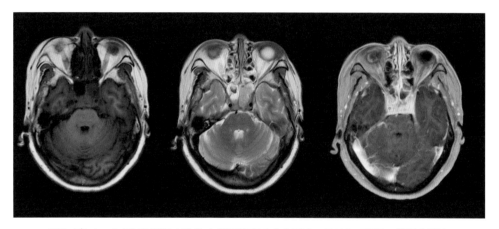

图1-27-1　头颅MR平扫＋弥散＋增强检查（由左到右：T$_1$WI，T$_2$WI，增强序列）

神经内科：患者为 64 岁女性，亚急性起病，病情呈进展趋势，主要症状包括头痛、发热、恶心。查体提示双侧上睑肿胀伴下垂，右侧较重，左侧瞳孔直径 3mm，右侧瞳孔直径 2mm，右侧对光反射迟钝，眼球各方向运动无受限，双侧共济不稳。结合辅助检查，目前定位诊断：海绵窦区域，累及脑膜和动眼神经。定性诊断首先考虑感染性炎症，与非感染性炎症相鉴别。目前，继续给予积极抗感染治疗，可考虑耳鼻咽喉科协助活检。注意动态复查脑动脉，关注动脉瘤进展。

感染病科：患者因"反复头痛 1 个月，再发 1 周"入院，体格检查示：颈项强直。腰椎穿刺检查提示脑压正常。脑脊液常规提示脑脊液蛋白轻度升高，有核细胞 15/μl，MR 提示：颅底部蝶窦及两侧筛窦慢性炎症，继发两侧海绵窦炎症，感染性可能性大，倾向真菌性可能。患者脑脊液改变主要考虑继发性改变，病毒性脑膜炎待排，建议：复查腰椎穿刺，完善脑脊液病原微生物高通量测序（NGS）；行蝶窦、筛窦局部活检明确病变性质。短期应用地塞米松抗炎治疗，患者有高血压、糖尿病基础疾病，需沟通药物应用相关副作用。

呼吸内科： 患者既往无呼吸道慢性病病史，目前无咳嗽、咳痰，无胸闷、气急等症状。左肺病灶考虑慢性炎症伴支气管扩张，发热可能与肺部病变无关。目前，呼吸内科无特殊处理，建议定期复查肺 CT，呼吸内科门诊随诊。

耳鼻咽喉科： 患者头痛，头颅 MRI 示颅底部蝶窦及两侧筛窦慢性炎症，继发两侧海绵窦炎症。感染可能性大，倾向真菌性可能。考虑患者鼻窦炎（真菌性）；如患者情况许可，可予以全麻鼻内镜下鼻窦开放术。

神经外科： 患者目前头痛明显，建议行脑血管造影进一步明确脑动脉瘤。

眼科： 患者卧床，精神软，不能坐起。右眼球结膜充血、水肿，角膜轻度水肿，前房轻混，瞳孔对光反应钝，人工晶状体（IOL）在位。眼底视盘无明显水肿。眼压：右眼 14mmHg。已阅头颅 MRI，建议加行眼眶 MR 平扫＋增强，需警惕右侧海绵窦感染性栓塞、继发眶尖综合征的可能，病情预后不佳。

MDT 小结： 患者为老年女性，目前考虑海绵窦炎症伴动脉瘤，下一步行脑脊液 NGS，耳鼻咽喉科行经鼻内镜全筛窦切除＋经鼻鼻腔鼻窦肿物切除＋蝶窦开放术，标本送 NGS 和病理。继续实施当前抗感染方案，必要时根据病原体检查结果升级或调整抗感染方案，关注病情变化，必要时复查脑动脉 CTA 或 DSA。

◎ 诊疗经过及病情变化

2022 年 1 月 24 日，患者行腰椎穿刺复查，脑脊液常规提示：有核细胞 664/μl；生化：氯 111mmol/L，葡萄糖 4.8mmol/L，蛋白 1.25g/L。脑脊液送检 NGS，脑脊液 NGS 未见病原体。

2022 年 1 月 25 日，患者在全麻下行经鼻内镜全筛窦切除＋经鼻鼻腔鼻窦肿物切除＋蝶窦开放术，切取肿物组织送常规病理、病原体 NGS。组织病原体 NGS 结果回报：可及曲霉菌 30 序列。

继续予以美罗培南抗感染，加用小剂量地塞米松，鉴于病原体 NGS 提示曲霉菌感染，加用伏立康唑注射液（0.4g，ivgtt，q12h，用 2 次），然后伏立康唑注射液（0.2g，ivgtt，q12h）。

治疗后，患者无发热、头痛，双侧眼睑肿胀较前好转，眼球活动有改善，仍有上睑下垂。

2022 年 2 月 7 日，患者再次行腰椎穿刺复查，脑脊液常规：有核细胞 50/μl；蛋白 0.95g/L。

2022 年 2 月 9 日，患者出院，出院后口服续用伏立康唑；美罗培南降阶梯改为头孢呋辛。

◎ 最终诊断及预后

【最终诊断】

1. 海绵窦综合征（曲霉菌感染）。

2. 颈内动脉瘤（右侧，继发性可能）。

3. 全组鼻窦炎。

4. 脑动脉狭窄（多发，轻度）。

5. 高血压。

6. 2 型糖尿病。

【预后】

1. 患者头痛、发热缓解，眼肌麻痹表现好转。复查脑脊液，提示细胞数明显下降。

2. 患者积极配合治疗，2 周后复查脑脊液，细胞数进一步下降。

3. 随访，DSA 检查提示未见明显颈内动脉瘤。

◎ 诊疗体会

1.海绵窦综合征是由不同病因累及海绵窦的动眼神经、滑车神经、外展神经及三叉神经眼支，从而出现以痛性眼肌麻痹为特征的一组临床综合征，病因可分为感染性、非特异性炎症性、肿瘤性、血管性和外伤性等[1]。

2.真菌是条件致病菌，正常情况下主要定植在鼻腔内而不致病。真菌性鼻窦炎是由真菌感染引起鼻或鼻窦的疾病，常见的致病菌主要包括曲霉菌和毛霉菌，可根据是否侵袭周围结构和组织而分为侵袭性和非侵袭性[2]。侵袭颅底造成海绵窦综合征的病例相对少见，发病较为凶险，可见于免疫低下患者，如合并糖尿病、获得性免疫缺陷综合征等的患者[3]。

3.鉴于感染性颅内动脉瘤是由感染后微生物浸润和动脉血管壁降解引起的，海绵窦综合征合并颈内动脉瘤治疗相对棘手，少量文献提示动脉瘤栓塞治疗可预防颈内动脉瘤体破裂出血。有研究纳入了1191例感染性颅内动脉瘤患者，最终显示，与显微外科和内科治疗相比，血管内治疗的成功率高、发病率低[4]。该病例从病因角度出发，给予内科积极抗感染治疗，预后良好，未见动脉瘤扩大和出血等变化。

4.对于感染性海绵窦综合征而言，早期脑脊液检查结果并不能反映真实的感染状况，需要关注患者临床表现，定期随诊复查。此外，该病例脑脊液病原体 NGS 并未发现病原体，而鼻窦活检病原体 NGS 发现病原体，提示鼻窦活检可提高病原体的检出率。特别是对于常规抗菌治疗效果不理想的患者，需要积极采用多学科协作模式进行疾病分析和联合诊疗。

（彭国平，刘晓燕）

～～～～～～～～～～～～～～～～～～～～～～～～～～～～～～～～～～～～～～

◎ 参考文献

[1] Lee JH, Lee HK, Park JK, et al. Cavernous sinus syndrome: clinical features and differential diagnosis with MR imaging. AJR Am J Roentgenol, 2003, 181(2): 583-590.

[2] Kalin-Hajdu E, Hirabayashi KE, Vagefi MR, et al. Invasive fungal sinusitis: treatment of the orbit. Curr Opin Ophthalmol, 2017, 28(5): 522-533.

[3] Thurtell MJ, Chiu ALS, Goold LA, et al. Neuro-ophthalmology of invasive fungal simusitis: 14 consecutive patients and a review of the literature. Clin Exp Ophthalmol, 2013, 41(6): 567-576.

[4]Alawieh A, Chaudry MI, Turner RD, et al. Infectious intracranial aneurysms: a systematic review of epidemiology, management, and outcomes. J Neurointervent Surg, 2018, 10(7): 708-716.

28

脊髓亚急性联合变性
合并自身免疫性萎缩性胃炎

◎ 案例要点

1. 自身免疫性萎缩性胃炎是萎缩性胃炎的一个重要亚型，表现为胃体部正常泌酸黏膜被萎缩性及肠化生性黏膜替代，产生针对壁细胞及内因子的抗体，导致泌酸及内因子减少，影响维生素 B_{12} 的吸收过程。临床上表现为贫血、舌炎及神经系统损害。贫血可逐渐从缺铁性贫血进展至维生素 B_{12} 缺乏及大细胞性贫血，疾病早期可无贫血表现。

2. 脊髓亚急性联合变性（subacute combined degeneration, SCD）是指由维生素 B_{12} 缺乏引起的脊髓后侧及外侧的联合变性，累及中枢和周围神经，表现为进展性肌无力、感觉性共济失调等，严重时可以导致截瘫。神经系统改变可先于贫血改变。

3. 对于由神经系统表现异常起病的患者，需考虑系统性疾病，其中维生素 B_{12} 缺乏可通过补充来明显逆转症状、改善预后，早期诊断效果好。

◎ 病例简介

【简要病史】

患者，女性，65 岁，因"双下肢麻木无力伴行走不稳 1 个月"入院。

1 个多月前，患者在无明显诱因下出现双下肢麻木无力，脚踩棉花感，行走不稳，不伴大小便功能障碍，无头晕、头痛。至当地医院就诊，查 HGB 81g/L，平均红细胞体积（MCV）118.4fl，考虑"贫血"，予以"人血白蛋白注射液"治疗后未见明显改善。为进一步诊治，拟"麻木待查"收住我院神经内科。

既往史：患有贫血 20 余年，舌炎及慢性胃炎数年。半年前出现腹胀，伴嗳气，无反酸、腹痛，无恶心、呕吐，无畏寒、发热，肛门排气排便存在。当地医院胃镜提示慢性非萎缩性胃炎，贫血胃黏膜。碳14吹气试验阳性。外院反复行根治幽门螺杆菌治疗3次，症状均无明显改善。

个人史和家族史：育2女，其一患有贫血。无吸烟、饮酒史。

【体格检查】

体温（T）36.2℃，脉搏（P）74次/分，血压（BP）103/73mmHg，呼吸（R）20次/分。浅表淋巴结未及肿大，无压痛。双肺听诊呼吸音清，未及明显干湿啰音。心律齐，各瓣膜听诊未及明显病理性杂音。腹平软，无压痛、反跳痛，双下肢无水肿。神经系统检查：神志清，对答切题，言语流利。镜面舌（见图1-28-1），伸舌居中。颈软，无抵抗。四肢肌力正常，肌张力正常。指鼻不稳，跟膝胫试验阳性，闭目难立征阳性。第2颈椎（C_2）以下浅感觉障碍，髋以下深感觉障碍，双侧普谢普征（Pussep sign）阳性。

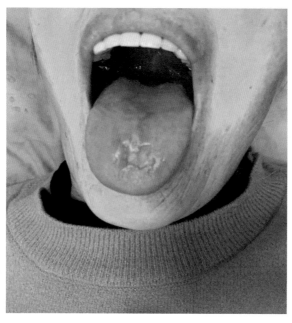

图1-28-1　镜面舌

【实验室检查】

血常规：WBC 3.3×10^9/L，HGB 81g/L，RBC 1.9×10^{12}/L，MCV 118.4fl，平均红细胞血红蛋白含量（MCH）40.1pg，PLT 179×10^9/L。大便常规：OB（＋）。血生化：Alb 36g/L；同型半胱氨酸（HCY）38.7μmol/L，肝肾功能、电解质无殊；贫血相关筛查：叶酸 14.7ng/ml（正常范围：3.1～20.5ng/ml），维生素 B_{12} < 83pg/ml（正常范围：187～883pg/ml），血清铁 7.8μmol/L，总铁结合力 36.7μmol/L；血浆 D-二聚体 1066μg/L；甲状腺功能：抗甲状腺过氧化物酶自身抗体（anti-thyroid peroxidase antibodies, TPOAb）（＋），甲状腺球蛋白抗体（thyroglobulin antibody, TgAb）（＋）；甲状腺素及促甲状腺素均在正常范围；肿瘤标志物、抗核抗体、抗中性粒细胞抗体等未见明显异常。

【影像学检查】

胸椎 MR 平扫：第 1—10 胸椎（T_{1-10}）层面胸髓后索信号异常，结合临床，考虑脊髓亚急性联合变性。椎间盘轻度突出。

肌电图：①上下肢周围神经感觉纤维损害，以轴索损害为主；②双下肢深感觉通路功能均明显受损（周围中枢混合受损）。

【病例特点】

1. 患者为老年女性，亚急性起病。

2. 双下肢麻木无力伴行走不稳 1 个月。

3. 体格检查：C_2 以下浅感觉障碍，髋以下深感觉障碍，双侧病理征阳性。

4. 实验室检查：提示大细胞性贫血，维生素 B_{12} 缺乏。

5. 胸椎 MR 平扫：T_{1-10} 胸髓后索信号异常。肌电图提示：上下肢周围神经感觉纤维损害，轴索损害为主；双下肢深感觉通路功能均明显受损（周围中枢混合受损）。

◎ 初步诊断

1. 脊髓亚急性联合变性。

2. 中度贫血，巨幼细胞性贫血。

3. 桥本甲状腺炎。

◎ 诊疗计划及诊治难点

患者有周围神经、脊髓侧索和后索受损表现，巨幼细胞性贫血，维生素 B_{12} 水平低于正常，血同型半胱氨酸指标则明显高于正常水平。维生素 B_{12} 缺乏可以导致 SCD 及周围神经系统变性，但是维生素 B_{12} 缺乏背后的病因仍不明确。

◎ 多学科诊疗

神经内科：患者亚急性起病，近 1 个月出现进行性双下肢麻木无力、行走不稳。体格检查提示：双上肢手套样痛觉减退、髋以下深浅感觉障碍、双侧病理征阳性、感觉性共济失调等症状。患者胸椎 MR 提示：T_{1-10} 层面胸髓后索信号异常。神经电生理评估则显示：上下肢周围神经、双下肢深感觉通路功能均明显受损，提示周围神经、中枢神经均受到严重损伤。定位诊断：周围神经（深浅感觉纤维损害为主）、锥体束（脊髓侧索）深感觉中枢通路（脊髓后索）。定性诊断需考虑营养代谢、中毒、感染、自身免疫性疾病、肿瘤等。结合患者维生素 B_{12} 缺乏，首先需要考虑 SCD。维生素 B_{12} 的摄入、吸收、结合、转运或代谢出现障碍，导致体内含量不足，从而引起中枢和周围神经系统变性疾病，主要累及脊髓后索、侧索及周围神经。周围神经病变感觉障碍先于运动障碍，多以四肢远端或双下肢对称性麻木、刺痛、烧灼样感觉异常起病，逐渐发展成手套、袜套样感觉减退。自主神经系统受累时可出现大小便功能障碍、直立性低血压等。中枢神经病变可累及脊髓后索和侧索，出现行走不稳以及精神症状（如易激惹、多疑、情绪不稳、注意力不集中、定向力障碍），继而出现智能减退甚至痴呆，晚期可伴有视神经损害 [1]。该患者周围神经、脊髓侧索和后索受累，及时补充维生素 B_{12} 可有效逆转症状。

放射科：颈髓、脊髓背侧后柱和侧柱的脱髓鞘与维生素 B_{12} 缺乏有关。病变主要为脊髓后索、侧索的白质，以及周围神经的缓慢脱髓鞘及轴索变性。在影像上，T_2加权表现为胸段及下颈段脊髓后索和（或）侧索高信号斑，范围广泛，以后索长 T_2 高信号为主。脊柱亚急性退变中可见的 T_2 加权病变通常局限于背侧柱和侧柱的中心，但也有少数前柱破坏的病例被描述。在轴向平面上，颈段脊髓后索内的双侧高强度 T_2 信号类似于倒字母"V"形的外观，因此称为倒 V 标志 [2]。亚急性脊髓联合变性患者的脑部异常很少见。该患者 T_{1-10} 层面胸髓后索信号异常，综合临床，首先考虑 SCD。

血液科：该患者长期贫血，实验室检查提示大细胞性贫血。通常情况下，随着红系发育的进行，细胞体积逐渐变小。在细胞分裂受损的情况下，如缺乏DNA 合成所需的营养要素，细胞核合成变慢，相对于胞质显得大且不成熟。大细胞性贫血的原因通常包括各种情况引起的网织红细胞增多，如溶血性贫血、化疗后出血后恢复期等。该患者没有相关基础疾病，不考虑。其他因素包括乙醇、再生障碍性贫血、骨髓增生异常综合征、肝病、甲状腺功能减退等，该患者已有的初步检查结果暂未提示。再者，大细胞性贫血常见的原因为巨幼红细胞性贫血，发生的原因又包括维生素 B_{12} 缺乏、叶酸缺乏或铜缺乏，以及使用干扰 DNA 合成的药物。该患者维生素 B_{12} 水平也严重低于正常水平，血同型半胱氨酸指标明显高于正常水平，巨幼细胞性贫血诊断基本明确。可予以补充维生素 B_{12} 相应的治疗方案，若纠正基础异常后，大红细胞症或贫血仍然存在，建议完善骨髓穿刺以检查其他贫血原因。

消化内科：患者为老年女性，有腹胀病史，外院多次予以幽门螺杆菌治疗，症状均无明显改善。患者既往长期贫血，补铁治疗效果不佳。维生素 B_{12} 明显降低，需考虑合并自身免疫性胃炎的可能。从维生素 B_{12} 的吸收过程来看，食物中的维生素 B_{12} 与蛋白质结合，到达胃的酸性环境后，在胃蛋白酶的帮助下解离，与 R 结合蛋白结合，再进一步在十二指肠中经胰蛋白酶裂解，与胃壁细胞分泌的内因子结合，在回肠中被黏膜受体摄取。自身免疫性胃炎患者可能无症状，但许多患者存在消化不良伴餐后不适。由于 T 细胞介导的泌酸黏膜被破坏以及产生针对壁细胞抗原和内因子的自身抗体，胃体部正常泌酸黏膜被萎缩性和化生性黏膜取代，从而发生以胃体为主的萎缩性胃炎、胃酸和胃蛋白酶生成减少或缺失，以及内因子丢失[3, 4]。综合患者病史，建议完善胃镜检查，以及胃蛋白酶原Ⅰ/Ⅱ比值、促胃液素、内因子、壁细胞抗体等检测。

MDT 小结： 患者为老年女性，亚急性起病。主要表现为双下肢麻木无力伴行走不稳 1 个月。体格检查发现深浅感觉障碍，双侧病理征阳性。实验室检查提示大细胞性贫血，维生素 B_{12} 水平降低。胸椎 MR 平扫：T_{1-10} 胸髓后索信号异常。肌电图提示上下肢周围神经感觉纤维损害。诊断考虑脊髓亚急性联合变性（病因考虑维生素 B_{12} 缺乏）。建议：①完善胃镜检查，以及胃蛋白酶原Ⅰ/Ⅱ比值、促胃液素、内因子、壁细胞抗体等检测。②大剂量静脉补充维生素 B_{12} 治疗。

◎ 诊疗经过及病情变化

1. 实验室检查：胃蛋白酶原Ⅰ/Ⅱ比值 0.76，壁细胞、内因子抗体阳性。

2. 胃镜检查（见图 1-28-2）：慢性萎缩性胃炎伴糜烂，胃体黏膜皱襞消失，黏膜下血管影显露。符合自身免疫性萎缩性胃炎表现。

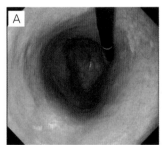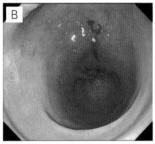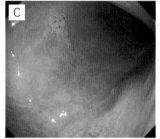

图1-28-2　胃镜检查

A.胃底及胃体黏膜皱襞基本消失，黏膜下血管网可见；B.胃窦黏膜红白相间，以白色为主，小弯侧黏膜斑片状糜烂；C.胃体黏膜以白色为主，黏膜皱襞消失，大弯可见条状黏膜发红。诊断：慢性萎缩性胃炎伴糜烂

◎ 最终诊断、治疗及随访

【最终诊断】

1. 自身免疫性萎缩性胃炎。

2. 维生素 B_{12} 缺乏。

3. 脊髓亚急性联合变性。

4. 巨幼细胞性贫血。

5. 桥本甲状腺炎。

【治疗】

1. 静脉补充甲钴胺，口服呋喃硫胺片、铁剂。

2. 普瑞巴林对症治疗感觉异常症状。

3. 复方消化酶改善消化不良症状。

【随访】

治疗 1 个月后，患者麻木无力等症状明显改善，腹胀、嗳气较前稍有好转。

◎ 诊疗体会

患者有 SCD 的典型症状、体征，血常规提示巨幼细胞性贫血，血清维生素 B_{12} 水平降低，同型半胱氨酸水平增高，存在肌电图、诱发电位检查以及特征性的脊髓 MRI 表现。进一步查找维生素 B_{12} 缺乏的原因，对治疗和改善预后至关重要。本例患者通过 MDT，进一步检查发现内因子抗体和抗壁细胞抗体阳性、幽门螺杆菌阳性，结合胃镜检查，明确维生素 B_{12} 缺乏是由自身免疫性萎缩性胃炎所致的。明确病因后，给予患者多学科有效管理，改善了患者的预后。

（柯 青，姚 昕）

◎ 参考文献

[1] Lee WJ, Poon YC, Chuah JH, et al. Subacute combined degeneration of the spinal cord. The American Journal of Medicine, 2020, 133(12): 1421-1423.

[2] Weidauer S, Wagner M, Nichtweiß M. Magnetic resonance imaging and clinical features in acute and subacute myelopathies. Clinical neuroradiology, 2017, 27(4): 417-433.

[3] Shah SC, Piazuelo MB, Kuipers EJ, et al. AGA Clinical Practice Update on the Diagnosis and Management of Atrophic Gastritis: Expert Review. Gastroenterology, 2021, 161(4): 1325-1332.e7.

[4] Rustgi SD, Bijlani P, Shah SC. Autoimmune gastritis, with or without pernicious anemia: epidemiology, risk factors, and clinical management. Therapeutic Advances in Gastroenterology, 2021,14.

29

白塞综合征合并心血管损害

◎ 案例要点

1. 白塞病血管损害亦称血管白塞病，是白塞综合征（behcet syndrome，BS）患者死亡的主要原因之一，预后较差。血管白塞病以男性居多，75% 的血管事件首次发生于 BS 起病后 5 年内。各种动脉和静脉均可受累，常见双侧累及和多发病灶。下肢深静脉血栓（deep venous thrombosis，DVT）形成最为多见，60% ～ 80% 的 BS 患者 DVT 与发生炎症的血管壁黏附紧密、不易脱落，疗效较差，血栓再通不良，复发率高，病死率高。

2. BS 的心脏损害可表现为心包炎、瓣膜病变、冠状动脉病变、心内血栓、心肌炎、心内膜炎、传导异常和心肌梗死。BS 引起的心室壁瘤为罕见的 BS 心血管表现，诊断较为困难，易与大赘生物或心内肿瘤（特别是心房黏液瘤）混淆。患者往往首诊于心脏大血管外科，易被误诊，需注意鉴别和警惕。

3. BS 血管损害的治疗原则为：对于急性 DVT 患者，建议使用激素和免疫抑制剂（如硫唑嘌呤、环磷酰胺和环孢素）。对于难治性静脉血栓的 BS 患者，若出血风险较低，且排除肺动脉瘤存在，可同时予以抗凝治疗。对于合并动脉瘤的 BS 患者，应使用高剂量糖皮质激素和环磷酰胺。对于难治性静脉血栓和肺动脉瘤的 BS 患者，可使用生物制剂，如肿瘤坏死因子 α（tumor necrosis factor，TNF-α）抑制剂。在治疗 BS 的基础上，对于动脉瘤破裂或即将破裂及严重动脉闭塞的患者，可行手术干预，包括血管内移植、搭桥术和结扎等。在术前及术后均应使用激素、免疫抑制剂和（或）生物制剂，以减少术后并发症的发生。

◎ 病例简介

【简要病史】

患者，男性，32岁，因"反复发热2个月余，胸闷4天"于2021年7月7日入院。

2个月前，患者在无明显诱因下出现高热，测体温38℃左右，伴寒颤、阵发性咳嗽、咳痰、流清涕，痰以白色黏液痰为主，无头痛、头晕，无恶心、呕吐，无胸闷、气促，无呼吸困难等不适。遂至当地卫生院就诊，考虑"上呼吸道感染"，予以阿莫西林抗感染等治疗3天，热退。3天后，患者突发痰中带血一次，约1ml。查肺动脉CTA，提示左下肺动脉分支栓塞，为进一步诊治，于2021年5月9日至我院急诊就诊。

我院查血常规：WBC $10.4×10^9$/L，N-mp（%）79.1%，CRP 36.04mg/L，D-二聚体 13900μg/L，Alb 34.9g/L。超声心动图提示：右房内等回声团，黏液瘤可能，冠状静脉窦增宽，心包少量积液。

遂在我院行全麻下心脏肿物切除术，术中见右房冠状静脉窦口一大小为3cm×3cm的肿块，内见黄色浑浊液体，予以切除。术后病理（心脏肿物）：炎性渗出坏死组织伴炎症细胞浸润，抗酸（—），六胺银（—），黏卡（—），PAS（—），TB（FISH）（—），真菌（FISH）（—）。术后予以抗感染、利伐沙班抗凝治疗，好转后出院。

术后半个月改华法林（3mg/次，qd，口服），未监测凝血功能国际标准化比值（international normalized ratio, INR）。2个月来，有间断性发热。患者4天前在无明显诱因下出现活动后胸闷，无胸痛，无咯血，无咳嗽，无晕厥，少量白色黏液痰，伴发热，体温38℃，有畏寒、寒战，再次至我院急诊就诊，拟"胸闷待查"收住院。

【入院查体】

体温（T）37.2℃，脉搏（P）86次/分，血压（BP）96/60mmHg，呼吸（R）20次/分。神志清，精神稍软，双侧瞳孔等大等圆，直径约3mm，对光反射灵敏。

两肺呼吸音略粗，未闻及明显杂音。心律齐。腹软，无压痛，无反跳痛。双上肢及双下肢肌力Ⅴ级，双侧巴氏征阴性，双下肢无水肿，胸部正中线可见一纵行长约17.5cm的手术瘢痕。

【实验室检查】

血常规（五分类）：WBC 12.72×10^9/L；N-mp（%）84.1%；L-mp（%）7.1%；HGB 107g/L；PLT 264×10^9/L；CRP 77.0mg/L。肝肾功能无殊。凝血功能常规检查：INR 2.92；活化部分凝血活酶时间（APTT）40.7s；凝血酶原时间（PT）30.7s。乙肝病毒表面抗原阳性，乙肝病毒DNA定量 3.18×10^3U/ml。

【影像学检查】

第一次入院时的超声心动图提示（见图1-29-1）：右房内等回声团，黏液瘤可能，冠状静脉窦增宽，心包少量积液。

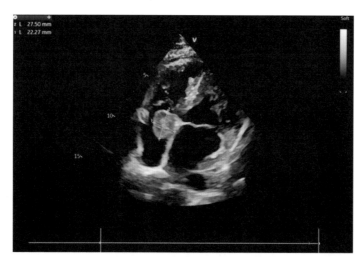

图1-29-1　超声心动图（2021年5月10日）：右房内可见一可活动的等回声团（图中蓝色线条标记处），大小约为27.5mm×22.3mm，内似可见蒂样结构连于房间隔近冠状静脉窦口，宽3mm。冠状静脉窦增宽，范围约为15mm×11mm

两次入院的肺动脉CTA：两下肺动脉分支栓塞，对比2021年5月8日CTA，2021年7月6日CTA显示右下肺动脉分支栓子较前新发。两肺下叶渗出性改变（见图1-29-2）。

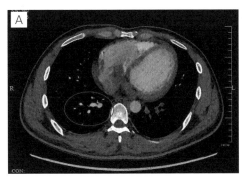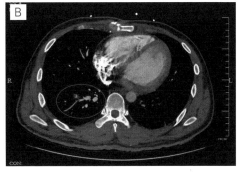

图1-29-2　对比之前影像：右下肺动脉分支栓子较前新发。两肺下叶渗出性改变
A.2021年5月8日肺动脉CTA；B.2021年7月6日肺动脉CTA

　　第二次入院时的超声心动图、双下肢静脉B超：①双侧股总静脉以下及双侧大隐静脉附壁血栓形成，管腔变细，血流尚通畅；②双侧髂外静脉栓塞可能，周边侧支循环形成；③右房肿物切除术后，右房内絮状飘带回声，三尖瓣少量反流；④双侧颈动脉、腹主动脉、下腔静脉血流未见明显异常；⑤双上肢、下肢动脉血流通畅，双上肢深静脉血流通畅。

◎ 初步诊断

　　1.心脏肿物术后（右房）。

　　2.肺栓塞（两下肺）。

　　3.深静脉血栓（双侧）。

◎ 诊疗计划及诊治难点

　　【诊疗计划】

　　抗凝，完善相关检查。

　　【诊治难点】

　　查明肺栓塞、反复发热的原因。

◎ 诊疗经过及病情变化

入院后停用华法林，改那屈肝素钙（4100U/次，q12h，皮下注射）抗凝。因心脏肿物的病理提示大量中性粒细胞浸润，考虑感染性发热不能排除，先后予以哌拉西林钠他唑巴坦钠及美罗培南静滴、利奈唑胺口服抗感染治疗，患者仍反复寒战、高热。多次血培养阴性，结核感染 T 细胞斑点试验（T-SPOT.TB, T-spot）阴性，1, 3-β-D-葡聚糖抗原检测（1, 3-beta-D-glucan，G 试验）、半乳甘露聚糖抗原试验（Galactomannan，GM 试验）阴性。

病情变化： 住院期间，患者嘴角出现疱疹，阴囊、腹股沟及大腿内侧多处红斑、糜烂、水疱，请皮肤科和风湿免疫科会诊。2021 年 7 月 13 日，取左大腿皮损处组织行皮肤活检术，并完善相关检查，查 ACL-IgM 26.46MPL，抗内皮细胞抗体（＋），抗核抗体、ANCA（－）。另请病理科重新阅片：（心脏肿物）炎性纤维素性渗出伴大片坏死及大量中性粒细胞浸润，少量组织细胞增生，结合病史，考虑为血栓形成伴大量中性粒细胞浸润。抗酸（－），六胺银（－），黏卡（－），PAS（－），TB（FISH）（－），真菌（FISH）（－）（见图 1-29-3）。予以甲泼尼龙注射液（40mg/次，qd，静滴），治疗后患者舌尖溃疡较前缩小，嘴角疱疹好转明显。患者乙肝病毒复制状态，请感染病科会诊，暂予替诺福韦二吡呋酯片（300mg/次，qd，口服）。后继续予甲泼尼龙注射液（40mg/次，bid）治疗，加用免疫抑制剂环孢素（100mg/次，q12h，口服），定期监测 INR。复

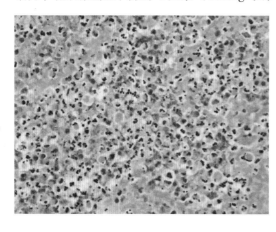

图1-29-3　心脏病理（200×）：炎性纤维素性渗出伴大片坏死及大量中性粒细胞浸润，少量组织细胞增生，结合病史，考虑为血栓形成伴大量中性粒细胞浸润

查肺 CTA，提示：无新发肺栓塞。大腿斑块皮肤活检组织病理显示：（左大腿）表皮溃疡伴脂膜炎（见图 1-29-4）。激素和免疫抑制剂治疗后，患者发热、腹股沟大腿内侧红斑及糜烂水疱、口角疱疹、生殖器溃疡症状好转。患者拒绝放置下腔静脉滤器。

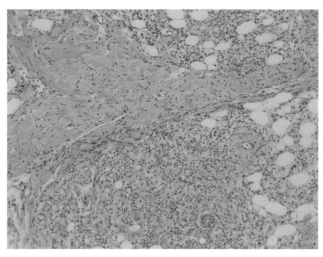

图1-29-4　皮肤病理（10×10）：表皮坏死、浆液渗出，真皮层、脂肪层炎症细胞浸润，中性粒细胞较多。结论：（左大腿）表皮溃疡伴脂膜炎

◎ 多学科诊疗

感染病科：综合病史，首先考虑白塞病，目前无明显细菌性感染依据。①乙肝"大三阳"，请查乙肝病毒脱氧核糖核酸（hepatitis B virus DNA，HBV DNA），以了解基础病毒量。②在激素治疗的同时，需要预防性抗病毒治疗，予以替诺福韦二吡呋酯片（300mg/ 次，qd，口服）。近期每月复查 HBV DNA、肝功能。抗病毒治疗的疗程：至少应用至激素停用后的半年，需肝病门诊就诊决定是否可停用。③筛查 T-spot，排除结核感染的可能。

病理科：心脏肿物病理结果为炎性纤维素性渗出伴大片坏死及大量中性粒细胞浸润，少量组织细胞增生，结合病史，考虑为血栓形成伴大量中性粒细胞浸润。抗酸（－），六胺银（－），黏卡（－），PAS（－），TB（FISH）（－），真菌（FISH）（—）。常规经特殊染色及荧光染色检查，未见明确的真菌及抗酸杆菌感染证据，细菌感染证据亦不明确，请结合其他检查所见。

心脏大血管外科：患者曾在我科接受心内肿物切除术，术中所见冠状静脉窦内囊性肿物，内见黄色浑浊液体。从心内病变部位来看，不像典型的感染性改变，不排除免疫性疾病的可能。

风湿免疫科：追问病史，患者2年前因下肢肿痛发现下肢静脉血栓，曾行华法林抗凝治疗。患者反复口腔溃疡2年余，近2个月有反复口腔溃疡，伴反复下肢结节性红斑、背部广泛毛囊炎样皮疹。既往有外阴溃疡2次。患者有反复口腔溃疡、毛囊炎样皮疹、外阴溃疡、下肢皮疹、多发静脉血栓、肺栓塞，病理提示血栓形成伴大量中性粒细胞浸润。抗内皮细胞抗体（＋）。激素使用后症状好转。综合病史，首先考虑白塞综合征。建议：甲泼尼龙注射液（40mg/次，bid）治疗，可加用免疫抑制剂环孢素（100mg/次，q12h，口服）治疗。加强抗凝治疗，监测INR并达标。告知患者该病预后较差。治疗后复查炎症指标。可予以复方磺胺甲噁唑片（0.48g/次，qd，口服）预防感染。

皮肤科：口唇、阴囊及大腿内侧水肿性红斑，水疱2天，伴痒痛、唇部发麻感。近期予以吲哚美辛栓对症退热治疗。既往有口周单纯疱疹病史。皮肤科查体：下唇红肿，口角处簇集小水疱，阴囊处片状紫红色斑，中间糜烂，少量渗出，腹股沟及大腿内侧红斑、糜烂，局部簇集水疱，疱液浑浊。考虑皮疹待查：固定性药疹？单纯疱疹？建议慎用解热镇痛药，水疱处予重组人干扰素α-2b喷雾剂（外用，1～2喷，tid），可行疱液单纯疱疹培养；红斑糜烂处予雷夫努尔液湿敷（4～6层纱布浸透半拧干，湿敷患处，每2分钟更换一次，30分钟，每天2～3次），重组牛碱性成纤维细胞生长因子凝胶外用。0.9%生理盐水250ml＋葡酸钙1g＋维生素C 2.0g（qd，静滴）治疗，氯雷他定（10mg/次，qd，口服）治疗。

血管外科：患者肺栓塞（两下肺动脉分支栓塞）、下肢静脉血栓形成（双侧髂外静脉、双下肢股总静脉、左侧股浅静脉），建议低分子肝素（4100U/次，

bid）或者利伐沙班（20mg/ 次，qd，口服）、地奥司明（0.9g/ 次，bid）、羟苯磺酸钙（0.5g/ 次，tid）予以抗凝治疗，无须处理肺动脉分支栓塞，如栓塞加重，可放置下腔静脉滤器。

MDT 小结：患者反复口腔、外阴溃疡、毛囊样皮疹，经各科讨论，白塞综合征首先考虑，继续甲泼尼龙注射液（40mg/ 次，bid），加用免疫抑制剂环孢素（100mg/ 次，q12h）。患者乙肝"大三阳"，免疫治疗前查 HBV DNA，了解基础病毒量，予以替诺福韦二吡呋酯片抗病毒治疗，继续充分抗凝治疗，监测 INR。患者拒绝放置下腔静脉滤器，复查肺动脉 CTA，予抗感染、护胃、通便、补钾等对症治疗。

◎ 最终诊断及预后

【最终诊断】

1. 白塞综合征（累及心房、肺血管、下肢深静脉、口腔、皮肤）。

2. 肺栓塞（白塞综合征继发）。

3. 呼吸衰竭（Ⅰ型）。

4. 心房壁瘤（术后，白塞综合征继发考虑）。

5. 下肢静脉血栓形成（白塞综合征继发考虑）。

6. 溃疡性口炎（白塞综合征继发考虑）。

7. 皮疹（皮肤脂膜炎伴溃疡，白塞综合征继发考虑）。

8. 乙型病毒性肝炎。

【预后】

1. 发热、皮疹、口腔溃疡、生殖器溃疡皮损症状好转，患者拒绝放置下腔静脉滤器。

2. 出院后予甲泼尼龙（40mg/ 次，qd，口服）、环孢素（100mg/ 次，q12h，口服）、利伐沙班（20mg/ 次，qd，口服），风湿免疫科门诊随访，目前病情稳定。

◎ 诊疗体会

1.患者为年轻男性，白塞综合征合并心脏血管病变，起病以发热、肺栓塞、心脏肿物为主要特点。白塞病心内肿物为罕见心血管表现，预后较差，诊断困难，易与大赘生物或心内肿瘤（特别是心房黏液瘤）混淆，可首诊于心脏大血管外科，误诊、漏诊率高，需提高警惕[1]。

2.白塞综合征常有多系统累及，病情复杂多发，需要多学科协同诊治。白塞病合并急性 DVT 时，建议使用糖皮质激素和免疫抑制剂治疗。对于难治性静脉血栓的白塞综合征患者，若出血风险较低，且排除肺动脉瘤，可同时予以抗凝治疗。患者术前术后均需使用糖皮质激素、免疫抑制剂治疗，减少、避免手术并发症的发生及复发[2]。

3.白塞综合征目前的诊断仍缺乏特异性生物标志物或病理组织学特征，诊断主要依据临床症状，诊断和治疗现状亟待改善，需要更多的基础和临床研究。

（林 进，余 叶，厉双双，章 京，方 红）

~~~~~~

◎ 参考文献

[1] Mogulkoc N, Burgess MI, Bishop PW. Intracardiac thrombus in Behcet's disease: asystematic review. Chest, 2000, 118(2): 479-487.

[2] Yazici H, Seyahi G, Hatemi G, et al. Behcet syndrome: a contemporary view. Nat Rev Rheumatol, 2018, 14(2): 107-119.

30

慢性腹壁疼痛综合征

◎ 案例要点

1. 腹痛是临床上最常见的症状之一，多数由腹部内脏疾病引起，也是临床首先考虑的病因。当腹部内脏等相关检查未发现明显病变时，需要考虑腹壁疼痛综合征[1-4]。

2. 腹壁的组成包括神经、腹膜壁层、脂肪、腱膜、肌肉组织和皮肤等。其中，神经由胸7—12胸神经及其分支支配。任何影响到胸7—12神经根、肋间神经及其分支或者肌肉筋膜等软组织的因素，均可引起腹壁疼痛综合征，包括腹壁前皮神经卡压综合征、肌筋膜疼痛综合征、胸神经根病变、带状疱疹神经痛、滑动肋综合征、子宫内膜异位症（子宫内膜异位到腹壁和皮肤之间）等。若疼痛反复发作超过3个月，则为慢性腹壁疼痛综合征。

3. 对于慢性腹痛患者，就诊时应注意详细询问病史，并进行全面的体格检查，做好缜密的诊断和鉴别诊断。对于反复内科检查未见异常的患者，若有腹部局限性压痛，卡奈特征（Carnett sign）阳性，再加上诊断性治疗有效，则可进一步明确为慢性腹壁疼痛综合征。诊断性治疗方法包括冲击波治疗、触发点松解术、神经根/肋间神经/腹壁前皮神经阻滞等[1-4]。

◎ 病例简介

【简要病史】

患者，女性，30岁，身高163cm，体重120kg。因"腹部疼痛3个月余，加重伴有胁肋部疼痛不适1个月余"于2020年8月13日入院。

3个月前，患者在无明显诱因下夜间出现剧烈腹部疼痛，以右上腹为主，无明显恶心、呕吐，无腹泻，无发热，活动后加重，平卧位缓解。至当地医院急诊就诊，实验室检查、腹部超声、腹部增强 CT、心电图、胃镜等检查未见异常。服用药物（具体不详）后疗效不佳，之后疼痛程度逐渐加重。1 个月前，疼痛范围逐渐扩大到胁肋部，多次至当地医院急诊就诊，反复行腹部超声、增强 CT 等检查，结果均为阴性，腰椎 MRI 提示腰 4—5、腰 5 骶 1 椎间盘突出，肠镜提示直肠、乙状结肠炎。对症药物治疗效果欠佳，严重影响其生活质量，为进一步诊治，至我院疼痛科就诊。

患者既往高血压 2 个月余，不规律服用依那普利片，收缩压最高 200mmHg，血压控制欠佳。血糖水平偏高 2 个月余，未服药。

【入院查体】

体温（T）36.7℃，脉搏（P）77 次 / 分，血压（BP）159/97mmHg，呼吸（R）20 次 / 分，经皮动脉血氧饱和度（SpO_2）98%。肥胖，平卧不能自行起床。腹部膨隆，腹壁柔软，局限压痛，无明显反跳痛，腹部未触及明显包块，未触及肿大脾、肝及胆囊，麦氏点压痛阴性，墨菲征（—）。卡奈特征（＋）。腹部皮肤未见疱疹等改变，触觉、痛觉未见明显异常，肠鸣音无亢进、减弱；肾区无明显叩击痛。腰椎生理曲度存在，活动度正常，棘突间压痛（—），腰椎生理弯曲存在，右侧胸 11—12 椎旁压痛（＋），腰 3 右侧横突压痛（＋）。病理反射未引出。疼痛数字评分法（Numerical Rating Scale，NRS）评分 7 分，神经病理性疼痛筛查量表（ID-pain）评分 3 分，抑郁自测量表（Patient Health Questionnaire 9, PHQ-9）评分 13 分，7 项广泛性焦虑障碍量表（Generalized Anxiety Disorde-7, GAD-7）评分 5 分。

【实验室检查】

血常规：WBC $9.99×10^9$/L，ALT 50U/L，Glu 3.79mmol/L，ESR 18mm/h，CRP 9.8mg/L。血微量元素、淀粉酶、心肌酶谱、免疫球蛋白、粪便常规＋隐血、尿常规＋尿比重等未见明显异常。

【影像学检查】

上腹 CT 平扫＋增强（2020 年 7 月 2 日）：脂肪肝，胆囊未见，考虑术后改变；右下腹囊性占位，考虑输卵管积水可能，建议行 MRI。

腰椎 MRI（2020 年 8 月 5 日）提示：腰 4—5、腰 5 骶 1 椎间盘突出。

◎ 初步诊断

1. 慢性腹痛。

2. 腰椎间盘突出。

3. 高血压。

4. 胆囊切除术后。

◎ 诊疗计划及诊治难点

1. 患者目前疼痛程度剧烈，严重影响生活质量。给予非甾体类抗炎镇痛药物、弱阿片类药物和抗惊厥药物减轻疼痛、改善睡眠等对症治疗。

2. 鉴于患者腹部疼痛程度为重度，应进一步完善检查，以免漏诊、误诊。

3. 完善检查后组织 MDT，同时予以诊断性神经阻滞，以明确是否为慢性腹壁疼痛综合征。

◎ 多学科诊疗

放射科：患者影像学检查提示：腰椎 MRI 示腰 4—5、腰 5 骶 1 椎间盘突出。上腹 CT 平扫＋增强：脂肪肝，胆囊未见，考虑术后改变；右下腹囊性占位，考虑输卵管积水可能。我院做进一步检查，胰腺 MR 平扫＋弥散＋增强提示：扫描范围内所见胰腺、脾及两肾未见明显异常改变。我院腹部超声：脂肪肝，胆囊术后，双肾、输尿管、膀胱未见明显异常。上述病灶不足以解释患者腹痛，腹部 CT 检查未见可导致目前腹痛的明显病变。

神经内科：患者肥胖，神志清，脑神经（－），四肢肌张力／肌力正常，腱反射对称存在，双侧巴氏征未引出，胸腹部未检出感觉平面，四肢痛触觉对称存在。意见：目前患者暂无神经定位体征。

内分泌科： 患者自诉1年多来体重增加明显，曾在当地医院就诊，考虑单纯性肥胖，并查血糖水平偏高，给予沙格列汀口服，现已停。建议：①监测血糖；②控制饮食，适当运动；③请营养科会诊，制定饮食方案；④请胃肠外科及消化内科会诊，制定减肥方案。

精神卫生科： 患者神志清，定向准，接触交谈被动合作。腰腹部疼痛3个月，为钝痛感，疼痛剧烈时会影响睡眠及情绪，但疼痛缓解后情绪会好转。既往有反复减肥及暴饮暴食交替的情况，否认有明显催吐行为，暴饮暴食发泄情绪，但总体可控；近3个月来，未再出现暴饮暴食。因肥胖被嘲笑，情绪欠佳，尚能自我调整。建议：目前患者情绪稳定，以疼痛科治疗为主，如后续出现无法控制的大量摄食、持续情绪低落、担心多虑等情况，可至精神卫生科门诊就诊。如患者有意愿，可结合心理咨询。

疼痛科： 患者存在肥胖、少动、多坐等引起腰腹部核心肌群静态损伤的因素，同时腰背部冲击波和诊断性阻滞有一定的疗效，建议可以继续按照肌筋膜炎、外周神经卡压引起的慢性腹壁疼痛综合征进行治疗。

MDT小结： 慢性腹痛的原因大致分为三类：一是内脏病变；二是腹壁疾病，三是心因性或功能性。根据以上专家的建议，基本排除内脏病变；虽然有睡眠和情绪障碍，但是精神卫生科不考虑情感障碍为主要因素。结合患者的体格检查，考虑患者肥胖、少动、多坐等因素引起肌筋膜炎，进而导致慢性腹壁疼痛综合征。后续根据该诊断制定进一步治疗方案。

◎ 诊疗经过及病情变化

进一步完善检查。胰腺MR平扫＋弥散＋增强提示：扫描范围内未见胰腺、脾及双肾明显异常改变。腹部超声：脂肪肝，胆囊术后，双肾、输尿管、膀胱未见明显异常；附见：右侧输卵管积液。

给予胸椎、腰椎椎旁冲击波治疗和腹横肌平面阻滞后，疼痛能减轻50%左右。多学科讨论也进一步排除肿瘤、心理障碍、功能性腹痛等，进一步按照慢性腹壁疼痛综合征、肌筋膜疼痛综合征给予冲击波治疗（每周 2 次）、超声引导下右胸 10—11 脊神经后支脉冲射频＋竖脊肌、多裂肌、腹直肌肌筋膜水分离阻滞松解，腹痛症状显著缓解，平卧时可正常起床。

◎ 最终诊断及预后

【最终诊断】

1. 慢性腹壁疼痛综合征。

2. 肌筋膜炎。

3. 高血压。

4. 高血糖。

5. 胆囊切除术后。

【预后】

患者于 2 个月后复诊，腹痛明显减轻，再次仔细体检后发现腰 3 椎体横突压痛仍明显，再次行右腰 3 横突、椎旁肌肉松解术，症状得到进一步改善。随访 1 年， 腹痛没有复发。

◎ 诊疗体会

据国内外报道，慢性腹壁疼痛综合征的发病率为 3% ～ 30% [1-3]，可见慢性腹壁疼痛综合征并不少见。对于主诉腹痛者，临床医师的注意力往往集中在寻找腹腔内脏器疾病方面，而忽视了腹壁原因，使得一些患者反复检查、多方求医，长期得不到确诊，甚至剖腹探查后仍得不到改善。长期原因不明的腹痛困扰着患者，易致焦虑、恐惧情绪，导致生活质量下降。本例患者就是一个典型病例，每次发作加重时，血压会飙升到 200/120mmHg。到我院后，焦虑抑郁评分明显偏高，精神卫生科认为其情绪障碍除与肥胖自卑有关外，一定程度上也继发于疼痛。

慢性腹壁疼痛综合征多见于女性，且以前腹壁皮神经卡压、腹壁肌筋膜疼痛综合征、滑脱性肋骨综合征、带状疱疹等为多见。与腹部内脏疼痛相比，腹壁疼痛的特点包括：①疼痛强度与姿势有关（如躺着、坐着、站着）；②疼痛与进食、肠道功能无关；③腹壁或者腰背部肌肉有触痛点，尤其是腹直肌外侧缘、腰 3 横突或下段胸椎椎旁等部位；④卡奈特征（见图 1–30–1）是鉴别腹腔内脏器痛抑或腹壁疼痛一种切实有效的诊断措施。诊断性神经阻滞有效可以进一步确诊[1-4]。

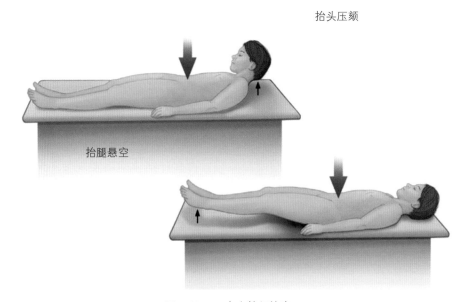

抬头压颏

抬腿悬空

图1–30–1　卡奈特征检查

结合本例患者，超声等检查均排除了子宫内膜异位等情况，腹壁未见皮疹、疱疹等改变，局部触诱发痛不明显，因此不首先考虑带状疱疹、糖尿病等因素引起的神经病变。鉴于患者重度肥胖、活动少，而且腹部局部压痛明显，卡奈特征（＋），右侧胸 11—12 椎旁压痛，腰 3 右侧横突压痛（＋），需要考虑肌筋膜疼痛综合征。

对于不愿接受诊断性阻滞的患者，可先给予冲击波治疗，由面到点，在寻找触发点的同时，也有助于缓解疼痛。对于部分患者，反复冲击波治疗能有效缓解疼痛。若患者经冲击波等物理治疗效果欠佳，建议行触发点松解、神经阻滞或联合神经脉冲射频，必要时行神经毁损、切除治疗[1-3]。若考虑肌筋膜炎为外周神经卡压的主要原因，则建议对肌肉肌筋膜软组织和神经的治疗并重。出院后务必督促患者注意工作和生活的姿势，加强核心肌群的锻炼，以防复发。本例患者 1 年后随访，腹痛不明显，且积极锻炼，血压、血糖控制良好，体重得到控制。

（冯智英，李云泽）

～～～～～～～～～～～～～～～～～～～～～～～～～～～～～～～～～～～～～～

◎ 参考文献

[1]池肇春. 慢性腹壁痛诊治进展与现状. 临床普外科电子杂志, 2017, 5(4): 8.

[2]Koop H, Koprdova S, Schürmann C. Chronic abdominal wall pain. Dtsch Arztebl Int, 2016, 113(4): 51-57.

[3]Kamboj AK, Hoversten P, Oxentenko AS. Chronic abdominal wall pain: a common yet overlooked etiology of chronic abdominal pain. Mayo Clin Proc, 2019, 94(1): 139-144.

[4]Moeschler SM, Pollard EM, Pingree MJ, et al. Ultrasound-guided transversus abdominis plane block vs trigger point injections for chronic abdominal wall pain: a randomized clinical trial. Pain, 2021, 162(6): 1800-1805.

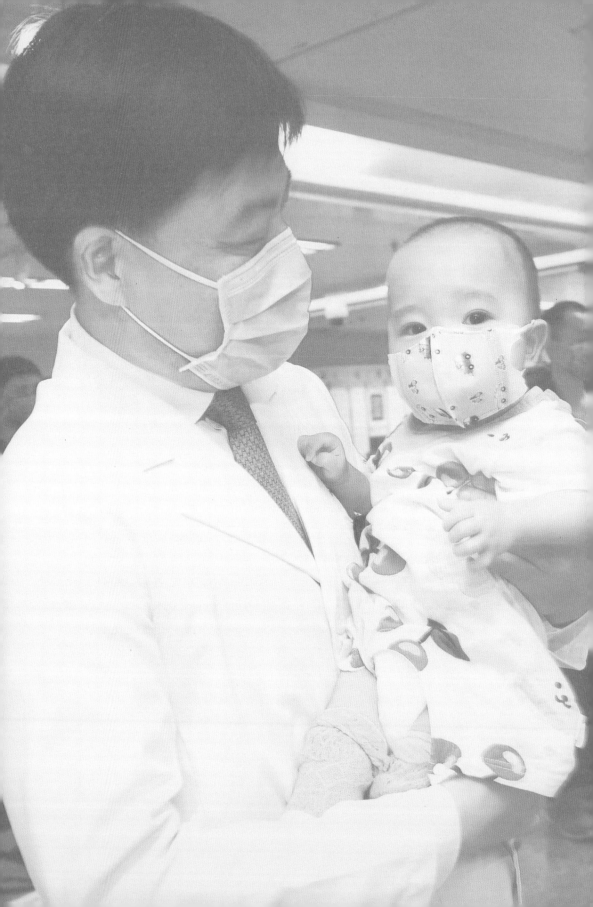

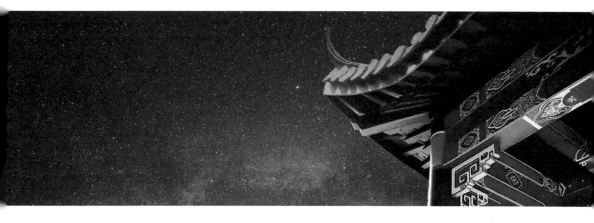

第二篇

叙事医学篇

01

找回失去的力量
—— 一例先天性肌无力综合征患儿的诊治

2022年1月，一个周五的下午，在浙大一院余杭院区多学科诊疗（MDT）中心，儿科、遗传学、神经内科、放射科等多个学科的专家正在为一名特殊的患儿开展 MDT，讨论长达 3 小时，全面评估和详细分析了患儿的病情。

一路跌跌撞撞的成长

患儿小名叫"小土豆"，是家里的第一个孩子。小男孩出生的时候是个 4.5kg 重的大胖小子，牙牙学语、蹒跚学步，一家人的生活如画卷一样，安静、美好地展开……

然而，随着年龄的增长，小土豆的腿似乎一直没有力气，走路摇摇晃晃。起初，父母以为是孩子还小，慢慢就会好的。直到 3 岁左右，小土豆仍然走路不稳，容易跌倒，小土豆的父母才觉得这事不简单，辗转嘉兴、上海、杭州、北京等多地求医，一堆堆检查单，一叠叠病历本，但诊断仍不明确，治疗效果甚微。

小土豆走路时好时坏，常常还有关节、足底疼痛，劳累后更甚，休息后好转，吃不了硬质的食物。就这样，一路跌跌撞撞，小土豆也慢慢长大了，在家人的耐心教导下，虽然走路不稳，但学习成绩却十分优异。

"小土豆以后怎么办？"

这始终是萦绕在小土豆父母心头的一层黑纱，在互联网上搜索了许多资料，这类患儿可能以后还会出现心功能衰竭、呼吸衰竭……一个个字眼触目惊心！小土豆以后会不会也这么糟糕？会不会影响他未来的生活？作为父母，面对这么多不确定的未来，难过不已。

于是，父母带着小土豆来到了浙大一院儿科开设的儿童遗传代谢多学科门诊就诊。

经过 MDT，儿科主任王春林认为，结合小土豆的临床表现，需要考虑先天性肌无力综合征（congenital myasthenic syndrome, CMS）的可能，但还需完成大小腿肌肉磁共振、肌电图、神经肌肉疾病抗体谱等检查，以排除其他神经肌肉疾病。令人奇怪的是，全外显子测序报告却没有发现致病性变异。针对这一情况，两位遗传学专家严庆丰教授、沈宁教授均表示可能需要对测序数据进行再次排查分析。

又是一堆检查，还是没有明确的诊断和治疗方法，小土豆的父母难免有些失望，但他们说："毕竟去过那么多医院，看过那么多次病，说实话，我们这次其实也没有抱有多大的希望。但不管结果怎样，这么多专家和我们一起讨论了这么长时间，我们还是再试试吧。"

听到这些，作为医生，失落感、无力感、被信任感，复杂的感受涌上心头。医学是复杂的，科技发展到今天，仍有许多疾病无法明确诊断和治疗。但即便如此，医生们还是想尽各种办法去帮助患儿找到出路，尽心去帮助，努力去安慰，全力去医治。总之，试试吧。

多科协作，明确病因

首次 MDT 后，对小土豆进行了大小腿磁共振平扫、重复神经电刺激等一系列检查。磁共振结果提示确实存在肌肉萎缩，肌电图结果也是阳性。据此，临床表现高度支持先天性肌无力综合征，这也给遗传学专家们做出诊断增加了信心，可能真的有变异！必须逐步仔细排查。于是，再次针对肌无力的遗传致病基因，进行遗传测序数据分析，几番波折后终于有了重大发现，患儿 DOK7：c.54 ＋ 25_55-38del 杂合突变，但由于变异富含 GC，多次父母一代 Sanger 验证均失败了。

获得以上结果后，儿科遗传病诊治团队和两位遗传学专家再次组织了讨论。

严庆丰教授和沈宁教授一致认为患儿的突变位点具有致病性。已有文献报道，结合患儿肌无力发病的临床表现，*DOK7*变异导致的先天性肌无力诊断基本明确，家系成员（尤其是父母）验证非常有必要。

针对父母验证难题，沈宁教授实验室主动承担了任务，最终发现母亲同样存在*DOK7*：c.54＋25_55–38del杂合突变，而父亲*DOK7*基因未发生变异，实验结果说明小土豆的突变来自于母亲。

至此，新的问题又来了，患儿和母亲*DOK7*同样的杂合突变，为何母亲不发病，是基因的遗传异质性还是其他原因？疑问重重，难道这次又要无果而终吗？王春林主任和沈宁教授团队反复讨论、查阅文献后，还是决定对患儿和母亲进行肌肉活检，明确原因。

面对肌肉活检，小土豆的父母一开始并不接受，说："这是硬生生要取一块肉下来啊！这样的检查是不是真的有必要做，如果做不出什么结果，孩子岂不是白受罪？"面对医生的建议，小土豆的父母很是矛盾，一方面想治好孩子的病，另一方面又想孩子少受些罪。看着家长为难的样子，医生耐心地向他们解释肌肉活检的必要性，除对肌肉的形态进行分析外，还可进一步做转录组测序，分析分子水平情况。经过一番纠结，小土豆的父母最终同意进行B超引导下肌肉穿刺活检，而肌肉活检病理结果和血清学检查结果排除了炎症导致肌肉萎缩的可能。

经过多学科专家的共同努力，反复验证与分析基因检测结果，终于明确了小土豆存在先天性肌无力综合征常见基因*DOK7*突变。肌力减弱、肌肉萎缩、重复神经电刺激阳性、基因检测*DOK7*基因突变……一层层拨开迷雾，最终明确诊断小土豆罹患的是*DOK7*突变的先天性肌无力综合征。明确了诊断，治疗终于有了方向。

"孩子的力量回来了"

先天性肌无力综合征是由神经肌肉接头的突触前、突触基膜和突触后部分的遗传缺陷导致的。先天性肌无力常随着年龄的增长而好转，但也可能自发恶化，有时甚至会导致婴儿期猝死。活动增加或剧烈活动、热性疾病或应激可能诱发病情加重。而 *DOK7* 肌无力综合征就是其中的一种类型，它是一种与 *DOK7* 基因隐性突变相关的先天性肌无力，患儿通常在 2 岁或 3 岁左右出现症状，也有晚至青春期或成人期发病的报道。肌无力的典型表现是呈肢带分布，眼球运动通常不受影响。令人激动的是，此类基因突变在国内外已有文献报道了有效的治疗药物：沙丁胺醇及麻黄碱。

小土豆的父母听到这个消息后，表现出前所未有的兴奋，找到了突变基因，又有了有针对性的治疗方法，这真是不幸中的万幸！明确诊断后，开始对小土豆使用沙丁胺醇。药物治疗第二天，小土豆的妈妈就发来视频，说孩子走路明显好起来了："孩子的力量回来了！"大家都打心底替这一家人高兴。

生物医学技术的飞速发展，为明确疾病的诊断提供了更加精准的方式。同时，也得益于多学科诊疗、临床与医技科室协作、基础医学实验室的大力支持，小土豆的病因才得以浮出水面。但研究还在继续，小土豆用药后的远期效果还有待进一步评估，母亲的身体状况也需要关注，期望分子机制研究的不断深入，能在不久的将来，为这类疾病的诊疗提供有效的策略。

（王春林，陈永花，孙喻晓）

02

熬最深的夜，救最珍贵的生命
—— 一位脑出血老人的抢救之夜

"手术太难，我们处理不了"

凌晨 1 点，张大爷被紧急转运到浙大一院余杭院区。在急诊床边，一旁陪着的老伴红着眼睛告诉神经外科医生沈建："我们那边医生说了，他情况非常差，手术做不了了。"说完转头望了望重度昏迷的张大爷，默默抹了抹眼泪。随后，她又抬头紧紧盯着沈建，说："医生，你们这是大医院，应该有办法吧！"

69 岁的张大爷是一名退休工人，退休后的生活从快节奏步入慢节奏，过得悠闲自在，爬山、打牌、带孙子。然而，一场突如其来的疾病打乱了他平静的生活。

1 周前，张大爷在家突发眩晕，家附近的医院头颅 CT 检查显示脑出血破入脑室，存在蛛网膜下腔出血、脑积水。医生为张大爷紧急施行脑室外引流及血肿腔穿刺引流手术。术后，张大爷病情逐渐稳定，老伴终于松了口气。本以为张大爷会慢慢好起来，没想到就在术后恢复的关键时刻，张大爷的脑内引流管突然出现持续流血，再次检查发现脑出血明显增多，已经压迫脑干，随时可能有生命危险。医生告诉家属："张大爷情况非常危急，上了年纪的患者出现这种情况，手术难度太大，我们没法处理。"

一站式 MDT，与死神赛跑

"我们会尽全力抢救！"沈建坚定的语气，似乎让老人家萎靡的精神振作了一些。

气管插管、呼吸机辅助通气、血液检查、影像学检查、术前准备、麻醉等各项诊疗措施紧张、有序地迅速完成。

与此同时，神经外科、急诊科、麻醉科、放射科、检验科、手术室、导管室以及重症监护室等科室的专家针对张大爷的病情进行了快速、有效的多学科讨论，经过各科专家认真分析、仔细查体，最终决定启用复合手术室来实施"脑血管造影＋介入栓塞＋开颅血肿清除术＋去骨瓣减压术"，多科联动，与死神赛跑！

手术室护士接到通知后，立即联系相关人员迅速做好复合手术准备。麻醉科医生迅速做好术中意外准备及应对策略，为手术保驾护航。

凌晨2点，手术正式开始。神经外科医生沈建首先为张大爷进行介入动脉瘤栓塞，在复合手术室配备的数字减影血管造影下，通过微导管将弹簧圈置入动脉瘤腔，直到把瘤腔填满，这些弹簧圈就像造房子用的钢筋，瘤内的血液就像混凝土，两者一结合就把动脉瘤变成一个"血栓"，达到彻底栓塞动脉瘤的效果。这样，动脉瘤不会再次发生破裂，从而为血肿清除提供保障。

紧接着，进行开颅手术，将小脑血肿清除，同时去骨瓣减压，解除对脑部的压迫，减轻继发性损伤。麻醉科全程维持生命体征和术中血压平稳。

从送诊到手术启动，不到1小时。这近1小时是各科通力合作的一站式MDT、从死神手中抢人的近1小时。张大爷的老伴虽然不一定能听懂医生们的方案，但从她急切的眼神和频频点头的动作中，我们能感受到她对医院的信任。而这种信任，何尝不是大家争分夺秒的动力所在。

新生后的阳光，格外明亮

手术从凌晨2点一直持续到清晨7点，所有人全程小心翼翼、紧张地完成一个个步骤，手术非常顺利，张大爷脱离了生命危险。术后CT显示，张大爷脑部的血肿已经清除干净，动脉瘤也已成功栓塞，生命体征逐渐平稳，命保住了！

从手术室出来，清晨的阳光已经洒满医院砖红色的墙面。"谢谢你们，谢谢浙一的医生，你们真的是把我们家老张从鬼门关抢回来了。"张大爷的老伴一直苦等在手术室外，听到手术顺利后，佝偻的身影似乎挺直了一些，喜极而泣，连声道谢。

沈建放松地呼出一口气，揉了揉太阳穴，一宿未眠的困意隐约向他袭来，油然而生的除了放松，更多的是喜悦。他知道，对于医生来说，熬这样的夜是工作，也是常态，虽然累，但能从死神手里成功夺回一条命，世间还有什么喜悦能与此相比呢，这足以抵抗一切疲劳。

之后，张大爷被转入重症监护室进行严密监护，并予以抗感染和抗炎治疗，最终平稳度过危险期。

对于像张大爷这样一位年近古稀的老人来说，病情的凶险不可小觑，任何一环的耽搁都可能造成不可挽回的损失。脑血管疾病也是老年人常见的突发疾病，凶险紧迫。目前，医院完善的脑血管病多学科协作模式和装备精良的脑血管病复合手术室可实现脑血管病血管内介入＋开颅手术的"一站式"救治，实实在在地为像张大爷这样的脑血管病患者与家属带来了巨大的机会和安慰。

（沈　建）

03

重生的重生
—— 一例肾移植术后感染肺孢子菌肺炎患者的诊治

忽视体检，透析维生

57 岁那年，骆老伯以为自己这辈子走到头了。尿毒症？老天爷是在跟自己开玩笑吗？老实巴交、勤勤恳恳了一辈子，好不容易和老伴一起把一双儿女拉扯大，又把外孙、孙女抱到了能脱手的年纪，终于可以闲下来享享福了，突然觉得没胃口、没力气。以为是苦夏，儿女不放心，非要带他到省城医院查看。尿毒症啊！骆老伯感觉自己是被判了死刑。

医生查房时，他拉着面相和善的王仁定主任的手不放，说自己不治了，本就没多少积蓄，儿女也都不富裕，他不想拖累全家。王仁定主任拍拍骆老伯的肩膀，柔和却坚定地说："老大哥放宽心，如今技术发展了，尿毒症早就不是绝症了。"并且表示，虽然骆老伯已经处于尿毒症期，但万幸没有出现严重的并发症，接下来只要接受规范的肾脏替代治疗，寿命不会受太大影响，再加上现在国家对尿毒症患者有医保政策，不需要担心费用问题。

骆老伯有一种死里逃生的感觉。

受罪也好，享福也好，都得一起

转眼在老家做了 4 年血透。骆老伯像个敬业的上班族一样，无论刮风下雨，从不迟到缺席，除了躺在医院里看着血流进流出、动弹不得的时候，他觉得自己又恢复了正常。但真正的重生，是肾移植。骆老伯的老伴比他小 2 岁，心疼他被血透拴在了医院，不像自己平日里还能儿子家住住、女儿家住住，一家几口出去旅个游。于是，她又提起了捐一个肾给骆老伯的事。骆老伯像 4 年前一样断然拒绝了，他寻思着家里有自己这么一个患者就够了，自己受这份罪，可不能让老伴也受着。但这次老伴是打定了主意，她说携手相伴一辈子，受罪、享福都得一起啊。况且，当初王主任说过，人只需要一个健康的肾脏就能正常生活，根本不会像骆老伯担心的那样。为了这 99% 能让骆老伯恢复正常的机会，让自己承担 1% 的风险算什么。

在手术之前，骆老伯又拉起了王主任的手，千万个不放心自己老伴的身子骨。王主任拍了拍骆老伯的肩膀，叫他放心。果然，老伴手术以后第 3 天就出院回家了。骆老伯自己虽说多住了几天，但是看着自己的小便哗啦啦排出来，血肌酐蹭蹭蹭往下掉，骆老伯有了重生的喜悦。

大意惹祸，再次入院

半年多过去，除服药外，骆老伯已经不觉得自己是个患者了。老家的亲戚朋友都说他生龙活虎。

可生活往往就是这样，不知道什么时候平坦大道上又突然来了个拐角。一个多月前开始，骆老伯觉得自己哪里不对劲了，上街买早餐时，平日里走走不远的一段路，他竟然气喘吁吁。这两天，啥事不干，光坐着都有点胸闷。老伴催他去医院看看，他嫌麻烦，想着可能是梅雨季节天气闷，多休息就好了，哪成想又开始发烧了。骆老伯赶紧到附近医院检查，说是肺炎，用了几天抗生素也不见效，情况越来越重，结果被送进了重症监护室。骆老伯的儿女心急如焚，也不敢告诉母亲实情，怕她担心。医生告诉他们，作为浙大一院的合作单位，可以进行转诊。他们当即接受了这个安排。

骆老伯病情危重，浙大一院迅速组织多学科诊疗（MDT），感染病科、肾脏病中心、呼吸内科及放射科等学科的专家们一起为骆老伯讨论病情、制定治疗方案。

曾经的主管医生王仁定主任查看了骆老伯在当地医院的用药记录后，详细询问了他术后的随访情况和这次起病经过。看着这位虚弱的老大哥，王主任很生气，当时送他出院时千叮万嘱术后要按要求随访复查，但到第 2 个月就没再见过他，随访护士打了电话，骆老伯表示要在老家复诊，比较方便。这次一问，骆老伯确实在按时复查，但仅限于查肾功能、小便，老家医院查不了免疫抑制剂浓度，调配的药也少了重要的预防感染的复方新诺明。

王仁定跟感染病科、呼吸内科的老战友们一对视，就知道大家想到一起去了，骆老伯得的可能是肺孢子菌肺炎。

明确"祸首"，重获新生

肺孢子菌肺炎是一种条件性肺部感染性疾病，也就是说，这种病专挑免疫力差的人。肾移植患者术后终身服用的免疫抑制剂一方面降低排斥反应的发生概率，但也将患者的免疫功能调整到"低水平状态"，增加了感染的风险。这些特殊感染一旦发生，可能进展很快，患者可能因重症肺炎、呼吸衰竭而死亡，有些甚至到最后都来不及明确病原体。

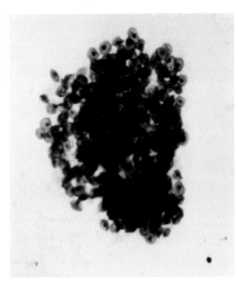

图2-3-1 镜下的"祸首"——卡氏肺囊虫

呼吸内科专家周华尽快给骆老伯安排了纤支镜检查，并把肺泡灌洗液送到细菌室进行检查。检验中心细菌学专家杨青通过 Gomori 六亚甲基四胺银染色的方法，找到了这种在肾移植患者中肆虐了十几年的"隐形杀手"——卡氏肺囊虫（见图 2-3-1），获得了最直接、最明确的病原诊断。

之所以如此紧迫，是因为像骆老伯这样的情况，当临床怀疑肺孢子菌肺炎时，就必须马上给予大剂量的复方新诺明，否则肺部病变进展很快，会在短时间内进展成"白肺"或"急性呼吸窘迫综合征（ARDS）"。但是这样治疗往往存在一定的盲目性，复方新诺明有潜在的肾毒性，患者和家属往往有顾虑。在病原体不明确的情况下，临床用药难免会束手束脚、顾虑重重，尽管类似的患者经过治疗大部分有好转，但是也有病情迅速进展而遗憾出现移植肾带功死亡的病例。因此，在快速明确病原体后，主管医生马上开始对骆老伯实施药物治疗。骆老伯的临床症状恢复得很快，肺部病变也迅速得到了好转。幸运的是，移植肾功能并没有受到明显影响，命保住了，肾也保住了。

（王仁定，周静怡）

04

不明病灶肺内游，几经周折擒祸首
—— 一例不明原因肺内游走性病灶患者的诊治

宁波姑娘小婉 29 岁，本来是个儿女双全的幸福年轻妈妈，但最近一年，数不清进出医院的次数让这位妈妈和她的家庭饱受折磨。

2021 年 7 月，小婉有了第二个孩子，刚出月子没多久，她就莫名发起了高烧，体温 39.5℃，持续了一天一夜都没退下来，还感到微微胸痛。当地医院检查表明，小婉新冠病毒核酸检测阴性，炎症指标升高，肺部 CT 显示左下肺有病灶，考虑感染性肺炎，医生给予抗生素治疗。抗生素用了一阵子后，复查肺部 CT，原先肺里的病灶消失了，小婉开开心心地出院回家了。谁知道没过 1 个月，高烧、胸痛杀了个回马枪，左肺出现了新的病灶，只不过病灶从原先左肺的下边跑到了上边，炎症指标依然很高，当地医院再一次给予抗生素治疗。经过第二轮的治疗后，肺里的病灶像打游击战似的，原先的消失了，又在新的地方出现，甚至从左肺跑到了右肺，还在右肺"游"了个遍。

"怎么就不见好呢，一次次跑医院，真的是不想治了。"

当地医院医生说，小婉的病已经从普通感染性肺炎变成了机化性肺炎。机化性肺炎是指肺部的炎症由于多种原因未得到彻底治疗，而导致病变不吸收或延迟吸收，是由多种原因导致的肺组织损伤后的一种非特异性的病理反应。常见表现就是咳嗽、呼吸困难和发热等，影像学特征性表现是复发性和游走性肺部斑片影，以外周及下叶分布为主，治疗上主要使用糖皮质激素。当地医院医生按照机化性肺炎的诊断，为小婉加上了糖皮质激素。在糖皮质激素治疗过程中，需要定期复查评估病情及观察有无药物副作用，调整用药剂量。就这样，小婉一次又一次在医院与家之间往返。

然而，经过 3 个月的激素治疗，肺部的病灶依然在与医生、小婉打游击战。从二孩满月起就跟肺部的病灶开始作战，如今二宝都快一岁了还在继续。为了搞清楚自己到底得了什么病，小婉决定来趟省城医院，如果还是没办法彻底治好，她就打算不治了："不就是偶尔胸痛嘛，又死不了。"

浙大一院呼吸内科收治了小婉，为了尽快明确病因，医院迅速为小婉组织了 MDT。

呼吸内科：机化性肺炎可能性较小，需考虑肺栓塞

呼吸内科专家周华对小婉进行了全面评估，并再次做了肺穿刺。"穿刺病理结果显示肺部有坏死，我基本可以确定这不是机化性肺炎。"周华结合小婉的情况以及相关检查结果，在心里一一排查着各种可能，首先排除的是机化性肺炎。机化性肺炎的病理结果是存在肉芽肿，由于机化性肺炎是不明原因的炎症，炎症会导致肺泡腔内和细支气管管腔内肉芽组织增生，并且可以见到纤维母细胞、肌纤维母细胞和松散的结缔组织。如果小婉长达 1 年的病灶是机化性肺炎导致的，那么必然存在肉芽肿，最关键的是机化性肺炎一般不出现组织坏死，但小婉的病灶内存在坏死。

结合小婉的症状、影像学以胸膜下多发磨玻璃斑片影为主及肺穿刺病理结果，周华想到了一个在呼吸内科与这些相关的常见病——肺栓塞。但奇怪的是，CT 肺动脉造影（CT pulmonary angiography, CTPA）并没有发现肺栓塞。

病理科：这个坏死跟以往的细菌感染导致的坏死不一样

病理科专家孙柯在得知周华的猜测后，表示这个坏死跟以往的细菌感染导致的坏死不一样。不一样在哪里呢？打个比喻，把穿刺出来的东西看成是一座房子，以往的坏死病理都是房子框架带着房内家具一起"烂"掉的，而小婉的病灶坏死是家具虽然"烂"掉了，但房子框架是好的。孙柯说："这个很像之前出现过的脾栓塞病理。"

肺栓塞的确定诊断主要依靠 CTPA、磁共振肺动脉造影（MR pulmonary angiography, MRPA）、核素肺通气/灌注扫描和肺动脉造影等临床影像学技术。CTPA 对肺栓塞的诊断灵敏度为 83%，特异度为 96%，就是说还是有一部分肺栓塞患者是用 CTPA 检查发现不了的，特别是位于远端分支的小血管栓塞，这时候就需要核素肺通气/灌注扫描的帮助。

核医学科：肺部的病灶没有血供

核医学科专家杨君表示，小婉的 ECT 核素灌注扫描结果显示肺部的病灶没有血供。果然正如周华的猜想一样，由于小婉的栓塞出现在非常小的肺动脉分支，所以肺动脉 CT 造影根本就捕捉不到，而且形成后一段时间就自然再通了，所以相应病灶会消失不见，但同时会不断出现新的血管栓塞，而在其他地方出现新的病灶，目前没有造成生命威胁。

"为什么我会反反复复有这个肺血管的栓塞呢？"

为什么小婉会这么频繁地出现肺栓塞呢？想要根治小婉的病，还需要找到病因。一般来说，任何可以导致静脉血液淤滞、静脉内皮损伤和血液高凝状态的因素都是发生肺栓塞的高危因素。较为常见的原因有肿瘤、手术、骨折、创伤、口服避孕药、妊娠等，以上因素导致的血液高凝状态可以导致静脉内形成血栓，栓子掉下来会堵塞肺动脉而造成肺栓塞。一旦发生肺栓塞，情况是非常凶险的，如果栓子比较大，严重的就会危及生命。

但是小婉没有以上这些情况，那她为什么会这么频繁地发生肺栓塞？周华认为可能与自身免疫性疾病相关。通过一系列的免疫血液检查，发现小婉干燥综合征抗体阳性，但她自己平时并没有咽喉干、口干、眼干等症状。

"腺体摄取和分泌同位素的能力均下降。"通过进一步唾液腺核酸扫描，杨君发现小婉的唾液腺已经出现了功能改变，进一步支持她患有干燥综合征的判断。而紧接着完成的唾液腺病理活检则直接显示唾液腺被炎症细胞侵占、腺体萎缩，这为确诊干燥综合征提供了有力的依据。

风湿免疫科：干燥综合征可以累及血管

　　风湿免疫科专家孙传银说，干燥综合征是一种慢性炎症性自身免疫性疾病，以侵犯泪腺、唾液腺等外分泌腺为主，典型表现为口干、眼干，还可累及肺、肾、消化系统、血液系统、神经系统等，引起全身器官受累。干燥综合征会攻击自身一些腺体，而我们人体的免疫机制一旦感受到危险分子靠近，立马会派出抗体去攻击，这很像"自相残杀"，最终受伤的还是血管，一旦血管损伤，就容易产生血栓，血栓掉进肺里，就形成了肺栓塞。

　　可是小婉以前并没有这些问题。"可能是怀孕'激活'了干燥综合征。"孙传银补充道："自身免疫性疾病的发病原因复杂并且起病隐秘，所幸没有在妊娠期出现这个疾病。像干燥综合征这种自身免疫性疾病产生的抗体还会把胚胎当成外来入侵者攻击，导致流产或者胎停。所以有这类免疫疾病的患者在怀孕前一定要检查就医。"

　　在多学科专家的抽丝剥茧下，肺部打游击战似的病灶终于原形毕露。目前，小婉正在接受抗凝治疗和干燥综合征的药物治疗，病情控制良好。

（周　华，陈君君，姚一楠，徐　艳）

05

用坚持和爱，打破"诅咒"
—— 一例林奇综合征患者的诊治

人生戏剧化的转变往往是从小事开始的

"为什么又是我？癌症是跟上我了吗？"

张阿姨的哭声在诊室长廊里回荡，撕心裂肺。她的丈夫和女儿站在身边，看着就诊报告和痛哭的张阿姨，强烈的悲痛感在他们心中弥漫，但他们尽力压制着，生怕自己的情绪再刺激到张阿姨。

张阿姨曾经身体一直很好，但是近两年来，她不断出入医院，从结直肠外科到妇科，再到胃肠外科、胸外科，这到底是怎么回事？

60岁之前的张阿姨，生活非常幸福，丈夫对她无比呵护，女儿乖巧孝顺，张阿姨的脸上每天挂着笑容，凡是跟她接触过的人，都会被她开朗的性格所感染。直到两年前，一个秋天的夜晚，张阿姨第一次解不出大便来，以为只是上火，不曾想人生戏剧化的转变往往是从常见的和不经意的小事开始的，张阿姨从此开始了"被诅咒的人生"。

因为便秘、便血，张阿姨到浙大一院检查，最终被确诊为直肠癌。很快，张阿姨接受了手术治疗，手术十分顺利。但是，就在张阿姨以为生活即将恢复原样时，她再次出现了便血的情况。

直肠癌、子宫癌、胃癌、肺癌，被"诅咒"的人生谁来救赎

难道是癌症复发？张阿姨十分紧张。但进一步检查发现，张阿姨的"便血"与直肠癌并无关联，那究竟是怎么回事？随着医生的不断排查，抽丝剥茧，终于发现张阿姨这次的病灶是在子宫。活检病理结果显示，张阿姨这次患的是子宫内膜样腺癌。

张阿姨面对这一结果，虽然很痛苦，但在丈夫、女儿的支持下，她仍然坚强地积极治疗。再次手术成功，痊愈出院。

然而，"癌症"就好像纠缠上了张阿姨。手术的刀口还未痊愈，张阿姨又再次被相继查出了胃癌和肺癌。并且，这四个癌症都是原发性癌，并非转移癌，同一个人罹患多种肿瘤，这在医学界非常罕见。

曾经的张阿姨积极和乐观地面对生活中的每一件事，然而在获知这一结果后，她彻底绝望了！曾经以为自己还有很多时间可以陪伴丈夫、照顾女儿，能看着女儿穿上婚纱，抱着外孙在公园散步。但是，一次次的"癌症"确诊，让张阿姨几乎看不到生的希望。

她想起了自己的母亲，母亲也是在这个年纪患直肠癌去世的。那个时候，虽然她已经结婚，有了女儿，但在母亲离世的那一刻，她突然发现自己再也没有妈妈了，委屈受伤时再也没有地方可以撒娇了。而眼下，自己的女儿也即将经历这一切，再没有妈妈的呵护，她真的能独自面对以后的生活吗？张阿姨心痛不已，比起死亡，或许这才是她最担心的。

谜题揭晓，多学科协作打破"诅咒"

在了解到张阿姨的母亲也是在差不多的年龄患癌症去世后，医生们非常警觉，又询问了张阿姨其他家人的情况，发现她的同胞弟弟也是在几年前患胃癌离世的。难道张阿姨的癌症来自家族遗传？医院的实验室平台立刻为张阿姨进行了基因检测，一切的谜题终于揭晓。原来张阿姨不断罹患癌症，是她体内的错配修复基因突变导致的，就是传闻中的林奇综合征。

林奇综合征的发现最早可以追溯至 1895 年，美国密歇根大学病理学家 Warthin 关注到他的女裁缝家族中几代人死于结直肠癌、胃癌和子宫内膜癌，随后发表了该家族图谱，并将其称为"被癌症诅咒"的 G 家族。1966 年，Lynch 描述并研究了多个类似 G 家族这样深陷于癌症"诅咒"家族的图谱。为了纪念

Lynch 的探索发现，后人将其命名为林奇综合征（Lynch syndrome）。作为常染色体显性遗传病，林奇综合征的家族成员均有极高的遗传风险，医院的基因检测数据显示，与张阿姨癌症发生密切相关的 MLH1，MSH2，MSH6，PMS2 这四项基因分别存在 37%、41%、13% 和 9% 的突变风险。根据《中国人林奇综合征家系标准》，家系中有符合下列条件者应高度怀疑为林奇综合征家系：家系中至少有 2 例组织病理学明确诊断为结直肠癌患者，其中的 2 例为父母与子女或同胞兄弟姐妹的关系，并且符合以下任一条件者：①其中至少 1 例发病早于 50 岁；②其中至少 1 例为多发性结直肠癌；③其中至少 1 例患林奇综合征相关的肠外恶性肿瘤（如子宫内膜癌、胃癌、小肠癌、卵巢癌、肾盂输尿管肿瘤、肝胆系统肿瘤等）。

针对患有林奇综合征的张阿姨，多学科专家讨论为张阿姨制订了更周密的复查计划。在随后 3 年的复查中，张阿姨一直保持着疾病稳定的状态，张阿姨的脸上终于又再次出现了笑容。对于张阿姨的女儿，来自妇科、结直肠外科、泌尿外科的专家也为她制订了周密的检查计划，母女二人每次相伴来到医院，抱着对生命乐观、坚持、不放弃的态度毅然前行，跟浙大一院的专家们一同战胜"诅咒"。

（钱建华，韩沛林）

06

罕见病的荒土，无法埋葬他的翅膀
——一例进行性肌营养不良患者的故事

有这样一群人，在最美好的年华，却无法行走，他们只能坐在轮椅上，想象着那些光怪陆离的旅行，像正常人一样的生活似乎更是一辈子都遥不可及的梦。更令人绝望的是，因为全身肌肉都在持续萎缩，他们的生命一般不会超过20岁。

罕见病杜氏肌营养不良症（Duchenne muscular dystrophy，DMD），翔翔就是这样的患者。

神经内科医生柯青看着眼前这个坐在轮椅上笑容满面的少年，不自觉回想起少年一路走来的点点滴滴。

"我真的走不上去了"

翔翔的名字寄托了母亲对他的期望与祝福，他当然无法飞翔，但是命运仿佛和他开了一个玩笑，翔翔被剥夺了我们与生俱来奔跑甚至行走、站立的权利。

回忆起2002年的那个春天，翔翔的母亲唐姨仍觉得一切就像做梦一样。

在那之前，她有个幸福的家庭，18岁就来到杭州打工，多年打拼小有成就，拥有了自己的小超市，并顺利定居杭州、结婚生子。1998年，小翔翔出生了，出生时有七斤八两。医护人员都开玩笑说："你儿子手长脚长，要当运动员了。"

2002年3月，翔翔进入幼儿园后进行一次常规体检，发现血清肌酸激酶（creatine kinase，CK）指标超过正常数据将近20倍。"可能是肝炎。"老师建议唐姨赶紧带儿子到医院再检查一下。

唐姨带着小翔翔去了北京、上海，辗转多地寻找这方面的专家。"可能这个疾病特别少，很多医生没听过这个病，我们只好想尽一切办法托人打听。"但是每到一处，除了再确诊疾病之外，所有人都告诉她，这个疾病没有很好的治疗方法。带着一包包药，唐姨一次次失望而归，但她一直没放弃希望。

随着病程进展，从小学开始，翔翔出现了较明显的双腿无力症状，虽然还能走、能站，但经常摔倒，而且对他来说上楼变得越来越困难。

四年级学校报到那天，小翔翔看着在四楼的教室，满眼都是绝望，他坐在小花园里默默流泪："三楼对我来说已经很艰难了，我双腿就像灌着铅一样抬不起来，我真的走不上去了。"

"慢慢地，我知道自己得了病，我摔跤、爬不动楼梯都是这个病造成的，那个时候我觉得老天爷真不公平，为什么我要得这种病。"翔翔一点点长大，症状也一点点加重，虽然断断续续地服药、就医，但升入初中后，他逐渐无法行走了，到了初二，扶着墙也走不了了，他坐上了轮椅。

罕见病的荒土，无法埋葬他的翅膀

每一个少年都渴望自由奔跑，诗和远方给予翔翔对未来无限的幻想，可现实偏偏要将满腔热血的他拒之门外。在翔翔觉得命运对自己不公的时候，他的母亲始终站在他的面前，为他遮风挡雨。

"儿子，别怕，你只管好好念书，其他的都交给妈妈，妈妈相信一定会有办法治好你的病。"尽管日子很苦，但唐姨从来没放弃希望。

看着辛苦的妈妈，经历过最初的绝望，翔翔也渐渐接受了自己生病的事实。他没有向命运低头，学习非常刻苦，成绩很好，一直都是班里的前几名，翔翔的老师们也都特别照顾他。

每个人都有一本故事书，少年始终认真地更新属于他的章节

翔翔的病一直都是唐姨最牵挂的，多年来持续奔波，尝试了各种方法，但都没有进行系统治疗。直到2016年，翔翔在浙江大学医学院附属第一医院神经内科经过完善的临床检查，被确诊为杜氏肌营养不良症（DMD）。

DMD 是一种严重 X 连锁隐性遗传性肌肉病，发病率在活产男婴中约为 1/（3500 ～ 5000）。如果母亲是 DMD 突变基因携带者，那么她的儿子有 50% 的概率是 DMD 患者。DMD 是由抗肌萎缩蛋白基因缺陷导致的。抗肌萎缩蛋白主要分布在骨骼肌、心肌、平滑肌细胞外基质中，起到保护肌纤维的作用。DMD 基因突变，机体无法合成正常的抗肌萎缩蛋白，造成肌细胞膜失去完整的骨架，肌细胞发生进行性破坏。如果不治疗，那么 DMD 的自然病程是这样的：出生时，心肌酶水平明显升高（可在正常的 10 倍以上）；3 ～ 5 岁开始出现临床症状（鸭步步态，不会跑跳）；7 ～ 8 岁出现上楼困难；8 ～ 12 岁丧失独立行走能力；20 岁左右死于呼吸衰竭或心功能衰竭。

柯青医生说："他来我这里时已经无法走路，如果不进行积极干预，那么疾病继续快速进展，翔翔很快会出现呼吸衰竭、心功能衰竭，可能活不过 20 岁。"

针对翔翔的病情，医院组织神经内科、呼吸内科、心血管内科、骨科、康复医学科、营养科专家开展多学科讨论，对他的肌力、肺功能、心功能、脊柱、骨密度、营养状况等情况进行全面评估，为翔翔制定了治疗和管理方案，并让他定期复诊。

"妈妈，你说的没错，要一直抱着希望。医疗科技的进步一定会让我也能像正常人一样活下去，我想一直陪着你。"翔翔对唐姨说。

此后，翔翔在柯青医生和浙大一院的多学科诊疗团队帮助下，接受了全面、系统的治疗，坚持用药，定期复查，疾病进展放缓，生活质量得以提升。

现在，翔翔已经 24 岁，病情控制得不错，顺利考上了一所温州的大学，交了一个善良、漂亮的女朋友，还在全球创意之星设计大赛中获奖。当唐姨告诉大家翔翔的近况时，大家都打心眼里为翔翔和唐姨高兴。

就像现在，春分早已到来，白昼开始长于黑夜，饱经病痛的少年也会获得梦寐以求的新生，翔翔终会获得诗与远方的门票，罕见病的荒土也无法埋葬他的翅膀。而翔翔的冒险才刚刚开始！

治疗这种罕见病有了新希望

针对DMD，传统以糖皮质激素、康复、营养支持等对症治疗来延缓患者的病情进展。随着精准医学的快速发展，基因治疗的新技术已经给患者带来了新的希望。目前，针对DMD的基因药物在国外已经上市，部分基因药物在我国已处于临床试验阶段，相信在不久的将来，像翔翔这样的DMD患儿一定会因为新的基因治疗方案而获益。

浙大一院强大的多学科诊疗团队为DMD患者的管理提供了强有力的支持。目前，已有数十例DMD患者在神经内科进行治疗和随访，神经肌肉与神经遗传病专科门诊为DMD患者随访提供了最大便利。

尽管DMD是一种罕见病，但如果大众都能了解这种疾病，一方面可以帮助患儿家属少走弯路，及时获得正规的治疗方案和流程，尽可能延长患儿的生命，等待更新的治疗方案；另一方面也希望大家都能关心和帮助他们，DMD的治疗是一个非常漫长的过程，患儿往往早早失去自理能力，给家庭带来很重的负担，太多的患儿家长非常艰难地支撑着，希望每个患儿都能得到更多帮助，希望每一位家属也能得到更多的支持。

（柯　青，吴宇浩）

07

医学奇迹是搏出来的
——来自生命中枢的一次挑战

"阿泽妈妈，阿泽最近情况怎么样？"

"温医生，阿泽现在人已经很清醒了，手脚也能稍微活动一下，康复锻炼很积极，谢谢你们关心。"

这样一段简短对话来自浙大一院神经外科医生温良与患者阿泽的妈妈。前不久，阿泽因为脑干出血濒临死亡，医院神经外科团队为他进行了机器人引导下的血肿穿刺抽吸手术，目前他正在接受康复治疗。

温良仍然清晰地记得 1 个月前在专家门诊见到阿泽妈妈时的那一幕。一位神色憔悴的中年妇女走进诊室，没等医生开始问诊，便哭着说："大夫，请一定想想办法救救我儿子。"

在温良的安慰下，阿泽妈妈慢慢平复了心情，道出了儿子的病情。2 天前，24 岁的儿子阿泽逛街时突然倒地，昏迷不醒。救护车送到当地医院后，阿泽被诊断为脑出血，病情危重，生命体征也不稳定。当地医院医生表示无能为力，接连下了病危通知。看到当地医院的 CT 报告，温良也皱起了眉头。阿泽的出血部位在脑干，是所谓的生命中枢，这个地方的出血，治疗十分棘手，效果也往往不如人意。

"病情很重，是脑干出血，位置不好，且出血量也较大，即使积极治疗，最终也很可能保不住性命或者变成植物人。"综合考虑患者各方面情况后，温医师如实道出了病情。

此时的阿泽妈妈已经完全没了主意，几乎要瘫坐在地上："温医生，只要有一丝希望，我都不能放弃，孩子是我唯一的亲人了……"面对阿泽妈妈的坚持和期盼，温良觉得依靠医院的综合实力，尽全力救治，可能还能帮他们一把。

然而，阿泽的情况比想象的更差，深昏迷、瞳孔散大，连最基本的角膜反射都没有，高热，体温一直在40℃左右，血压很高，收缩压高于180mmHg，而且对降压药物没反应，好在还有微弱的自主呼吸。这是脑干出血的典型临床表现。脑干是生命中枢所在，掌管着人体的呼吸、心跳、体温等最基础的功能，同时也是维持人处于清醒状态的重要结构。成人的脑干体积通常在15～20ml，约一个新疆核桃大小，平时哪怕是出血2～3ml，都可能引起严重后果。而阿泽的CT影像显示他脑干出血已超过10ml，脑干结构破坏严重。

像阿泽这样的重症患者，治疗的难度很大，需要多学科协同合作。神经外科、ICU、麻醉科、呼吸内科等相关科室为阿泽组织了多学科讨论。神经外科主任詹仁雅教授认为阿泽的脑干出血量大，如果不能清除血块，血肿的持续压迫和毒性反应就会加重神经损伤。杨小锋主任认为，对于命悬一线的阿泽而言，手术可能是唯一的机会；但是，对于生命体征尚不稳定的阿泽而言，手术也意味着巨大的风险。能否平稳地度过围手术期，是神经外科手术团队最担心的。

好在麻醉科、ICU等相关科室团队表态会全力以赴，为手术保驾护航。最终，讨论决定，神经外科采用机器人血肿穿刺抽吸术，精准定位血肿，在清除血肿的同时尽可能地减轻手术创伤；麻醉科、ICU等科室积极配合，确保术中、术后的生命体征稳定。

面对阿泽这样的极危重患者，即使是经过精心设计的机器人微创手术，也有极大的风险。温良把病情、治疗方案都如实告诉了阿泽妈妈："阿泽的病情很重，要想醒过来，可能真的需要医学奇迹，但是奇迹不是等出来的，是搏出来的。"

"那有多少把握，风险是不是很大？"阿泽妈妈的脸上还带着泪痕。

"实话实说，没有什么把握，但是手术是目前唯一的机会。不去搏一搏，阿泽后面即使熬过了脑干出血，也还有长期昏迷的并发症，手术的风险很大，而且手术后也有不少难关，但既然你选择我们医院，我们会和你一起面对。"

"好，那就搏一搏！"阿泽妈妈最终决定手术。

"如果阿泽还是走了，或者没醒过来，你想过以后怎么办吗？"温良问阿泽妈妈。

"阿泽小的时候，我带他第一次来杭州，一辆小板车载着我们的全部家当，我在前面拉，他在后面推。如果他走了，家也没了，我只有拉着车子载他回家，我知道他会一直在后面帮我推车的。"原来，阿泽成长在一个单亲家庭，七八岁时便跟着母亲来到杭城生活。在妈妈眼中，原本日子非常有盼头：母子俩经营着一家小百货店，生意虽不红火，但能维持基本生活，儿子谈的女朋友也处得很好，再过 2 年也许就能喝上新媳妇茶了。直到这次变故，幸福戛然而止。

阿泽的手术在多学科配合下顺利完成。令人欣喜的是，术后第 2 天，阿泽就恢复了部分基础反射，他的生命体征也趋于平稳，脑干功能明显好转。1 周后，阿泽终于睁开了眼睛，顺利脱离了呼吸机，从急诊 ICU 转回神经外科普通病房。术后 2 周，尽管还不能说话，手脚活动也很弱，但是阿泽开始能够通过点头、摇头和眼神与周围人交流。在评估了阿泽的病情后，治疗团队建议阿泽尽快开始神经康复治疗。

"阿姨，阿泽目前的恢复情况其实已经出乎我们的意料了，他恢复得很快，但是后面还有很长的路要走。脑损伤恢复的时间很长，也很难完全恢复，但是要往好的方面想，前面这么危险都过来了，坚持下去就有希望。"转到康复医院前，温良再一次叮嘱阿泽妈妈。

"儿子在，哪怕是只有一口气，家就还在，在这里我能感受到温暖，我相信儿子也能感受到，谢谢你们！"临走前，阿泽妈妈带着阿泽深深地给医生鞠了一个躬。

医学从来不止于救治患者，还有宽慰人心，给人以希望。

（温　良，王　浩）

08

"直大方伯"，四十不惑
——一例肝癌患者的抗癌心路历程

沈先生是河南人，他第一次来杭州，到达目的地时，看到了浙大一院边上的一条小巷名叫"直大方伯"，他很纳闷，为什么一条路会叫这个名字。

沈先生刚满 40 周岁。在 35 岁前，他的人生普通且美满，他在老家经营着一家小店，家庭和睦，子女双全。5 年前的某一天，他独自爬上医院高高窄窄的 CT 床，自此，命运之轮开始翻转。在那之后，肝里的肿瘤被看见了，他的余生都是患者了。

确诊的最初，沈先生陷入了极大的焦虑，无法控制地害怕着死亡的到来。想到即将离开自己的妻儿和父母，思绪乱糟糟的。这种恐惧且脆弱的感觉，翻遍了手机，却没有一个人可以诉说。但这种焦虑的状态没有持续太久，他发现自己很快接受并适应了患癌的事实。

沈先生的诊治之路穷尽了多学科的智慧和技术。他的第一次治疗做了肝癌切除术。为了巩固疗效，避免复发，术后他还进行了介入治疗。可惜妥妥的日子并不长，不到 2 年的时间，肿瘤又回来了，沈先生再次做了肝脏肿瘤切除术。更令人揪心的是，这次术后，不到 1 年的时间，肿瘤又回来了，并且发生了肺转移。无奈之下，沈先生开始了以内科药物为主的治疗，仑伐替尼、卡瑞利珠单抗、贝伐珠单抗、度伐利尤单抗，其间还进行了肺部病灶的放疗，但最终，这些药物都不再能控制他的肿瘤生长了。医生告诉沈先生，走到这一步，他们已经没有成熟的方案了。

　　沈先生最先是从临床研究协调员那里听说医院正在开展肝癌的嵌合型抗原受体 T 细胞疗法（chimeric antigen receptor T-cell immunotherapy, CART）细胞治疗的临床研究。CART 细胞治疗是一种免疫治疗的办法，最早由 Carl 提出，经过改装的 T 细胞可以识别和杀灭肿瘤细胞，主要是激活体内的免疫系统来引发一系列反应。癌症患者在用尽已有的成熟方案后，就像走到了世界的边缘，前方一片漆黑，无路可走。而临床研究就像是漆黑中洒进的一点微光，沈先生知道有风险，内心也忐忑，但终究是被这希望的微光吸引了。

　　很快，肿瘤内科主任方维佳向他详细介绍了 CART 细胞治疗的原理和经过。沈先生启动了所有的想像力去理解，并赞叹科技的神奇——竟然可以把人的免疫细胞人工改造训练成战斗力更强的 T 细胞部队，以攻击治疗肿瘤。他签下了知情同意书，不过想到临床研究疗效和风险的不确定性，他的心里还是时不时地涌起一丝苦涩和犹豫。

　　接下来的一步是检测靶点，沈先生需要回到老家做手术的医院调取切片。他很快借到了切片并将之寄到杭州。2 周之后，杭州传来消息——"GPC3 表达很高，符合要求"。这段时间的等待，让沈先生考虑了很多。他也一再地感受到内心深处对活着的渴望，决定还是参加这项研究，为自己的生命再努力一次。

　　很多时候，沈先生独自一人去看病，也遇到很多像他这样体力正常的年轻的肿瘤病友，多数也是自己来看病。他有时候想想，人怎么能那么坚强，能那么快地从患病的脆弱中恢复，重新建立精神秩序，不再无度地索取安慰和陪伴。不过，这次 CART 细胞治疗预计需要在杭州待 1～2 个月，妻子执意要陪他前往。

　　夫妻要一起离开老家这么长时间，得好好计划一下。他将两个孩子寄养到了亲戚家，这已经不是第一次了，孩子们好像也习惯了这样的生活。安顿好这一切，他买好车票等待出发。然而，河南突然下起了大雨，雨越下越大，淹没了道路。"郑州洪水"冲上了热搜，沈先生也只能暂时停下出发的脚步。如果是 5 年前，沈先生可能会着急、会崩溃，因为那时的他认为看病是突击战，一段时间集中力量，等痊愈后再好好生活。而今，他的观念已彻底转变，发现看病是持久战，一边看病一边生活。所以，既然有洪水，那就随遇而安，先好好生活吧！

沈先生终于再次来到了杭州，正式开始了在浙大一院的CART细胞治疗之旅。首先是单细胞采集，他的血液汩汩地流入机器，分离出所需的细胞后，再流回他的体内。这一步完成后，要等待实验室制备CART细胞，大约需要2周的时间。考虑到新冠肺炎疫情，沈先生决定就在杭州等待。医院就在西湖旁边，夫妻二人时常去西湖边转转，清风徐徐，白云悠悠，异乡的风景也是这样的温柔。

9天后，沈先生的CART细胞制备完成，并通过了各项检测。在回输CART细胞前，他进行了化疗，化疗的主要目的是清除血液中的淋巴细胞，使得CART细胞达到最佳疗效。坐在肿瘤内科旧旧的皮沙发上，沈先生进行了为期3天的化疗。周围都是来化疗的病友，大家坐在一起聊天。沈先生发现，来这里看病的主要是浙江省内的患者，也有一些外省的患者，大部分是随在杭州工作的子女在这里定居的，也有小部分是像他一样为了参加临床研究而来的。

化疗完成后，沈先生入住了Ⅰ期临床研究病房，这是医院专门为临床研究建立的病房，不仅有医生和护士队伍，还有药师队伍。沈先生入住了一间单人间，并在国庆假期结束后的第一天进行了CART细胞回输。回输时，他的内心有些忐忑，因为事先知道这种CART细胞输注可能引起发热、缺氧等不适，也有人会出现肺炎、肝损甚至脑部损伤。但回输之后，他并没有任何异样的感觉。此后，他继续住院观察，日子平静地过着，他并未感到不适。1周后，各项指标也正常，沈先生出院了。

28天后，沈先生接受了CT检查。腹部和胸部的CT提示，他体内的肿瘤退缩了30%以上，CART细胞治疗起效了。医生也因此备受鼓舞。1个多月后，医生给他安排了第2次CART细胞回输。第2次回输时，沈先生有点发热，但程度比较轻微，服用布洛芬后，1天就恢复正常了。接下来的几次复查，肿瘤都在稳稳地退缩，生命似乎在稳稳地延续下去。接下来，他又计划了第3次回输……

5年间，尽管病情反复，历程很艰辛，但沈先生始终保持着豁达的心态。客观而言，肝癌没有给他造成太多不舒服，不痛不痒，能吃能睡。日子好像一如既往地过着，只是比患病前多了去医院的奔波和花费。他仍然经营着他的小店，只是比以往更加用心了，更加珍惜赚钱的机会和工作的社会价值感。他仍然接送子女上学、辅导功课，只是比往常更细致了，更加热爱这种平凡的日常。

沈先生知道，像他这样尝试 CART 细胞治疗的患者有很多，但像他这样疗效不错且无太多不良反应的人就不多了。肿瘤得到了控制，人生再次获得安宁，这种感受难以用语言形容，沈先生觉得要感谢科技的进步，感恩医护的呵护，同时也感恩自己的勇敢和幸运。

直大方伯小巷里有一面爬满凌霄花的白墙，有过寒潮、风雷、霹雳，也有过雾霭、流岚、虹霓。凌霄花也知道，生命就是不逃避命运，不放弃努力。走在小巷里，沈先生觉得此时自己的心境和这条小巷的名字竟有了一种不谋而合的默契感，"直大方伯"，沈先生年届不惑，也算得上伯伯了吧！勇往直前且大无畏。多年的抗癌经历告诉他，无论多难，也要从容且坦然地笑对人生！

（傅琦涵）

09

多观察多询问，"线索"藏在细节里
—— 一例不明原因水肿患者的诊疗经过

李大伯刚入住病房就让老年医学科整个科室都"沸腾"了，眼前这个腹大如鼓、满脸通红、双腿浮肿的老年男性究竟生了什么病？

李大伯 65 岁，安徽蚌埠人，在老家打工，肚子大已经有十几年了，本想着年纪大了，有啤酒肚也是蛮正常的，一直没觉得有什么异样。直到最近这段时间，他肚子胀得实在难受，吃饭也没什么胃口，一天勉强只能吃下一碗粥。双腿也已经肿了一年多，近期连走路都费劲，还时常感到全身酸痛。李大伯过惯了苦日子，不肯花钱到医院就诊。最终，耐不住在杭州工作的女儿的劝说，才到医院来看。

"双腿水肿，要先排除下血栓的可能性。"医生杨霁走到床边。

"李大伯，您平时在家都做些什么？"

李大伯似乎没怎么听懂，一脸茫然。

"没生病之前，还在田里干活，闲不住的。"一旁的女儿又气又心疼地说道。

"哦，那么不应该是血栓导致的水肿，患者颧骨红润，难道是二尖瓣面容？"杨霁心里默默地排查着病因。

带着疑惑，杨霁再次询问李大伯的女儿："李大伯的肚子平时也这么大吗？"

"我平时很少回去……这个……我也不太清楚。"女儿支支吾吾，显得有些自责。

杨霁上前为李大伯查体："奇怪？移动性浊音阴性，看这样子不像是有腹水。"看着李大伯眼神里的忐忑，杨霁紧接着说："李大伯，您别担心，来了就安心治病。"这次，李大伯似乎听懂了，点点头，憨憨地笑了。

老年患者往往有多系统障碍、多病共存、症状隐匿、多重用药的特点，单纯的内科专科医生无法完成系统的诊治，而老年多学科诊疗团队的建立能很好地解决老年患者的就诊需求。考虑到李大伯症状多、病情复杂、疑点重重，我们拿出了老年医学科的两大法宝——"老年综合评估"和"多学科诊疗团队"，从躯体功能、肌少症、衰弱、营养、认知等多维度对李大伯进行了一站式的全面评估和讨论。因此，李大伯从营养、运动、康复、情绪等方面收获了一份个性化的"健康处方"。病因探寻过程也更加清晰。接下来，李大伯做了心脏和腹部 B 超、肺功能等有针对性的检查，排除了心源性、肝源性等最可疑的水肿病因，最后发现他存在重度阻塞性通气功能障碍、支气管激发试验阳性，也就是哮喘 – 慢性阻塞性肺炎重叠。

这么重要的病史，李大伯为何没有提及？蒋婧瑾医生带着大家来到大伯床边询问。没想到，这样一次沟通成为"破案"的关键。

原来，李大伯说自己得老慢支（慢性支气管炎）已经20余年了，也一直在吃药，并且觉得这不是什么大事，跟他腹胀、腿肿也应该没关系。

"大伯，您这可不是简单的老慢支，您这是慢性阻塞性肺炎和哮喘，很严重的。"

"您说一直在吃药，吃的是什么药？"

"喏，就是这个，我们还带来了。"李大伯的女儿从抽屉里拿出一个透明袋，里面是用报纸包装的很多个小药包，"这个是他在我们那一个土郎中那里配的偏方，我们地方上很多人在吃。"

"大伯，您就靠吃这个来治病呀？没去医院看过，没配过药吗？"

"呐，这个就是药呀，我跟你说，这个很管用，每次我喘起来泡一杯喝，马上就不喘了。"李大伯自信满满地说。

这药有这么神？大家将信将疑地拿了一个药包拆开一看，里面混着绿白相间的粉末，脑海里瞬间冒出一个猜测，有没有可能是这个民间偏方引起的？

把药包拿回办公室，主任杨云梅也参与了讨论，认为里面白色的物质很有可能是一种激素制剂。激素！对呀，李大伯红扑扑的满月脸、向心性肥胖、水牛背、水钠潴留导致的下肢水肿、重度骨质疏松……这些不正是教科书级别的激素副作用吗？所有症状都解释得通了！我们赶紧跑到李大伯床边，让他把这包"神药"收起来。杨主任叮嘱我们严密观察李大伯的后续症状，如果真的有激素成分，就要谨防"撤退反应"，同时给予小剂量的利尿剂。

果然，停药后3天，李大伯腿肿就完全消退了，肚子也小了下来，体重从入院时的60kg下降到55kg，但同时，李大伯又出现了全身不舒服、腰痛脖子痛、不爱进食、抵触治疗的表现。这不就是典型的激素撤退反应吗？这再次证实了李大伯的治疗方向是没错的。李大伯服用了20多年的偏方，由于外源性激素长期的替代作用，打乱了自身的激素状态，导致停药后自身激素水平一下子不能回归正常。因此，建议继续口服小剂量激素替代治疗，根据病情逐渐调整药物剂量。

"你看，我就说这偏方不能信，你还这么迷信。"临出院前，李大伯的女儿一边责怪父亲，一边帮他整理衣衫，这真是爱之深、责之切啊。李大伯出院前，医生给他配了治疗哮喘-慢性阻塞性肺炎的吸入制剂，希望他以后能听医生的话，规范治疗。"早知道，最开始就不该喝这个，这次一定听你们的话！"出院时，李大伯抱着医院配的药频频点头，提起那味"神药"还万分懊悔。

经过一段时间的规范治疗，电话随访李大伯，得知之前的激素撤退症状消失了，气喘的感觉也减轻了很多，还得知每次复诊都是女儿带去的，再也不敢麻痹大意、掉以轻心了。

老年患者常常同时患有心脑血管、呼吸、泌尿、内分泌等方面的常见疾病，较多见多重用药的情况，症状隐匿，病情扑朔迷离，需要医生付出更多耐心和细心，多观察、多询问，因为可以明确诊断的"线索"往往就藏在细节里。李大伯的成功诊疗经过就是如此，这个案例值得年轻医生学习和深思。

（杨云梅，赵新秀）

10

医院的墙听到的祈祷比教堂更多

—— 一例肾移植后肺部感染患者及一例妊娠合并急性淋巴细胞白血病
患者 MDT 有感

2019 年伊始，我以医务部轮转 1 个月开始了新的一年。与临床工作不同，在医务部，我的工作主要是 MDT 的组织和医疗纠纷处置。从既往 MDT 的申请者和汇报者，到 MDT 的组织者和旁观者，身份的转变使我对既往熟悉的患者，有了不同的感悟；对既往不熟悉的患者，看到了新的故事。

一位父亲的无奈

小金是一个肾移植术后的年轻人，刚做完肾移植 1 年，本来摆脱了血液透析，新的生活刚刚起航，可这次又并发了严重的肺部感染，考虑真菌合并病毒感染。在多次调整抗生素治疗方案后病情仍没有起色，同时小金又出现了抽搐等神经系统体征。

放射科、感染病科、神经内科、重症医学科和肾移植科的多位专家进行了 MDT。 小金的肺在影像学上已经是千疮百孔，团块状的感染灶、间质性病变和气胸交织存在。小金的一般情况也非常差，持续高热，血氧饱和度不能维持。MDT 意见是患者存在病毒、曲菌及鲍曼不动杆菌多重感染，免疫力低下，病情危重，专家们虽然给出了几种抗生素治疗调整方案，但治疗效果很有可能仍然不佳。

讨论结束后，小金的父亲被请进来告知病情和讨论方案。专家们详细告知他小金危重的病情和预后，并且最后很有可能是"人财两空"。这个中年父亲听完后，陷入了久久的沉默。同事们了解到，这是他唯一的儿子，从肾病、尿毒症到肾移植，已经倾尽全力，付出了大量的精力和金钱，家里的经济状况很不乐观。良久，这位父亲只说了一句："我也没办法，尽力而为吧。"深深的一声叹息，便转身离去了。我们也深深为小金扼腕叹息。

1个多月后，我却又意外地在医院的小花园里偶遇正被父亲搀扶着"透透气"的小金。原来，在多方努力下，他得到了社会捐助。小金看起来比以前更消瘦了。"ICU 住了十几天，捡回来一条命。"小金的父亲告诉我，"虽然肾功能比之前差了很多，但目前还不需要透析，肺部感染也基本得到了控制。虽然治疗的路还很长，面临的困难还很多，但活着就有希望。"

"医院的墙比教堂听到的祈祷更多。"也许很多时候，MDT 的作用不仅仅在于一个方案、一个处理，还在于医疗之外的关怀，给患者、给医者更多的希望和帮助。

一位丈夫的眼泪

刚刚拿到这个 MDT 病例时，我以为是一个寻常的二孩产妇合并内科疾病的案例，毕竟这在我们医院的产科已经屡见不鲜。

小黄是一名 31 岁的准妈妈，孕 28 周，突发急性淋巴细胞白血病，面临保大人还是保孩子的问题。

然而，在后续的汇报中，我们得知小黄的第一个孩子已经因为"ARSA 缺失症"（脑白质营养不良症）去世了。更不幸的是，根据小黄的骨髓穿刺报告，她的白血病存在突变，为高危类型，如果不立即化疗，恐怕会很快危及生命；但如果化疗，又必将对肚子里的孩子造成伤害。血液科、产科、儿科、重症医学科的专家反复讨论，仍然难以得到最佳方案。

小黄的丈夫被邀请进来共同参与讨论治疗方案。刚开始，他还能以正常的语气交谈，但随即说道，他们的第一个孩子在 18 个月的时候被确诊为"ARSA 缺失症"，从一个能叫爸爸妈妈、会念儿歌的小宝贝，渐渐不会说话、不会哭、不会笑、不会吞咽……他哽咽了。他说："我爱人整天整夜地抱着这个孩子，直到 5 周岁，孩子没了……" "这次，我爱人很想留下肚子里的这个孩子，我们做过羊水穿刺，这个孩子没有遗传病，但我求求你们，留下我爱人，她实在太苦了！" "钱是我的事情，请你们不用担心。"随即嚎啕大哭。

尽管在医院里经历过太多的生离死别，我依然没有忍住眼泪，抬头一看，旁边的产科医生也在默默流泪。

"至高至明日月，至亲至疏夫妻。"正是因为见过最坏的，所以我们更容易被美好打动。这一刻，我们被这个男人的爱情和亲情所打动。

经过反复讨论和沟通，治疗方案终于定下来了，先保证母亲的安全，尽快剖宫，同时尽最大努力保障孩子安全，待产妇恢复后转血液科治疗。

MDT 结束了，我们的心却一直牵挂着这位母亲。当得知小黄手术顺利、母子平安、白血病经过治疗后也得到控制时，那一刻，我们的心情是轻松、愉快的，苍天终不负有情人。

1 个月医务部轮转即将结束，MDT 的故事还在继续。有时去治愈，常常去帮助，总是去安慰。医学是一门有温度的学科，医生看"病"，更看"人"。作为一名医生，除医术之外，更高层次的追求，是能与患者及家属达到良好的共情和交流。一个温暖的眼神、一句鼓励的话语带给患者的力量，有时甚至超过药物和手术刀。

（兰　兰）

11

医患同心战病魔，大爱无声创奇迹
——一例重型抗 NMDAR 脑炎患者的诊治康复历程

面前这个对答礼貌准确、运动灵活快速、智力检测正常的年轻女子，真的是小侯吗？虽然知道小侯康复得很好，但当她出现在主管医生王康面前时，还是让王康医生非常惊讶，简直不敢相信。小侯是浙江省最早诊断为"抗 NMDAR 脑炎"的患者（注：抗 NMDAR 脑炎是一种自身免疫性脑炎，罕见且难以确诊）。若不是她颈部气管切开留下的瘢痕，谁能想到她曾经昏迷了 2 年？病魔在小侯身上肆虐了 800 多天，但最后如潮水一样逐渐退去后，几乎不留痕迹，让再次见到她的人无不感叹这是人间的生命奇迹。

奇迹的背后是什么？这段经历对其他医生和患者又有何借鉴？

诊断：屋漏偏逢连夜雨，人易消磨病去难

小侯是某公司的财会人员，发病前几天，她总是一个人发呆。这一天，她突然从工位上蹦起来，莫名其妙地对同事们吼道："要出大事了，大家快跑！"同事们一脸错愕地望着大喊大叫的小侯。小侯的脑子出毛病了。

丈夫小徐得知情况后，急忙赶到妻子公司，第一眼就发现了不对劲，妻子呆坐在椅子上，原来水灵灵的大眼睛没有了一点神采，一会儿是平静的样子，一会儿就坐在那里哭，整个人就像被抽空了一样。

发病第 2 天，小侯被收治浙大一院神经内科。当天晚上，小侯情况急转直下，出现连续的全身抽搐和昏迷。气管插管，转到重症监护室。接下来，神经内科医生王康目睹了他职业生涯所见过的最顽固的癫痫发作。小侯全身不停扭动，一天的唾液有 1 万多毫升。然而，所有能做的病因检查结果均为阴性。不同寻常的各种线索提示医生，很可能遇上了从未见过的疾病。

医院为小侯组织了第一次多学科诊疗（MDT）。王康提出需要重点排查抗 NMDAR 脑炎。这是 2007 年才被发现的一种罕见的自身免疫性脑炎，当时全球报道大约 100 例，国内仅发现两三例，而且标本均送到国外实验室检测才得以确诊。幸运的是，杭州有一家科研实验室刚刚开展确诊该病的抗体检测。因此，小侯在发病后 1 周就得以确诊。

治疗：山重水复疑无路，柳暗花明又一村

疾病的病因找到了，似乎只要进行相应治疗，患者就能很快好转。然而，接下来病情的发展和处理的难度出乎了所有人的意料。

大剂量激素、免疫球蛋白甚至血浆置换都收效甚微。由于部分患者的发病与卵巢畸胎瘤关系密切，所以切除畸胎瘤对病情改善非常关键。王康特别关注了妇科检查。刚开始的消息让人兴奋，超声和 CT 等检查发现，小侯的卵巢内确实有一个直径半公分的囊性物。然而，剧情很快反转，影像学不支持畸胎瘤，妇科医生结合患者半个月前刚刚流产，考虑这个囊性物为生理性卵巢黄体囊肿。这意味着没有手术指征，小侯的治疗又进入了死胡同。

有没有可能畸胎瘤处于极早期而影像学未能显示呢？搜索国外文献，仅有德国一篇个案的文献提及这种情况。王康通过电子邮件请教抗 NMDAR 脑炎的发现者，也是治疗该病的全球权威——西班牙的达尔茂医生，确认了确实极少数患者会出现这种隐匿性畸胎瘤，这在他的论文中并未提及。

虽然达尔茂医生的私人邮件支持王康的推测，但隐匿性畸胎瘤仍属于论文和教科书涵盖范围以外的罕见情形。为极危重脑炎患者实施一个没有适应证的妇科手术，做还是不做？大家一时进退两难。如果做，不符合医疗规范，医生要冒着极大的职业风险；如果不做，只能眼睁睁地看着小侯的病情加剧。

此时，小侯的丈夫小徐表现出极大的勇气和坚定，毅然决然地做出决定，要把握为年仅半岁的儿子争取拥有一个完整的家的机会。他对医务人员表示完

全的理解和信任。这份浓浓的亲情感动了所有人，医患双方彼此消除了顾虑，放弃了戒备。经过医院再次组织MDT和紧急伦理委员会讨论，决定实施此项手术。当妇科主任钱建华手术后报告囊性病变的确是畸胎瘤时，大家都如释重负。

结局：拨开云雾见天日，守得云开见月明

手术之后，小侯的抽搐有所好转，但仍陷入长时间昏迷，王康不得不考虑是否给予二线免疫抑制剂——利妥昔单抗。该药起初用于治疗淋巴瘤等血液系统疾病，达尔茂医生首先将其用于治疗重症抗NMDAR脑炎。当时国内极少有人使用，除价格昂贵以外，另外一个重要原因就是担心因超说明书适应证使用而让医生陷入医疗纠纷。然而，有了第一次医患同心的经历，彼此之间的顾虑和戒备的防线不复存在。当医生提出使用利妥昔单抗并征询家属意见时，丈夫小徐都没多想就直接说道："我相信你们，也相信你们的选择，只要是为了我妻子的康复，你们提出的病情处理措施我都支持。"于是，小侯很快就用上了利妥昔单抗。

该用的治疗手段已经全部用上，小侯并未像我们期待的那样很快恢复。她仍然昏迷不醒，呼吸机支持，时有小的抽搐，看来她需要经历漫长的康复。与小徐商量后，王康联系了一家以康复为特色的医院重症监护室。接下来的一年半，王康每隔一段时间就会去医院为小侯会诊，虽然每次都觉得她有进步，但这种进步如此之慢，对小徐和医生的耐心、信心都是极大的考验。

达尔茂医生的经典论文认为，该病最长的恢复时间是2年，否则将留有严重后遗症。小侯能创造奇迹吗？必须承认，怀疑和沮丧的念头偶尔会从王康的脑海里冒出来。幸运的是，大家都相互信任着、鼓励着、坚持着，没有丝毫放弃的念头。

终于，发病一年后的某一天，小侯脱离了呼吸机，对外界声音刺激有了一些反应，转到了普通病房。3个月后，她的意识开始恢复。又过了5个月，在发病2年后的一个春日，她出院回家，然而，她当时的智力和运动功能只相当于2岁孩童。令人吃惊的是，此后她进入了快速恢复的轨道。直到我再次看到她时，已经是一个可以带孩子、做家务的正常人了。小侯历经千难万险，终于获得完美结局。

达尔茂医生看到王康发过去的视频后也惊讶不已，小侯在昏迷了 2 年后，仍能恢复得如此之好，实在令人难以置信，已经突破了传统意义上的恢复期极限。

勇于挑战的医务人员，坚持果决的丈夫小徐，生命力顽强的患者小侯，共同创造了人间的生命奇迹。这也让王康深有感触，战胜病魔的基石到底是什么？是先进的器械、精湛的技术，还是患者对健康的追求、对生命的执着？在小侯一家欢心喜悦迎接小侯健康归来、医务人员欢欣鼓舞为之感叹的那一刻，王康有了一个确信的答案：战胜病魔的基石，就是医患之间坚不可摧的信任！

（王　康）

12

拿什么拯救坏"心""肠"
——一例回盲部肿瘤合并冠心病患者的诊治

一个人"心"和"肠"同时不好了，该怎么办呢？老沈就经历了这样一场惊心动魄的"开心见肠"手术。

偶然的胸闷，查出了冠心病

62岁的老沈是一位艺术家，退休后游山玩水、练练书法，平时血压偏高一点，但服药后控制得也不错，身体看起来非常硬朗。

在偶然的一次饭后散步时，老沈突然感觉到胸闷不适，休息一会儿后也没有缓解。稍懂一点医学常识的他意识到可能是身体出问题了，赶紧去了家附近的医院检查。医生给老沈做了冠状动脉CTA检查，检查报告上写着"左前降支近段多发钙化斑块，局部管腔重度狭窄，右冠状动脉各段多发混合密度及非钙化斑块，局部管腔轻－中度狭窄"。再次去医院就诊时，医生在病历上清清楚楚地写着"考虑冠心病，建议进一步住院治疗"。

老沈知道自己病情耽误不得，于是找到了浙大一院老年医学科主任杨云梅。杨主任了解情况后，马上着手安排老沈完善术前检查，准备行冠脉造影。

常规的术前检查，竟发现了肠癌

老沈入院后，杨主任团队给老沈安排了术前检查。就在一切就绪，准备为老沈安排冠脉造影时，两张检验单引起了主管医生的关注：肿瘤标志物CA199 39.6U/ml；粪便常规隐血试验＋＋＋。看到检验结果，杨主任隐隐感觉不妙，老沈的胃肠道可能有问题。由于老沈心功能欠佳，胃肠镜检查有一定风险，所以就为老沈安排了腹部 CT 检查。

这一检查，揪出了大便出血的元凶，老沈的回盲部长了一个肿瘤，也就是说老沈得了肠癌。

挑战高难度，先行老年综合评估

一边是心脏冠脉出现了严重的问题，另一边又是肠道长了肿瘤。一个两难的问题摆在了面前。如果先解决心脏问题，不管是做冠脉支架术还是冠脉搭桥术，术后都要服用一段时间的抗血小板药物，短期内就不可能做肠癌手术，而且老沈的消化道有出血，也不能服用抗血小板药；如果先做肠癌手术，这么差的冠状动脉，手术台上随时可能出现心搏骤停。

得知自己的"心""肠"同时出现了问题，治疗上又存在矛盾时，老沈寝食难安。杨主任耐心地向老沈解释："现在医学这么发达，总有办法解决您的问题的。您要放宽心，要不然冠心病发作就不好了。当务之急是完善老年综合评估后，再组织专家会诊制定最适合您的治疗方案。"

杨主任团队为老沈进行了全面的老年综合评估，评估结果认为，老沈日常生活能力、肺功能、营养状况等都还不错，可以耐受手术。然后心血管内科为老沈做了冠脉造影，造影结果显示：冠脉病变严重，有手术搭桥指征。一个大胆的想法开始在杨主任脑海中酝酿：根据老年综合评估的结果，老沈目前身体状况还算可以，既然心脏和肠道两个问题先解决哪个都不行，那么能不能进行一次"心""肠"联合手术，同时解决这两个问题呢？

多学科专家坐镇，MDT 定绝招

于是，一场由老年医学科发起，由放射科、肛肠外科、心血管内科、心脏大血管外科、麻醉科、肿瘤内科专家共同参与的多学科讨论如火如荼地进行。杨主任首先表达了自己的想法，基于前期对患者的全面评估，希望借助医院强大的实力，开展"心""肠"联合杂交手术，老年医学科全力配合，充分做好患者的围手术期管理。经过激烈的讨论后，专家们一致决定：启用杂交手术室，先行冠脉搭桥术，如搭桥成功，立即切除回盲部肿瘤，术后完善全身 PET/CT，根据术后病理及肿瘤分期确定是否进一步化疗。

"心""肠"联合手术，老沈历劫重生

在麻醉科的保驾护航下，肛肠外科、心脏大血管外科联合为老沈实施了"全麻非体外循环下行冠脉搭桥术＋右半结肠切除术"，手术非常顺利。在老年医学科医护团队的精心治疗和悉心护理下，老沈恢复得比想象中更快。术后第3天，老沈可以下床行走了。术后第5天，老沈开始进食流质，并口服阿司匹林肠溶片、硫酸氢氯吡格雷片双联抗血小板治疗。术后2周，老年医学科为已经达到出院标准的老沈安排了全身PET/CT检查，检查结果排除了其他脏器转移。

出院当天，老沈激动不已："20天来，我感受到医院精湛的技术，感受到老年医学科所有医护人员的精心照护，让我这样的患者重获新生，我又可以继续发光发热了！"

术后1个月，老沈再次回到老年医学科，顺利完成了后续的治疗。此后每年，老沈都会如期来到老年医学科复诊，术后化疗及随访，老年医学科给予全程管理。

（杨云梅，吴　月）

13

命运对你关上门，也会给你打开一扇窗
—— 一例结肠癌伴有多发肝转移患者的诊治

厄运下开出真情之花

38 岁的金女士有一个幸福的家庭，爱她的丈夫，乖巧的女儿，富足的家业，家庭和睦，父母安康。直到 1 周前，她摸到自己左边的腹部有一个圆圆的硬块。金女士立即去当地医院做了 B 超和 CT 检查，发现降结肠有一肿块，伴不全性肠梗阻、局部淋巴结增大。医生告知结果不乐观。这犹如晴天霹雳，金女士一家陷入无比慌乱中。第 2 天，金女士在家人的陪同下来到了浙大一院。

经过医院全面检查，最后确诊结肠癌伴有多发肝转移。金女士直接瘫软到床上，想到女儿年龄还小，以后就没有了妈妈，情绪开始崩溃，整日以泪洗面，不说话，抱怨命运不公，为什么自己年纪轻轻就会得癌症。

幸运的是，金女士的丈夫给了她最坚强有力的支持、鼓励与安慰，他一边安慰金女士，一边对医生说，请尽最大的努力医治金女士，只管用最好的治疗方案，无论花多大的代价。患难见真情，经历过病痛，才能看清人间真情。慢慢地，金女士从情绪的漩涡中走了出来，接受了自己患癌的现实，为了女儿也要与病魔作斗争！

医生向金女士详细介绍了疾病的情况，并且列举了类似成功的案例。金女士有了莫大的信心和勇气，她选择相信医院、相信医生，为自己为家庭，全力配合医治。

多学科协作，规范诊疗方案

肿瘤内科、放疗科、结直肠外科、肝胆胰外科、放射科等学科为金女士开展了多学科讨论。金女士的降结肠癌伴有周边淋巴结肿大，有多发肝转移，肝脏病灶不能全部切除。虽然难度很大，但金女士还有治愈的机会，取决于肿瘤是否可以降期。

讨论专家一致建议先行化学治疗（简称化疗）。第一阶段化疗，采用奥沙利铂联合卡培他滨治疗方案。经过4个周期的治疗后，传来了好消息，肿瘤缩小。第二个阶段的治疗，针对肝脏转移灶施行射频消融手术，针对结肠原发病灶实施左半结肠肿瘤切除手术，并在术后继续进行4个周期的原方案化疗。在整个过程中，金女士吃了不少苦头，体重整整减轻了15kg。

化疗、射频消融、手术等一系列诊治还是非常顺利的，结果也令人满意。在家人的支持下，经过患者的努力、医生的规范治疗，金女士接近于治愈的状态（无瘤状态），如果不出意外，金女士接下去就可以恢复正常工作和生活了。

满怀希望，厄运却再次降临

金女士回家了，休息3周后回医院复查。谁知满怀希望的金女士一家再次陷入深渊：腹部CT复查结果显示左侧髂窝肿块，右侧髂外动脉局部包绕，较前片增大，并局部包绕左侧髂外动脉，腹膜后淋巴结转移。

医生告诉她肿瘤复发了。金女士心里非常清楚肿瘤复发转移意味着治愈的机会就非常渺茫了。但金女士和家人依然坚持相信医生、相信医院。金女士的丈夫说："我们闯了这么多关，没理由放弃。"根据医生的建议，金女士马上接受了二线肠癌的治疗——化疗联合靶向治疗。治疗效果很好，多次复查结果显示肿瘤呈持续缩小。

然而，化疗也带来了严重的不良反应——脱发、恶心、呕吐。金女士说只要一进医院的门就想吐，住院3天基本就不吃不喝。身体的难受只有她自己知道，幸好有丈夫不离不弃一直陪伴着她，给她加油和鼓励。这次化疗，金女士一共坚持了7个周期，但原定计划12个周期还远远没达到。化疗的不良反应让金女士想放弃。但是，身体里肿瘤还在，残余的肿瘤发生进展是必然的事。继续化疗的确也难以坚持，就算选择靶向治疗维持，能控制的疾病进展时间也是可以预见不会很久的。

关闭的门，打开的窗

医生早就注意到了金女士的肿瘤病理结果，她的四个错配修复缺陷蛋白免疫组化表达中，有两个是阴性的：MSH2（弱＋），MSH6（＋），MLH1（－），PMS2（－）。因此，金女士是一个错配修复缺陷（dMMR）患者。早在 2015 年 5 月，ASCO 会议上就报道了 Keynote-016 结果，在晚期结直肠癌病例中，帕博利珠单抗（俗称 K 药）单药治疗对经化疗靶向治疗失败的微卫星高度不稳定（MSI-H）/dMMR 患者的有效率仍然高达 40%。后面也陆陆续续报道了 PD-1 抗体对 dMMR/MSI-H 患者的治疗效果非常好，不但患者的疾病控制时间、生存时间都大大延长，而且还有一部分患者获得了超长期生存。2017 年，美国食品药品监督管理局就首先批准了 PD-1 抑制剂 K 药，用于治疗带有 MSI-H/dMMR 的晚期实体瘤患者。

问题是，根据当时的指南／规范，金女士接下来应该接受靶向药物维持治疗。这样的维持治疗或许可以把她的病情控制延长两三个月。前面的一线治疗效果其实也是好的，但短期内就复发转移。虽然二线治疗效果也可以，但不久之后的复发和转移也是可以预见到的。接下去该怎么选择，该如何走？没有人告诉我们答案。

抓住机遇，破茧成蝶

摆在金女士和医生面前的是两难抉择，明知道有一种药物会带来更好的疗效，但并没有列入当时的指南／规范。如果贸然选择，作为医生来讲，内心其实也十分矛盾。因为一方面清楚 PD-1 抑制剂可以给患者带来获益，但是也担心疗效不佳。另一方面，当时进口 PD-1 抑制剂价格非常昂贵，国产的价格相对便宜，但国产的并没有相应的适应证。可是依据 PD-1 抑制剂的作用机制，同类的 PD-1 抑制剂针对 dMMR 患者应该也会有效。

因此，第一是要不要暂停目前的治疗路线。第二是选择价格可承受的、没有相应适应证的国产PD-1抗体，还是选择昂贵但有适应证的进口PD-1抗体？医生与金女士及家人进行了充分的沟通。结合家庭经济状况，她选择了国产PD-1抗体。金女士开始停止靶向和化疗药，换用免疫治疗。到现在已经坚持了2年。2年来，每隔3周，金女士都会风雨无阻地来到浙大一院肿瘤内科接受免疫治疗。幸运的是，对她来说，PD-1抗体几乎没有不良反应，身体状况也越来越好，体重开始增加。有一次，她还和医生开玩笑说需要减肥了。每次复查，医生都能带来好的消息，肿瘤一次比一次小。最后，肿瘤几乎看不见了。最近一次的PET/CT检查也未发现肿瘤有复发和转移迹象。至此，金女士的肿瘤达到了完全缓解、临床治愈。

现在的金女士找了一份工作，开始了新的生活。点开金女士的朋友圈，看到的是满满的正能量，即使是之前最坚难的时刻，她也能积极地面对生活，如今的她更是焕如新生。回顾过去的4年，她遭遇不幸，历经磨难，但有一个不离不弃的丈夫，有一个不懈努力和积极面对的自己，有一群默默坚定守护的医护人员，命运之轮最终还是拨开重重迷雾，迎来了新的机遇！

（郑玉龙，徐 农，叶 锋，贾红宇）

14

不抛弃不放弃，阳光照入生命
—— 一例巨大胚胎性癌患者的诊治

31 岁的小刘，176cm 的个子，体重却只有 45kg，一副被疾病折磨得只剩下皮包骨头的身板，却也能看出这曾经是个意气风发的秀气小伙子。他文文气气，戴着一副黑框眼镜，盯着病房窗户外发呆，他也许在想为什么命运对他如此残忍。

一年前，小刘还是一名普普通通的上班族。作为家里的独生子，父母对他最迫切的期盼就是带个对象回家。然而，小刘带回家的却是坏消息，由于频繁腰痛，小刘到杭州某医院就诊检查，发现左腹膜后长了肿瘤，最终医院病理报告显示肾细胞癌，建议全身化疗。

一次又一次化疗，在医院经过数次化疗后，小刘的恶性肿瘤依旧肆无忌惮地"长大"。父母倾其所有给小刘治疗，小刘又到了 S 市医院进行治疗，这次病理报告显示：胚胎性癌。继续化疗的小刘，病情越来越严重，肚子越来越大（见

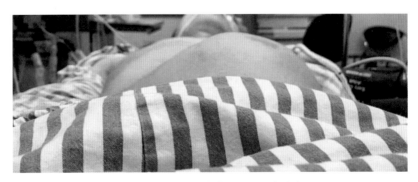

图2-14-1 小刘左腹膜后的巨大肿瘤

图 2-14-1），无法下床走路，腰痛得像是有人在用榔头捶打，痛得无法入睡。

"他肚子里的肿瘤已经长得一塌糊涂，还侵犯了腰椎，手术太难了，估计人都很难下手术台。"医生摇摇头。

"妈，我想回家。"被病痛折磨得不成人形的小刘逐渐有了想解脱的想法。

"好，我们回家。"悲痛的父母望着痛苦的孩子，只能完成他最后的心愿。

"痛！很痛！"已经无法行走的小刘躺在床上一直喊痛，父母看着满床打滚的儿子束手无策。随后，拨打了 120，他们想再为自己的儿子搏一把。"去浙大一院。"救护车把小刘送到了浙大一院急诊科。肿瘤外科、骨科、医学影像科、病理科等科室立即赶来，针对他的病情进行了会诊。看到这么多医生围着小刘转，小刘妈妈佝偻的身板似乎挺直了一些，眼神里有忐忑，还有期盼。

到处侵犯的棘手大肿瘤，专家联合出手制定治疗策略

小刘肚子里的肿瘤会"变脸"吗？为什么小刘就诊的第一家医院病理报告是肾细胞癌，而第二家医院的病理报告却是胚胎性癌？

经过进一步检查，肿瘤外科主任滕理送的心里有了答案，小刘肚里的肿瘤为胚胎性癌。至于为什么会"变脸"？主要是胚胎性癌侵犯性太强，它早在 2021 年就已经侵犯到了肾脏，挨着肾脏包膜肆意长大扩张自己的"地盘"；外加胚胎性癌是一种原始生殖细胞未分化癌，它的分化程度很差，所以挨着肾脏长的部分做病理检查时，就容易被认为是肾细胞癌。

"别看它分化差，但是它生命力旺盛。"滕主任解释道。我们人体从胚胎时期生殖细胞就开始分化成各种器官及肌肉、神经等组织，而未分化的原始生殖细胞就像不听话的"孩子"，不上进努力还爱到处惹是生非，最终变成恶性肿瘤，在体内疯狂生长占"地盘"，这就是胚胎性癌。其发病原因复杂，恶性程度高，好发于儿童、年轻人。目前，小刘的肿瘤已经侵犯到了肾脏、输尿管、各种重要血管，甚至"爬"满腰椎，离肿瘤最近的腰椎已经被"啃噬"得病理性骨折（见图 2-14-2），这也是小刘一直喊腰痛的原因。

手术难度很大，但若要减轻或者解除小刘的病痛，则手术是唯一的方法。

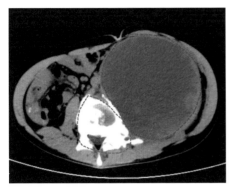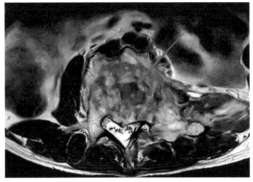

图2-14-2　红圈为腹部肿瘤；蓝圈是被肿瘤侵犯的腰椎；红色箭头所指为侵犯腰椎的肿瘤

"做！"滕主任与骨科副主任陈斌决定联手，为这个年轻人搏一把，两位专家为小刘制定了详尽的手术方案。由于小刘身体基础不好，所以手术分两次进行。先由肿瘤外科把肚子里那张牙舞爪的巨大肿瘤切除，然后由骨科把被破坏的腰椎拿掉，置换成人工椎体。这个方案既把肚子里的肿瘤连根拔起，又换掉了被啃坏的腰椎。目前来看，这应该是解除小刘痛苦的最优治疗方案。

手术刀尖上"起舞"，齐心齐力拆"炸弹"

小刘怀着忐忑但充满希望的心情进入了手术室。在输血科、麻醉科、手术室团队的强力支持下，滕主任团队把这颗比篮球还大的肿瘤完整地切了下来，他们像拆弹专家一样全神贯注地剥离这个到处"惹事"的肿瘤。术中发现肿瘤把下肢血管、输尿管压得死死的，还紧紧挨着大血管，如果术中不小心碰到血管，一旦大出血，那么患者可能直接下不了手术台。在大家的共同努力下，手术很成功。经历了8小时的等待，小刘妈妈终于等到了安返病房的儿子。滕主任告诉刘妈妈，手术很顺利，30cm大的肿瘤连根拔起，并且剥除了被侵犯的肾被膜，完整保留了肾脏。刘妈妈听了滕主任的话，一颗悬着的心终于落下了。

半个月后，小刘迎来第二次手术——腰椎置换术。恶性肿瘤侵犯吞噬了他的腰椎，相当于承重柱的钢筋已经被破坏，想要让小刘重新下地走路，最好的办法是完整拿掉被侵犯的腰椎上的肿瘤，再把整个腰椎置换掉。"由于骨组织内本身的免疫激活不足，所以骨头成为很多恶性肿瘤转移的靶器官。"陈斌说，骨转移是肿瘤全身转移中的一种常见类型，仅次于肺转移、脑转移。小刘的肿瘤侵犯了腰椎，腰椎附近就有腹主动脉等重要血管、神经，术中存在大出血的可能。另外，腰椎置换难度大，因为在切除腰椎的过程中，每一根腰椎神经根都必须完整保留，一旦损伤，可能导致患者行走活动功能受限。术中，医生切除了长满肿瘤的腰椎，给小刘换上了钛合金的人工腰椎体（见图2-14-3）。第二次手术将近5小时，手术很成功。

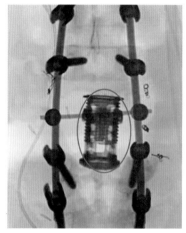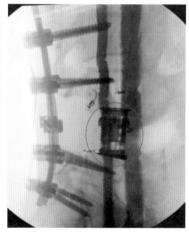

图2-14-3　红圈内为置换的人工腰椎

术后1周，小刘在行走助力器的帮助下可以下床走路了，饱受疼痛折磨的他又露出了年轻人该有的笑容。新置换上去的人工腰椎将会随着时间的推移跟小刘的骨头长在一起，成为新的承重柱。两次大手术的成功为后续治疗做了很好的铺垫，命悬一线的小刘也将重启生命，虽然接下来的治疗依然"不轻松"，但小刘看到了生的希望。尽管命运不公，但有父母的爱，有医生的不放弃，阳光透过阴霾还是照入了小刘的生命。

（滕理送，陈　斌，王伟斌，陈施图，龙　骁）

15

你以性命相托，我必全力以赴
—— 一例高龄中枢神经系统淋巴瘤患者的诊治

"再往前走几步，这里掉个头。"

"来，手向上举……"

2021年春节，浙大一院血液科办公室内，看着汤奶奶家属发过来的康复视频，在场的医护人员脸上都笑开了花。2个多月前，90岁的汤奶奶被诊断为中枢神经系统淋巴瘤，出现偏瘫、神志不清，命悬一线。医院血液科团队通过精准治疗，不仅成功化解了高龄带来的挑战，还让她恢复了往日神采，着实不易。

90岁老太疑似"中风"，结果大跌眼镜

汤奶奶是杭州本地一名小学退休老师，虽是鲐背之年，但依然精神矍铄，除有轻微的高血压和类风湿性关节炎外，身体一直很硬朗，喜欢弹钢琴，还会玩微信、刷抖音，每天都要去楼下小区遛弯，家里人都说她"90岁的高龄，90后的心态"。

然而，从2020年下半年开始，汤奶奶却让家人不由地惊出一身汗。"那几天，她总说自己腿脚没力气，弹钢琴时左手连抬都抬不起来。"家人回忆，一开始还以为老太太是没休息好，但后来发现她连走路都磕磕绊绊、歪歪扭扭的，甚至嘴角还出现了歪斜，"我们以为是中风了，赶紧送到了家附近的医院，医院也给她诊断是中风，进行了治疗。"

但是，治疗1周多后，非但没有效果，汤奶奶的病情反而越来越严重，一家人转而来到浙大一院。入院后头颅磁共振显示，汤奶奶的右脑有一个大小约

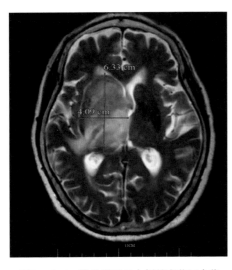

图2-15-1 磁共振显示右侧基底节区占位

6.3cm×4.1cm的鹅蛋大小的巨大肿物（见图2-15-1），已经压迫到脑室和控制肢体行为的各种脑组织，这才导致她出现嘴角歪斜、走路不稳等症状。

经血液科、神经外科、放射科等多学科讨论后，初步考虑汤奶奶患的是中枢神经系统淋巴瘤。

病情不断恶化，治疗遭遇两难

刚转到血液科，汤奶奶的病情又一次进展。3天内她接连出现左侧肢体瘫痪，肌力降至0级，完全无法抬起，意识丧失，呼之不应。

按照医疗常规，对患者进行化疗，必须有病理学依据。汤奶奶要获取病理诊断，必须在全麻下进行颅脑穿刺活检，这让血液科医生面临一个两难的选择：一是活检报告的回报至少需要1周，而汤奶奶的病情急剧恶化，不容等待；二是90岁的超高龄，全麻风险极大，家属对手术风险存在很大顾虑。"医生，请你们救救我妈妈！我们相信你们，请你们放手治疗！"汤奶奶的两位女儿苦苦相求。

"没有病理报告就对患者进行化疗，医生会承受巨大的职业风险。但是保守治疗，患者生命只能维持数周。"主管医生周歆平陷入两难。治还是不治？血液科医生内部开始了激烈的讨论。

"经过我院神经内科、神经外科、放射科等多学科讨论，结合汤奶奶的影像学表现，已经高度提示淋巴瘤中枢侵犯，而中枢神经系统淋巴瘤绝大多数为B细胞淋巴瘤。既然患者选择相信我们，我们就不能瞻前顾后，应该全力救治！"你以性命相托，我必全力以赴！血液科主任佟红艳教授当即拍板。经过和汤奶奶一家充分沟通，并向医院医务部报备后，佟红艳着手按照B细胞淋巴瘤为汤奶奶制定了治疗方案。

超强团队个性化疗法解危机

淋巴瘤是一种血液系统恶性疾病，最主要的治疗方式是化疗。但是，如何对汤奶奶进行治疗，又是一个新的难题，需要对各个方面加以综合考虑。一方面，汤奶奶年事已高，尽管之前身体还算健康，但各脏器功能都处于边缘状态，心脏、肾脏等无法耐受传统的强化疗；另一方面，她的淋巴瘤位于中枢，由于人的中枢神经系统与血液循环之间存在特殊的血脑屏障，所以并不是每一种药都能有效到达大脑。

"这种情况的患者，常常让人束手无策，既往部分家属甚至直接放弃治疗。"佟红艳说。尽管面临巨大挑战，但医院血液科在各类淋巴瘤治疗方面拥有丰富的临床经验。在充分预估患者病情及治疗耐受性后，佟红艳针对汤奶奶的情况制定了口服布鲁顿酪氨酸激酶（bruton tyrosine kinase inhibitor, BTK）抑制剂靶向治疗的个性化疗法。BTK抑制剂是一种靶向药物，不仅能透过血脑屏障进入中枢，而且副作用比传统化疗少。

治疗之初，汤奶奶的病情仍在不断进展，坠积性肺炎、呼吸衰竭及消化道、尿道出血等问题接踵而来，汤奶奶一度转至重症监护室。经过多学科诊疗团队的精诚合作，汤奶奶的意识状况逐渐好转。在治疗第3周，查房时汤奶奶突然能叫出医生名字了，而且还能自己抬手、撩头发。在治疗第4周，汤奶奶甚至还拿起手机刷起了小视频。经过1个多月的治疗，在医护人员的共同努力和精心照护下，汤奶奶头颅磁共振复查提示颅内肿瘤已经缩小了将近2/3。

1个月后，汤奶奶顺利出院。出院后的汤奶奶除继续服用药物外，也开始接受专业的康复训练，这才出现了文章开头的那一幕。视频中，汤奶奶在家人的帮助下恢复得很不错。看到汤奶奶恢复得那么好，在场所有人都打心眼里为她高兴。严寒逐渐消退，春日的阳光透过窗户照亮了整间办公室。

（佟红艳，周歆平，陈念慈）

16

一根昂贵的鱼刺
—— 一例鱼刺穿破食管患者的多学科救治

张阿姨66岁，杭州富阳人，住在江边的她看到红烧鱼、酸菜鱼就会挪不动脚。

2021年8月的一天，张阿姨在吃中饭时，感觉馒头太干堵在了喉咙口，便拿起酸菜鱼汤喝了几口。当时感到喉咙口一阵刺痛，似乎是被鱼刺卡住了。按照老办法，张阿姨当时又吃了几口馒头，稍嚼了几下就干咽了下去。"妈，这样能把鱼刺咽下去吗，要不要去医院看看？"女儿关切地问。"没关系，我有经验，以前被鱼刺卡了都是这样的。"说着，张阿姨又往下咽了几口馒头，当时便感觉疼痛缓解了一些，便没有再管它。

过了1周，张阿姨突然感觉胸部和背部有钝痛感，而且症状一天比一天加剧。于是在女儿的催促下，张阿姨到当地医院就诊。医生请张阿姨回忆："您最近有吃什么东西吗？"她想了一会儿说："没有啊……就是前段时间喝鱼汤的时候有被鱼刺卡住过。""难道是这根鱼刺还在里面？"张阿姨担心地问医生。

医生建议张阿姨做胸部CT检查。胸部CT显示她的食管旁纵隔内有高密度条索影。结合她的病史，医生高度怀疑是鱼刺穿破了食管，建议她复查胸部增强CT。这次的结果更加惊人，发现这根鱼刺不仅刺穿了食管壁，而且紧贴着张阿姨左肺动脉主干，疑似已经穿破了血管壁。一旦鱼刺进一步穿破肺动脉或移位脱落，极有可能引起大出血甚至导致死亡。

"这个鱼刺必须立即取出来，不然肺动脉破裂，后果不堪设想，但是手术难度太大了，我们不敢做，需要立即转到上级医院就诊。"情况危急，当地医院的医生建议赵阿姨立即转院至浙大一院进行诊治。

医院急诊科接诊了张阿姨，医生非常清楚张阿姨病情的严重性，迅速联系了普胸外科值班医生汤杰。汤杰对患者情况进行评估后，给患者加做了肺动脉血管造影，对血管结构以及鱼刺位置进行三维重建，结果显示鱼刺穿破张阿姨的食管，离左肺动脉主干很近，考虑很可能已经穿进肺动脉（见图2-16-1）。

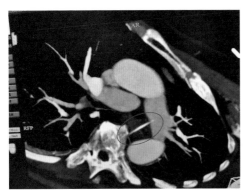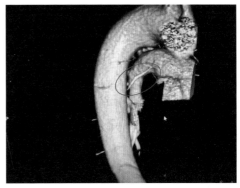

图2-16-1　红圈处显示鱼刺穿破血管，离左肺动脉很近

情况危急，汤杰立即将情况汇报给了普胸外科主任屠政良。屠主任认为患者的食管异物诊断明确，需要尽快手术。但是，由于鱼刺的位置特殊，一旦术前或手术中阻断血管前发生破裂出血，就有可能导致患者出血，甚至死亡。同时，随着患者体位的改变，鱼刺在术中也有可能进一步刺入血管，进入血液循环系统，造成血管栓塞以及严重的血流感染。为了保证患者的生命安全，屠主任立即联系血管外科、体外循环小组、麻醉科进行多学科讨论，快速、高效地明确张阿姨的具体治疗方案。

根据张阿姨的血管造影结果，血管外科认为，如果鱼刺已经刺破左肺动脉主干，就难以通过介入方式放置血管内支架来保持血管的完整性。同时，术中有血管破裂大出血的风险，如果采用微创的胸腔镜技术，那么面临的风险很大，很难第一时间有效止血。最终多学科讨论决定，急诊行剖胸探查术，同时请体外循环小组在手术间待命，一旦发生血管破裂大出血等情况，立即予以体外循环支持，全力保障张阿姨的生命安全。

手术方案确定之后，手术随即开始，尽管气氛紧张，但整个流程有条不紊。打开患者左侧胸腔后，屠主任首先小心翼翼地把左肺动脉主干游离出来，在近心端用阻断钳阻断血管，以防操作过程中意外出血。随后，仔细解剖纵隔，精细地解剖左肺动脉与食管之间的间隙，探寻鱼刺的踪影。

根据术前 CT 提示的位置，医生最终找到了那根已经被炎症组织包裹的鱼刺（见图 2-16-2）。令人意外也值得庆幸的是，虽然鱼刺的尖锐端紧紧地顶在左肺动脉主干上，但尚未完全穿透血管壁。而血管壁的凹陷，导致之前的检查有鱼刺已经穿透血管壁的假象。屠主任小心翼翼地取出了这根长 4cm、质地坚硬的鱼刺（见图 2-16-3），仔细检查并缝合了食管的破口，彻底冲洗消毒后才结束手术。此时，手术室里的所有医护人员才算松了一口气。

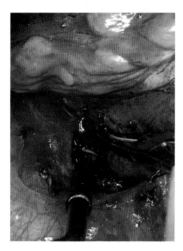

图2-16-2　被炎症组织包裹的鱼刺

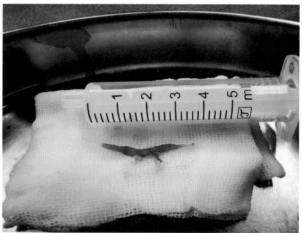

图2-16-3　取出的鱼刺长达4cm

手术后，困扰张阿姨多天的胸部和背部疼痛消失了。当张阿姨看到取出的鱼刺的照片时，自己也吃了一惊。

"就是这根 4cm 长的鱼刺让你遭了这么大的罪啊！差点都有生命危险！"

屠主任对张阿姨说。

"谢谢医生啊，以后吃鱼一定要小心，这次教训这么大。"张阿姨对医生不停地表示感谢。

在普胸外科快速康复流程下，张阿姨几天之后便顺利出院了。

（屠政良，孟　迪）

17

创新术式，强强联手除顽疾
—— 一例复杂椎管肿瘤的诊治

对神经外科医生俞建波来说，嘉兴海盐徐大爷可能是他所参与诊治的患者中记忆较为深刻的一个，徐大爷的诊治经历让他对 MDT 有了更深的理解。当面对复杂疑难疾病时，靠单个学科单打独斗是不行的，多学科协作才能让患者获得最优诊疗。

8 个月前，70 岁的徐大爷感觉自己左侧腰背部隐隐作痛，他以为是自己腰椎的老毛病犯了，看了好多地方，吃了好多药，做了好多理疗，都无法缓解，反而越来越痛，坐久了、站久了会更痛，严重影响日常生活。

这两天，腰痛已经让徐大爷坐立不安，无法忍受，他到当地医院做了腰椎磁共振，发现左侧腰椎旁长了一个直径 6cm 大小的巨大肿瘤，医生初步考虑是神经源性肿瘤，肿瘤的位置深，邻近重要结构，手术难度极高。

这消息犹如五雷轰顶！徐大爷一家感到绝望。经过四处打听，在家人的陪同下，他慕名找到了浙大一院神经外科主任詹仁雅，俞建波作为助手共同接诊了徐大爷。在详细询问病史和查阅影像学资料后，詹主任认为此例椎旁巨大肿瘤实属罕见，处理起来难度相当大，但也不是无计可施。

完成进一步检查后，大家发现这个肿瘤沿着左侧腰 2—3 椎间孔向左侧椎旁生长并一直延伸至椎体前缘，不仅累及左肾动脉，而且将腹主动脉向右侧推挤，足足有拳头般大小，这对于其他外科来说也许不算巨大，但是对于神经起源的肿瘤，已经是非常罕见了（见图 2-17-1）。因为肿瘤位置深，毗邻许多重要组织结构，手术难度极大，詹主任邀请血管外科、泌尿外科、胃肠外科、肛肠外科、肝胆胰外科、放射科的专家们为徐大爷开展了MDT，讨论如何用微创手术让患者获益最大。

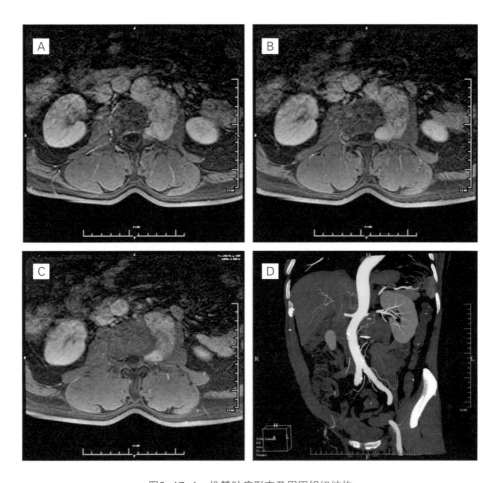

图2-17-1　椎管肿瘤形态及周围组织结构

A、B、C.提示巨大椎管肿瘤源自左侧椎间孔神经根，向左侧椎间孔外生长，沿椎旁绕行生长直达椎体前缘；D.提示肿瘤向前生长直达腹膜后间隙，与左侧肾脏关系密切，向右侧推挤腹主动脉，向上推挤左肾动脉

詹主任认为，对于神经外科而言，后方入路切断肿瘤蒂部是相对容易的，但是考虑到腹膜后结构的复杂特殊性和后路手术视野的局限性，要将如此大的椎旁甚至椎前肿瘤完整切除，手术难度非常大。泌尿外科主任汪朔阅片后认为，患者神经起源的肿瘤向前生长、压迫推挤的部位，正是位于自己平日里天天用达芬奇机器人进行肾脏切除手术的操作区域附近，解剖结构熟悉，暴露及操作方便，创伤小，但是若暴露或切除椎管内和椎间孔附近的肿瘤，似乎有很大难度。

能不能将两种手术方式进行优势整合呢？两位主任热烈地讨论起来，最后决定，手术路径一个"由后向前"，一个"由前向后"，这一大难题就迎刃而解了。与会的各科专家一致同意上述观点。于是，大家拟定了先予行达芬奇机器人手术，根据术后复查结果，再决定是否行后路神经源性肿瘤残余灶切除的手术方案。

之后，在多个学科的协作和配合下，徐大爷的治疗按照设定的手术方案顺利施行。

第一阶段手术，先由泌尿外科主任汪朔主刀，经腹部达芬奇机器人手术，将腹膜后间隙及椎旁的神经源性肿瘤大部分切除（见图2-17-2）。

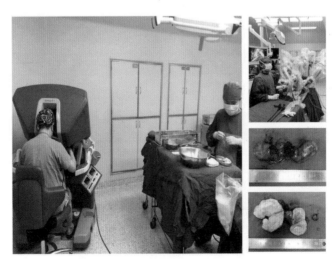

图2-17-2　患者接受第一阶段的经腹部达芬奇机器手术，将腹膜后间隙及椎旁的神经源性肿瘤大部分切除

手术后，徐大爷恢复顺利，复查腰椎MR平扫＋增强，结果提示巨大神经源性肿瘤的椎旁及腹膜后间隙大部分已被切除。剩下椎间孔内部分肿瘤基底部与神经根相连接的部分，需要神经外科再次手术予以切除，避免肿瘤残留和复发（见图2-17-3）。

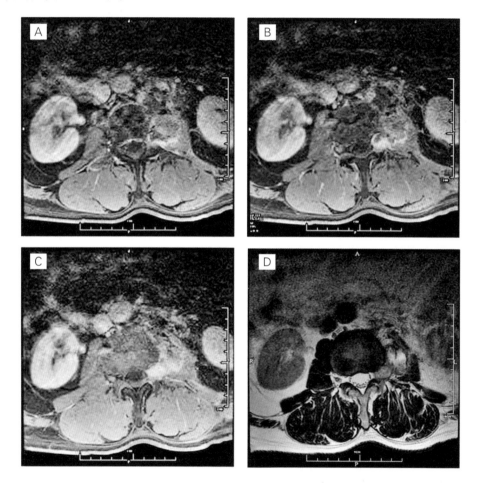

图2-17-3　患者接受第一阶段的达芬奇机器人手术后，复查腰椎MR平扫＋增强结果

A、B.提示椎旁及腹膜后间隙的巨大神经源性肿瘤大部分已被切除。C、D.显示剩下椎间孔内部分肿瘤基底部。与神经根相连接的部分需要神经外科再次手术予以切除，避免肿瘤残留和复发

第二阶段手术，是经半椎板关节突的"微创通道"手术，将徐大爷椎间孔内部分的神经源性肿瘤基底部完整切除（见图2-17-4）。

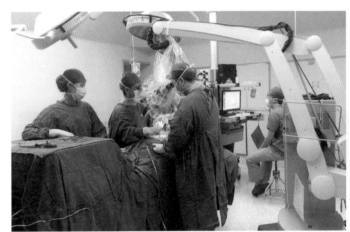
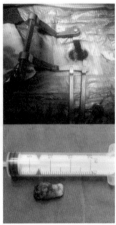

图2-17-4　患者接受第二阶段的经半椎板关节突的"微创通道"手术，将椎间孔内部分的神经源性肿瘤基底部完整切除

　　手术后，徐大爷再次复查腰椎 MR 平扫＋增强，结果提示巨大神经源性肿瘤的椎间孔内部分肿瘤基底部已彻底切除，创伤小，恢复快，对脊柱的生理功能和稳定性影响也很小（见图2-17-5）。

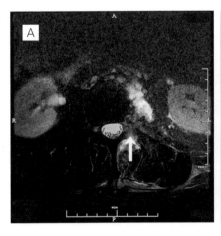
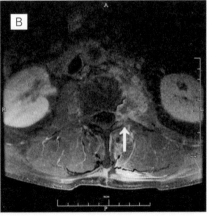

图2-17-5　患者接受第二阶段的微创手术后，再次复查腰椎MR平扫＋增强结果
A.显示椎间孔内已无肿瘤；B.提示椎旁为肿瘤切除后的残腔

这是一个很好的创新式联合手术案例，通过 4 个小切口完成两次大手术，实现椎旁腹膜后巨大肿瘤的全切除。与传统手术相比，微创手术切口小，创伤小（见图 2-17-6）。徐大爷术后 3 天即可下地行走，术后 1 周顺利出院，临床症状完全好转。这样的手术效果在以往是无法想像的，医学的进步和手术方式的创新给患者带来了巨大的获益！

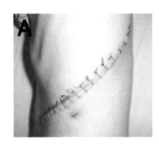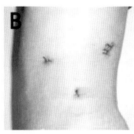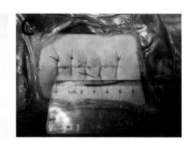

图2-17-6　传统手术与目前的微创手术切口情况
A.提示该类巨大的椎旁腹膜后肿瘤患者传统的手术切口；B.提示达芬奇机器人手术使用的手术切口；C.提示微创通道技术使用的背部手术切口

随着现代微创技术的发展和微创理念的深入，越来越多传统的开放式手术逐渐向微创手术演变。这些巨大的医学变革对外科医生的手术技术提出了更高的要求，但是给患者带来的却是实实在在的好处，创伤小、恢复快、更美观等。而 MDT 在这场医学变革过程中则起到了积极催化的作用，它充分发挥各学科的特长，优势互补，强强联手，使得原本极为复杂和疑难的手术变得更为简单、安全、有效，让复杂椎管肿瘤切除不再复杂。

（詹仁雅，俞建波，周衡俊）

18

有泪可落，却不悲凉
——一例喉癌复发患者的高难度手术

20多年来，老刘唯独钟情两样东西——烟和酒。每天半斤多的黄酒和半包烟已成为他生活的标配。由于生活习惯影响，老刘常常感觉喉咙不适。2年前，他开始出现持续声音嘶哑，逐渐加重，并且出现活动后气急。老刘最初以为是自己的慢性咽喉炎导致的，没有重视。但半年后，老刘即使在不活动的状态下也出现气急情况，便在E医院就诊，喉镜检查提示"左侧声带新生物"，做了"气管切开＋左声带切除术"，病理结果是"喉癌"，手术后顺利拔除了气管套管。老刘以为生活可以回归正常了，然而手术后2个多月，老刘再发声嘶气急伴颈前部肿胀，复查喉部MR增强，提示肿瘤复发，再次在E医院做了"全喉切除术"，术后病理结果为"喉恶性梭形细胞肿瘤"。不幸的是，4个月后，老刘再次发现气管造瘘口周围又长了东西，再次活检，病理结果为"（气管造口旁）梭形细胞肿瘤"。老刘被告知，医生已无能为力。

辗转多家医院后，老刘来到了浙大一院。有着头颈肿瘤诊治丰富经验的周水洪主任初遇老刘，难掩心中惊讶。乍一看就知道是个全喉切除的患者，颈部有气管造瘘口，长期携带金属套管，而触目惊心的是造瘘口周围膨隆的肿块，足有碗口大小。

老刘做了全喉切除手术，无法说话。他拿出纸用笔写下："周主任，我已离异，多年来独自一人带着儿子生活，孩子在上高中，我现在真的不想死啊，我想看着孩子上大学，以后成家，那么我也死而无憾了。"

　　周主任知道老刘目前的情况非常复杂和危险，手术意味着将面临巨大的风险和挑战，但多年的行医经历让他坚信，很多时候，患方的信任、医生的用心加上爱的信念，往往可以创造奇迹。看着老刘无助的眼神，周主任犹豫片刻后又坚决地说："行，我们拼一拼！"

　　恶性梭形细胞肿瘤对放化疗均不敏感，手术扩大切除是首选的治疗方法。像老刘这种复发恶性肿瘤位于气管造瘘口的，肿块周边都是重要的器官和大血管，尤其这么大范围的，极有可能已侵犯气管、食管和大血管（见图2-18-1）。经过 PET/CT 检查，老刘排除了远处转移病灶，但如果再不及时手术，那么肉瘤将继续增大，坏死破溃，"肿瘤开花"，患者预后极差。

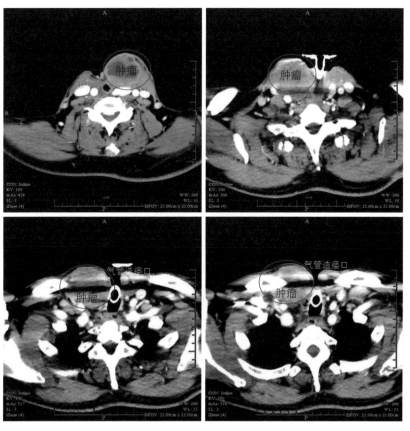

图2-18-1　患者术前影像学表现

手术势在必行，只能放手一搏，需要尽快拟定手术方案。由于肉瘤范围较大，可能侵犯重要血管，术中出血风险及扩大切除后造成巨大缺损修复等问题都非常棘手，所以要完成这样的手术，仅凭一个学科的力量是远远不够的。

耳鼻咽喉科、放射科、放疗科、血管外科、整形外科、普胸外科六个学科共同为老刘进行了多学科讨论。经过各科专家认真分析、仔细查体（见图2-18-2）和详细讨论，最终决定多学科协作为老刘施行"造瘘口恶性肉瘤扩大切除＋低位气管造瘘＋股前外侧穿支皮瓣修复术"。

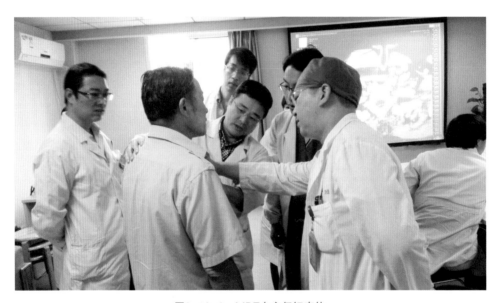

图2-18-2　MDT专家仔细查体

得知讨论结果的老刘写下："周主任，我相信你，即使失败，我也不怪你，我也没有什么遗憾了。"写完，老刘紧紧地握住周主任的手。

如术前所料，手术异常艰难，肉瘤的扩大切除花了不少力气，且肿瘤部分边界位于右侧胸锁关节及锁骨后缘，与颈内静脉粘连明显。当肿瘤全部切除，冰冻病理回报切缘阴性时，大家都松了口气。接着，整形外科沈向前主任为老刘行游离的右侧股旋外侧穿支皮瓣移植修复，皮瓣分解为两块，分别修复颈段食管、口咽缺损，以及巨大的颈部缺损。皮瓣游离是个精细活，手术历时近 10 小时，顺利完成。

尽管手术完成了，但老刘还将面临种种考验，如皮瓣血供好不好、术区会不会感染、咽腔食管能不能与皮瓣长好……任何一种不利情况的发生都可能带来严重甚至灾难性的后果。

每天清晨，周主任就早早来到老刘床边，查看生命体征是否平稳、检查指标有无异常、皮瓣生长是否良好、术区有无感染迹象、患者情绪精神状态是否平稳……当老刘竖起大拇指表达他一切都好的时候，大家都由衷地为老刘感到开心。

老刘没有出现任何并发症，皮瓣生长良好（见图 2-18-3），顺利出院。

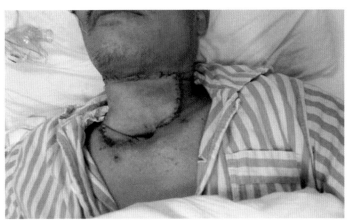

图2-18-3　术后第12天，老刘皮瓣生长良好

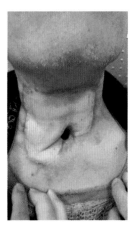

图2-18-4　老刘术后
2个月复查

术后 2 个月，老刘来复查（见图 2-18-4），他神采奕奕，面色红润，完全没有了当初生病时蜡黄的面色和悲观的情绪，各项指标正常。

老刘拿着他已习惯随身携带的笔写下："谢谢你们给了我活下去的机会，我会努力活下去，看着儿子上大学、结婚生子，谢谢，谢谢！"

医学有时是技术的比拼，很多时候却是爱的较量。冰心老人曾说："爱在左，情在右,走在生命路的两旁,随时播种,随时开花,将这一径长途点缀着花香弥漫,使穿花拂叶的行人,踏着荆棘,不觉痛苦,有泪可落,却不悲凉。"周主任说,医生就是生命路上的播种人,其情怀来源于职业,产生于内心,从医道路就是一场专业知识和人文思想不断深入的修行之旅。

（周水洪，沈向前，鲍洋洋，陈　哲）

19

做一个有温度的医生
——一例恶性黑色素瘤患者的诊治

2021 年 12 月的一天，手外科医生卢荟接诊了一个患者。不知是因为疾病，还是因为常年的体力劳动，他身材瘦小、脸色蜡黄、形容枯槁，整个人没有一点精气神。一坐下，他便抬起自己的脚，和医生讲述自己的病情……

患者吴叔，年近不惑，是一位建筑工人，儿子最近也刚在杭州买房，经济压力巨大。最近，他发现自己脚上的"鸡眼"变成了两颗黄豆大小的"黑痣"，几天后，黑痣破了，一直好不起来，还很痛。这是什么东西？黑痣像个小八爪鱼，张牙舞爪的，周围人看了都直摇头，连说没见过，还是快去医院看看吧。

了解病史后，通过体格检查和辅助检查，卢荟高度怀疑这是"恶性黑色素瘤"。听到"恶性""瘤"两个词，吴叔的表情凝固了，在他印象里，只要和这两个词沾边，自己的生命也基本上即将宣告结束。随行的吴叔妻子也懵了，开始掉起了眼泪，反反复复念叨："老头子这怎么办，家里不能没有你啊……"

几天后，医生为吴叔扩大切除了这个黑色肿块，并进行了皮瓣修复。术后病理结果证实了最初的判断——这个黑包就是恶性黑色素瘤。

为了规范恶性黑色素瘤的后续治疗，手外科、肿瘤外科、肿瘤内科、放疗科、放射科专家开展 MDT，经过阅片、探讨、协商、定论，考虑到吴叔的病情和家庭经济状况，各学科专家共同为吴叔制定了损伤最小、效果最优、经济负担最小的最佳治疗方案，先判断吴叔的肿瘤有无发生远处转移，再根据结果制定有针对性的处理方案。

幸运的是，经过 PET/CT 检查，没有发现恶性黑色素瘤的转移灶，结合术后病理结果及指南，卢荟与肿瘤外科医生王海勇再一次为吴叔进行了全面评估，并制定了下一步治疗方案。根据诊疗规范，为了尽可能减少肿瘤后续的转移和复发机会，经过与吴叔的充分沟通，医生为吴叔进行了左腹股沟淋巴结清扫，术后病理提示"未见转移"。

医院多学科诊疗团队再次为吴叔评估了病情，认为吴叔目前不需要进行放、化疗，但后续还需要定期复查并密切关注。

出院了！吴叔面色红润，完全没有了当初生病时蜡黄的面色和悲观的情绪。他红着眼眶握着卢荟的手，说："卢医生，我真的不知道该怎么谢谢你，一开始那几天，一想到我没办法看着我小孙子长大成人了，我心里就特别难受，真的太谢谢您了，我要好好活着，看着小孙子慢慢长大。"

"但愿苍生俱无忧，不辞辛苦出山林。"这是医者的情怀所在。

做一个有温度的医生，不仅要有扎实的专业本领，还要能站在患者的角度去思考、衡量，尊重生命。看到患者康复时幸福的笑容，医生站在手术台前的几个小时又算得了什么，有时，一整天的疲惫都会一扫而空。

（卢　荟，王泽伟，周海英）

20

"鼻孔手术"让眼睛重放光芒
—— 一例巨大垂体肿瘤患者的诊治

"哎呀，现在看得可太清楚嘞。想象不到别人还都看不出我头上动过手术呢。"电话那头，45 岁的李大哥声音洪亮。相比 2 个多月前，右眼几乎失明，眼前一片模糊，李大哥情绪异常激动，本以为右眼不保，却没想到是巨大垂体瘤压迫视神经作祟。现在，经过浙大一院神经外科垂体瘤亚专科团队的治疗，垂体瘤被切除了，视力恢复了，悬着的心也总算放下了。

右眼突然看不见，原来是脑里长了肿瘤

李大哥身材高挑，是唐山一个工厂的安保人员，平时实行"四班三倒"，每周两天白班，两天前夜班从下午 4 点到深夜 12 点，两天后夜班从深夜 12 点到早晨 8 点。紧凑的工作节奏，除平日里感觉有点劳累外，身体倒一直没什么大碍。

"去年（2020 年）一整年都觉得自己没以前那样耐疲劳了，胃口也不怎么好。"李大哥说，作为疫情防控的第一道关卡，自己的工作变得更加紧张，需要对每一个进出工厂的人测量体温、亮码放行，每个夜班还需要定时对走廊等公共场所进行消毒。李大哥原本有 75kg 多，从 2020 年春天开始体重一直在下降，现在大概只有 70kg 了。

"2 个多月前发现右眼看得不是很清楚嘞。"李大哥回忆，最开始只是看远处有点模糊，到后来哪怕把东西放到眼前，闭上左眼就一片漆黑。

"他本来上班都是自己开车去的，眼睛看不清后，多亏几个同事帮助，每天来接他。"李嫂在一旁说。

李大哥曾到当地医院眼科检查，尽管右眼连视力表上最大的符号都看不清，但他的眼底检查却显示没有任何病变。2020年12月底，头颅磁共振发现了蛛丝马迹——李大哥的颅内长了一个肿瘤，压迫了视神经，才导致他的视力异常。"我们当地医院说这个手术有点大，他们做不了，让我们去大医院做。"李嫂顿时没了主意，要是他的眼睛好不起来，那以后的日子真不知该怎么过。情急之下，李嫂想到了远在宁波工作的弟弟。

"赶紧来浙江，到浙大一院来看。"弟弟当机立断提出建议。在家稍作休整，安顿好两个孩子，2021年元旦过后，李大哥和李嫂就乘火车赶到宁波，在弟弟的陪同下，来到浙大一院神经外科就诊。

肿瘤不仅压迫视神经，还破坏了下丘脑－垂体的内分泌功能

李大哥在当地医院只做了一个MR平扫。入住浙大一院神经外科后，接诊医生安排他进行了垂体增强MR扫描和垂体内分泌功能检查，并对身体各个脏器功能做了全面评估。

虽然眼底检查未发现眼睛结构异常状况，但他的右眼仅有眼前数指的视力，而且左眼的视野也存在颞侧偏盲。垂体内分泌功能检查结果表明，垂体－肾上腺轴、垂体－甲状腺轴和垂体－性腺轴内分泌功能减退，这是全垂体功能低下的表现。他的垂体肿瘤也不是简简单单的鞍区肿瘤，MR扫描显示为巨大垂体腺瘤伴出血和囊性变，不仅已经突破正常鞍膈组织的约束向上生长，压迫视神经和下丘脑，而且也破坏鞍底骨质向下生长，侵入蝶窦内（见图2-20-1）。

显然，李大哥术前检查评估的结果对治疗提出了不小的挑战。通常情况下，人体会动员下丘脑－垂体－靶腺系统的功能，对手术等伤害性刺激产生非特异性防御反应，以增强人体应对伤害性刺激的反应能力。垂体功能不全意味着李大哥耐受手术的能力存在欠缺。而垂体巨大的肿瘤同样对外科手术的实施提出了挑战。

针对李大哥病情的特殊性，内分泌科、神经外科、放射科和眼科等学科专家们开展MDT，为他讨论病情、制定治疗方案。

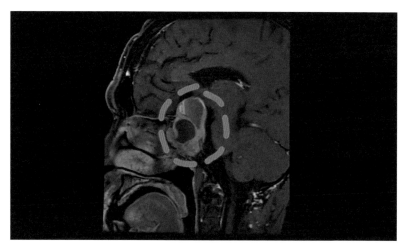

图2-20-1　术前MR图像，红圈为垂体瘤

放射科：属于巨大腺瘤，在颅内突破性生长

放射科副主任楼海燕认为，从影像分析，他的垂体肿瘤确实非常大，属于巨大腺瘤的分类标准了。有三个问题值得重视：第一个问题是肿瘤存在坏死、囊性变和近期出血的征象，可能对肿瘤的彻底切除有影响；第二个问题是肿瘤破坏鞍底骨质并突入蝶窦内，因此颅底的完整性已经不存在，肿瘤切除后颅腔与外界相通存在脑脊液漏和颅内感染的风险。第三个问题是肿瘤突破鞍膈的限制，向上生长，下丘脑和垂体柄结构在 MR 图像上已经不能分辨，这暗示他的垂体柄和下丘脑受肿瘤压迫后已经变得非常脆弱，手术过程中如何保护这些结构也是一个严峻的挑战。

神经外科：手术是最佳选择，但手术风险和难度很大

神经外科副主任马跃辉认为，从目前的检查检验结果看，诊断垂体瘤是没有疑问的。追问病史，李大哥近 1 年来的疲劳感和胃口差都是垂体瘤导致的垂体功能低下的一种临床表现。2 个月前视力急剧下降，可能是垂体肿瘤出血导致的肿瘤急性增大和视神经急性受压引起的。直径超过 3cm 的垂体瘤一般被称为巨大腺瘤，而李大哥的垂体瘤有 4.6cm 大，顶住了视神经，导致他右眼视物不清，如果继续任其生长，那么将堵住中脑导水管，造成慢性脑积水，出现反应迟钝、步态不稳、尿失禁等症状；同时，他的肿瘤伴有出血，对周围的结构也是一种刺激，将加重对脑组织的压迫。因此，最佳选择是尽快手术切除肿瘤，那样或许能够使他的视力恢复。但是他的垂体功能低下对能否耐受手术是一个挑战；肿瘤生长形态的特殊性对手术方式的选择和肿瘤能否彻底切除具有重要的指示作用。因此，需要相关学科一起为李大哥的病情"把把脉"，期望能有一个最佳的治疗方案。

内分泌科：围手术期保驾护航，术后加强管理

内分泌科主任沈建国认为，垂体是人体的内分泌中枢，其分泌的激素相当于一个个"开关"，可以调节甲状腺、肾上腺、性腺等其他内分泌器官的功能。垂体瘤导致的垂体功能低下往往会出现精神状态差、易疲劳、性功能障碍、男性女性化等表现。

李大哥的垂体瘤已经导致他的垂体功能低下，围手术期需补充必要的激素以提高对抗应激能力，避免激素分泌不足引起垂体危象等严重并发症。他的甲状腺素和皮质醇同时缺乏，需要先补充糖皮质激素，3 天后同时补充甲状腺素。

术后的激素替代治疗需要很长时间，一部分患者经过药物治疗，自身的垂体功能可以部分恢复，医生会根据其激素水平逐步减少用药量乃至停药。但像李大哥这样，术前就已经全垂体功能低下，很难恢复到正常水平，很可能需要终身服药。垂体瘤患者术后激素管理不好，就会出现严重并发症。曾遇到有患者因为擅自停药而发生晕厥的情况。因此，建议手术后，内分泌科仍需要门诊随访和指导激素治疗。

微创新型术式，挑战高难度手术

马跃辉说，垂体瘤的手术方式大致有经颅入路和经鼻－蝶窦入路两种。李大哥的肿瘤确实往鞍上生长，经额入路手术可以完全切除这部分肿瘤，保证视神经彻底减压，为视力恢复创造条件。但鞍内部分肿瘤切除会有困难，而且鞍底不完整，肿瘤切除后鞍底重建和修补非常困难，术后脑脊液漏和颅内感染的风险很大。经鼻－蝶窦入路手术对肿瘤切除后的鞍底重建和修补非常有利，但

肿瘤往鞍上延伸至下丘脑，肿瘤的视野和彻底切除方面有欠缺。可以采用神经内镜下手术，不仅微创，而且具有内镜的照明和高清放大、术野多角度观察的优点，可以确保肿瘤的彻底切除。

随后，马跃辉为李大哥施行了经鼻－蝶窦内镜下微创垂体瘤切除术，这是目前治疗垂体瘤最先进的一种微创手术方法，在浙大一院已经成熟推广应用，并且可以实现加速康复。目前，李大哥不仅手术顺利康复，更让他意想不到的是术后不久左眼看东西的盲区没有了，右眼也完全恢复到以往的视力。李嫂更是一脸笑容，横亘在心头的一块石头终于落了地：没想到他的眼睛能够恢复得这么快，更没想到头上的肿瘤切除了，而头部看不到任何手术刀疤。

手术很成功，术后随访很重要

"出院后要坚持定期复查，坚持服药，有问题随时联系。"李大哥出院前，治疗团队一遍又一遍提醒他。因为对垂体瘤患者而言，手术切除只意味着成功了一半，由于垂体功能受损，内分泌功能的恢复在术后是一个长期问题，必须要严格随访。

神经外科主任詹仁雅介绍，垂体附近一旦长了肿瘤，视神经很容易受到影响，因此大部分的垂体瘤是以视力下降、视野缺损为最初症状，但往往容易被忽视。门诊不时会遇到一些患者，共同症状是视野缺损和视力下降，戴眼镜也无法矫正视力，或是视物视野变窄等。有的患者最初以为是近视，到眼镜店配近视眼镜，折腾了好几个月发现近视仍不断加深才开始重视，然后到医院求治，最后在神经外科就诊确诊为垂体瘤。

一旦视力下降、视野有问题，看不清、看不全，就需要排查垂体瘤。眼科反复治疗效果不好，也最好到正规医院的神经外科检查一下，是不是颅内占位压迫到视神经而引起这一系列症状，以免误诊、误治。

（马跃辉，潘新发）

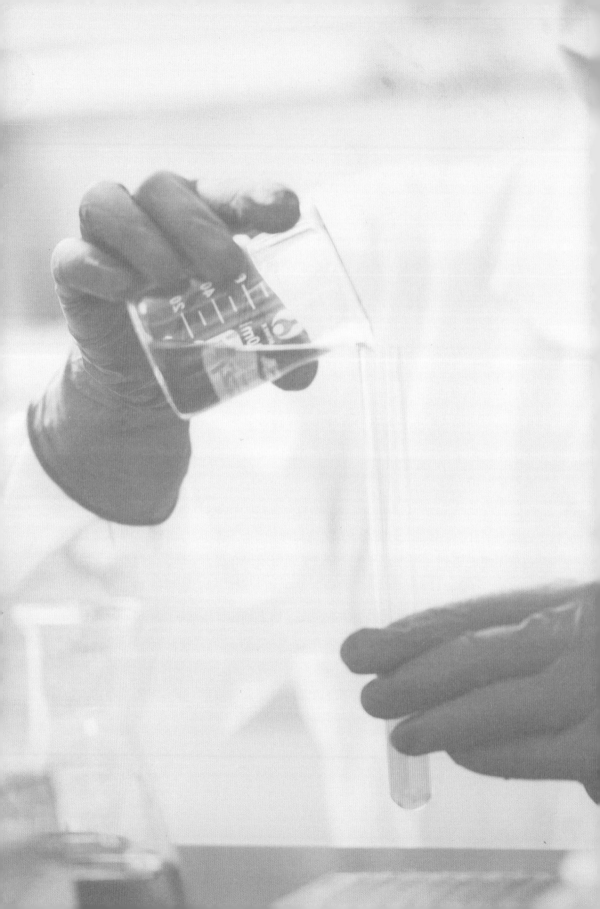

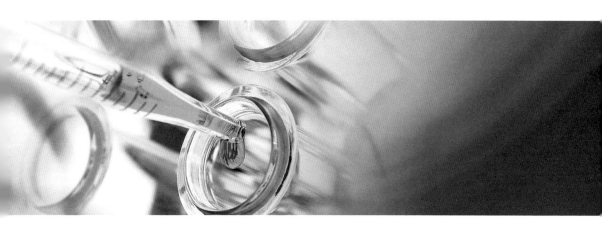

附 录

缩略词表

（按缩略词英文字母排序）

缩略词	英文全称	中文全称
ABE	actual base excess	实际碱剩余
ACE	angiotensin-converting enzyme	血管紧张素转换酶
ACL	anticardiolipin antibody	抗心磷脂抗体
A-DIBH	abdominal deep inspiration breath hold	腹式深吸气屏气
ADT	androgen deprivation therapy	雄激素剥夺治疗
AFP	alpha fetoprotein	甲胎蛋白
A/G	albumin/globulin	白球蛋白比
AJCC	American Joint Committee on Cancer	美国癌症联合委员会
AKI	acute kidney injury	急性肾损伤
Alb	albumin	白蛋白
ALT	alanine aminotransferase	丙氨酸氨基转移酶
AML	acute myeloid leukemia	急性髓系白血病
ANCA	antineutrophil cytoplasmic antibody	抗中性粒细胞胞质抗体
APACHE □	acute physiology and chronic health evaluation scoring system □	急性生理学及慢性健康状况评分 □
APTT	activated partial thromboplastin time	活化部分凝血活酶时间
AR	androgen receptor	雄激素受体
ARDS	acute respiratory distress syndrome	急性呼吸窘迫综合征
ASA	alcohol septal ablation	乙醇消融术
ASCO	American Society of Clinical Oncology	美国临床肿瘤学会
ASO	antistreptolysin O	抗链球菌溶血素 O
AST	aspartate aminotransferase	天门冬氨酸氨基转移酶
ATTR	transthyretin amyloidosis	转甲状腺素蛋白淀粉样变
ATTR-CA	transthyretin cardiac amyloidosis	转甲状腺素蛋白心脏淀粉样变
ATTRm-CA	mutant transthyretin cardiac amyloidosis	遗传型（突变型）转甲状腺素蛋白心脏淀粉样变
ATTRwt-CA	wild type transthyretin cardiac amyloidosis	野生型转甲状腺素蛋白心脏淀粉样变
BA	congenital biliary atresia	先天性胆道闭锁
BCKDC	branched-chain alpha-ketoacid dehydrogenase complex	支链 α- 酮酸脱氢酶复合物
BCLC	Barcelona Clinic Liver Cancer	巴塞罗那临床肝癌分期

续　表

缩略词	英文全称	中文全称
BI-RADS	Breast Imaging Reporting and Data System	乳腺影像报告与数据系统
BNP	brain natriuretic peptide	尿钠肽
BP	blood pressure	血压
BS	behcet syndrome	白塞综合征
BUN	blood urea nitrogen	血尿素氮
CA	carbohydrate antigen	糖类抗原
C-ANCA	cytoplasmic antineutrophil cytoplasmic antibody	胞质型抗中性粒细胞胞质抗体
CAP	community acquired pneumonia	社区获得性肺炎
CART	chimeric antigen receptor T-cell immunotherapy	嵌合型抗原受体 T 细胞疗法
CDX2	caudal relatedhomeodomain transcription 2	尾型同源盒转录因子 2
CEA	carcino embryonic antigen	癌胚抗原
CgA	chromogranin A	嗜铬素 A
CK	creatine kinase	肌酸激酶
CK	cytokeratin	细胞角蛋白
CMV	cytomegalo virus	巨细胞病毒
CNLC	China Liver Cancer Staging	中国肝癌临床分期
COVID-19	corona virus disease-19	新型冠状病毒肺炎（新冠肺炎）
CPS	combined positive score	联合阳性评分
Cr	creatinine	肌酐
CR	complete response	完全缓解
CRE	carbapenem-resistant enterobacteriaceae	耐碳青霉烯类肠杆菌
CRP	C-reactive protein	C 反应蛋白
CRPC	castration-resistant prostate cancer	去势抵抗性前列腺癌
CRRT	continuous renal replacement therapy	连续肾脏替代疗法
CS	cryptogenic stroke	隐源性卒中
CT	computer tomography	计算机断层扫描
CTA	computer tomography angiography	计算机断层血管成像
CUP	carcinoma of unknown primary	原发灶不明的转移癌
CVP	central venous pressure	中心静脉压
DBS	deep brain stimulation	脑深部电刺激器植入术

缩略词	英文全称	中文全称
DIBH	deep inspiration breath hold	深吸气屏气
DIC	disseminated intravascular coagulation	弥散性血管内凝血
DLT	domino liver transplantation	多米诺肝移植
dMMR	deficient mismatch repair	错配修复缺陷
DOLV	double- outlet left ventricle	左室双出口
D-PAS	diastase peniodic acid-sehiff stain	淀粉酶消化后过碘酸雪夫反应
DSA	digital subtraction angiography	数字减影血管造影
DVT	deep venous thrombosis	深静脉血栓
DWI	diffusion weighted imaging	弥散成像
EBER	EBV-encoded RNA	EB 病毒编码的小 RNA
EBUS-GS	endobronchial ultrasound with guide sheath	经引导鞘管支气管内超声
ECMO	extracorporeal membrane oxygenation	体外膜肺氧合
ECT	emission computed tomography	骨放射性核素检查
ER	estrogen receptor	雌激素受体
ESBL	extended-spectrum β-lactamase	超广谱 β - 内酰胺酶
ESR	erythrocyte sedimentation rate	红细胞沉降率
ESRD	end-stage renal disease	终末期肾病
ESWAN	enhanced T_2 weighted angiography	增强 T_2 加权血管成像
FB	free breath	自由呼吸
FDG	fluorodeoxyglucose	氟代脱氧葡萄糖
FiO_2	fractional concentration of inspired oxygen	吸入气氧浓度
FLAIR	fluid attenuated inversion recovery	液体衰减反转恢复脉冲序列
GAD-7	Generalized Anxiety Disorde-7	7 项广泛性焦虑障碍量表
GATA3	GATA-binding protein 3	GATA 结合蛋白 3
GCDFP15	gross cystic disease fluid protein 15	囊泡病液体蛋白 15
GCS	Glasgow Coma Scale	格拉斯哥昏迷评分
Glu	glucose	葡萄糖
GPi	globus pallidus internal segment	苍白球内侧部
GRAN	neutrophilic granulocyte	中性粒细胞计数
GTN	gestational trophoblastic neoplasia	妊娠滋养细胞肿瘤
GVHD	graft-versus-host disease	移植物抗宿主病
H_1N_1	hemagglutinin 1 neuraminidase 1	甲型流感病毒

续　表

缩略词	英文全称	中文全称
H_5N_1	hemagglutinin 5 neuraminidase 1	禽流感病毒亚型
H_7N_9	hemagglutinin 7 neuraminidase 9	禽流感病毒
HAT	hepatic artery thrombosis	肝动脉栓塞
HBsAg	hepatitis B surface antigen	乙型肝炎表面抗原
HBV	hepatitis B virus	乙型肝炎病毒
HCC	hepatocellular carcinoma	肝细胞癌
HCG	human chorionic gonadotropin	血清人绒毛膜促性腺激素
HCM	hypertrophic Cardiomyopathy	肥厚型心肌病
HCV	hepatitis C virus	丙型肝炎病毒
HCVAb	hepatitis C virus antibody	HCV 抗体
HCY	homocysteine	同型半胱氨酸
HFNC	high-flow nasal cannula oxygen	经鼻高流量吸氧
HGB	hemoglobin	血红蛋白
HIV	human immunodeficiency virus	人类免疫缺陷病毒
HOCM	hypertrophic obstructive cardiomyopathy	梗阻性肥厚型心肌病
HPS	hemophagocyticsyndrome	噬血细胞综合征
HPV	human papilloma virus	人乳头状瘤病毒
HR	heart rate	心率
HRCT	high resolution CT	高分辨力 CT
HSV	herpes simplex virus	单纯疱疹病毒
ICU	intensive care unit	重症监护室
ICU-AW	intensive care unit acquired weakness	ICU 获得性肌无力
ID-pain	Neuropathic Pain, NPP; ID pain	神经病理性疼痛筛查量表
IFN-γ	interferon-γ	γ 干扰素
IgG	immunoglobulin G	免疫球蛋白 G
IgM	immunoglobulin M	免疫球蛋白 M
IGRT	image guided radiation therapy	联合图像引导技术
IL	interleukin	白介素
IMRT	intensity modulated radiation therapy	放射治疗
IOL	intraocular lens	人工晶状体
IPPV	intermittent positive pressure ventilation	间歇正压通气
IVIG	intravenous immunoglobulin	静脉免疫球蛋白
JAK	Janus kinase	Janus 激酶

缩略词	英文全称	中文全称
Lac	lactic acid	乳酸
LAD	left anterior descending artery	心脏左前降支
LAPC	locally advanced pancreatic cancer	局部进展期胰腺癌
LAV	left atrial volume	左房容积
LOA	left occiput anterior	左枕前位
LVEF	left ventricular ejection fraction	左室射血分数
LVOT	left ventricular outflow tract	左心室流出道
LYM	lymphocyte count	淋巴细胞计数
MCH	mean corpuscular hemoglobin	平均红细胞血红蛋白含量
MCV	mean corpuscular volume	平均红细胞体积
MDS	myelodysplastic syndromes	骨髓增生异常综合征
MDT	multi-disciplinary team	多学科诊疗
MEITL	monomorphic epitheliotropic intestinal T-cell lymphoma	单形性嗜上皮性肠道 T 细胞淋巴瘤
MERS	middle east respiratory syndrome	中东呼吸综合症冠状病毒
mNGS	metagenomic next-generation sequencing	宏基因组二代测序
MO	monocyte	单核细胞计数
MP	morrow procedure	室间隔旋切术
MPC	metastatic pulmonary calcification	转移性肺钙化
MPI	myocardial performance index	心脏做功指数
MPO	myeloperoxidase	髓过氧化物酶
MPR	major pathological response	病理学显著缓解
MR	magnetic resonance	磁共振
mRECIST	modified Response Evaluation Criteria in Solid Tumors	改良实体瘤疗效评价标准
MRI	magnetic resonance imaging	磁共振成像
MSI-H	microsatellite instability-high	微卫星高度不稳定
MSUD	maple syrup urine disease	枫糖尿病
MUC	mucin	黏蛋白
MVI	microvascular invasion	微血管侵犯
NAP	neutrophil alkaline phosphatase	中性粒细胞碱性磷酸酶
NCCN	National Comprehensive Cancer Network	美国国家综合癌症网络

续　表

缩略词	英文全称	中文全称
NGS	high-throughput sequencing/next generation sequencing	高通量测序 / 二代测序
NHL	non-Hodgkin lymphoma	非霍奇金淋巴瘤
NICU	neonatal intensive care unit	新生儿重症监护室
NK	natural killer (cell)	自然杀伤（细胞）
nmCRPC	nonmetastatic CRPC	非转移性去势抵抗性前列腺癌
NMDAR	N-methyl-D-aspartate-receptor	抗 N- 甲基 -D- 天冬氨酸受体
NPPV	noninvasive positive pressure ventilationin	无创正压通气
NRS	numerical rating scale	疼痛数字评分法
NTM	nontuberculous mycobacteria	抗非结核分支杆菌治疗
NT-pro-BNP	N-terminal pro B type natriuretic peptide	N 端 B 型尿钠肽前体
OB	occult blood test	隐血试验
OCT	optical coherence tomography	双眼视盘光学相干断层扫描检查
OGTT	oral glucose tolerance test	口服葡萄糖耐量试验
ORR	objective response rate	客观缓解率
OS	overall survival	总生存时间
P	pulse	脉搏
P/F	PaO_2/FiO_2	氧合指数
PA	pulmonary artery	肺动脉
P-ANCA	perinucle antineutrophil cytoplasmic antibody	核周型抗中性粒细胞胞质抗体
PAP	pulmonary alveolar proteinosis	肺泡蛋白沉着症
PAS	periodic acid-Schiff stain	过碘酸雪夫染色
PASP	pulmonary arterial systolic pressure	肺动脉压
PC	pressure control	（呼吸机）压力控制（模式）
PCO_2	partial pressure of carbon dioxide	二氧化碳分压
PCT	procalcitonin	降钙素原
PD	pharmacodynamics	药物效应动力学
PD-1	programmed death-1	程序性死亡分子 1
PDE	paradoxical embolism	反常栓塞
PD-L1	programmed death-1 ligand	程序性死亡分子 1 配体
PEEP	positive end expiratory pressure	呼气末正压通气
PET	positron emission tomography	电子发射计算机断层显像

缩略词	英文全称	中文全称
PFO	patent foramen ovale	卵圆孔未闭
PFS	progression-free survival	无进展生存时间
PHPT	primary hyperparathyroidism	原发性甲状旁腺功能亢进症
PICC	peripherally inserted central catheter	外周中心静脉导管
PIMSRA	percutaneous intramyocardial septal radiofrequency ablation	经皮室间隔射频消融术
PIP	peak inspiratory pressure	吸气峰压
PK	pharmacokinetics	药物代谢动力学
PLT	platelet count	血小板计数
PO$_2$	partial pressure of oxygen	氧分压
POEM	peroral endoscopic myotomy	经口内镜下肌切开术
PPD	tuberculin purified protein derivative	结核菌素纯蛋白衍生物
PPI	proton pump inhibitors	质子泵抑制剂
PR	progesterone receptor	孕激素受体
PR	partial response	部分缓解
PR3	proteinase 3	蛋白酶 3
PS	pressure support	（呼吸机）压力支持（水平）
PSA	prostate specific antigen	前列腺特异性抗原
PSADT	prostate specific antigen doubling time	前列腺特异性抗原倍增时间
PSMA	prostate specific membrane antigen	前列腺特异性膜抗原
PSV	pressure support ventilation	压力支持通气
PT	prothrombin time	凝血酶原时间
PVS	portal vein stenosis	门静脉狭窄
PVT	portal vein thrombosis	门静脉栓塞
PVTT	portal vein tumor thrombosis	门静脉癌栓
R	respiration	呼吸
RBC	red blood cell count	红细胞计数
RCT	randomized controlled trial	随机对照实验
RF	rheumatoid factor	类风湿因子
RNA	ribonucleic acid	核糖核酸
ROX index	(PaO$_2$/FiO$_2$)/RR	指脉氧饱和度与吸入气氧浓度比值除以呼吸频率
RPM	real-time position management	实时运动管理技术

续　表

缩略词	英文全称	中文全称
RT-PCR	reverse transcription-polymerase chain reaction	逆转录－聚合酶链反应
SAM	systolic anterior motion	二尖瓣收缩期前向运动
SARS	severe acute respiratory syndrome	严重急性呼吸综合征
SARS-CoV-2	severe acute respiratory syndrome coronavirus 2	新型冠状病毒
SBC	standard bicarbonate	标准碳酸氢盐
SBE	standard base excess	标准碱剩余
SBRT	stereotactic body radiation therapy	立体定向放疗
SCCM	Society of Critical Care Medicine	美国重症医学会
SCD	subacute combined degeneration	脊髓亚急性联合变性
SD	stable disease	疾病稳定
SDS	selfrating depression scale	抑郁自测量表
SLN	sentinel lymph node	前哨淋巴结
SLNB	sentinel lymph node biopsy	乳腺癌前哨淋巴结活检术
SMA	smooth muscle actin	平滑肌肌动蛋白
SMA	superior mesenteric artery	肠系膜上动脉
SMV	superior mesenteric vein	肠系膜上静脉
SOFA	sequential organ failure assessment	序贯器官衰竭评分
SpO_2	percutaneous arterial oxygen saturation	经皮动脉血氧饱和度
STAT	signal transducer and activator of transcription	信号转导与转录激活因子
Syn	synaptophysin	突触素
T	temperature	体温
TACE	transcatheter arterial chemoembolization	经导管动脉栓塞化疗
TB	total bilirubin	总胆红素
TBA	total bile acids	总胆汁酸
TBLB	transbronchial lung biopsy	经支气管镜肺活检
TBNA	transbronchial needle aspiration	经支气管针吸活检
TCD	transcranial Doppler	经颅多普勒超声
TCR	T cell receptor	T 细胞 [抗原] 受体
T-DIBH	thoracic deep inspiration breath hold	胸式深吸气屏气
TDT	terminal deoxynucleotidyl transferase	末端脱氧核苷酸转移酶

缩略词	英文全称	中文全称
TG	triglyceride	甘油三酯
TgAb	thyroglobulin antibody	甲状腺球蛋白抗体
TIA	transient ischemic attack	短暂性脑缺血发作
TIA-1	T-cell intracellular antigen-1	T 细胞细胞内抗原 1
TKI	tyrosine kinase inhibitor	酪氨酸激酶抑制剂
TNF	tumor necrosis factor	肿瘤坏死因子
TP	total protein	总蛋白
TPOAb	anti-thyroid peroxidase antibodies	抗甲状腺过氧化物酶自身抗体
TPS	tumor cell proportion score	肿瘤细胞阳性比例分数
t-PSA	total-prostate specific antigen	总前列腺特异性抗原
T-sport	T-SPOT. TB	结核感染 T 细胞斑点试验
TT	thrombin time	凝血酶时间
TTF-1	thyroid transcription factor-1	甲状腺转录因子 -1
TTR	transthyretin	转甲状腺素蛋白
UA	uric acid	尿酸
VA-ECMO	venous -arterial ECMO	静脉 - 动脉体外膜肺氧合
VAP	ventilator associated pneumonia	呼吸机相关性肺炎
VV-ECMO	venovenous ECMO	静脉 - 静脉体外膜肺氧合
WBC	white blood cell	白细胞（计数）

常用拉丁文处方缩写

处方缩写	中　文
qd	每日 1 次
bid	每日 2 次
tid	每日 3 次
qid	每日 4 次
q6h	每 6 小时 1 次
q8h	每 8 小时 1 次
q12h	每 12 小时 1 次
qh	每小时 1 次
qn	每日晚上
St	立即
prn	按情酌定
po	口服
ivgtt	静脉滴注
iv	静脉推注
im	肌内注射
ih	皮下注射
biw	每周 2 次
am	上午
pm	下午
NS	生理盐水
GS	葡萄糖溶液
GNS	葡萄糖氯化钠注射液
Co	复方的

常用实验室指标中英文对照及参考范围

英文缩写	中文名称	参考范围	单位
血常规			
WBC	白细胞计数	0～30天: 15.0～20.0; 1个月～14岁: 4.0～12.0; >14岁: 4.0～10.0	10^9/L
N-mp	中性粒细胞百分比	0～30天: 40.0～90.0; 1～12个月: 30.0～50.0; >1岁: 50.0～70.0	%
L-mp	淋巴细胞百分比	0～30天: 5.0～55.0; 1～12个月: 40.0～60.0; >1岁: 20.0～40.0	%
M-mp	单核细胞百分比	0～1岁: 3.0～10.0; 1～14岁: 3.0～12.0; >14岁: 3.0～10.0	%
E-mp	嗜酸性粒细胞百分比	0.5～5.0	%
B-mp	嗜碱性粒细胞百分比	0～1.0	%
GRAN	中性粒细胞计数	0～30天: 6.0～18.0; 1～12个月: 1.5～6.0; >1岁: 2.0～7.0	10^9/L
LYM	淋巴细胞计数	0～30天: 0.75～11.00; 1个月～14岁: 2.0～7.2; >14岁: 0.8～4.0	10^9/L
MO#	单核细胞计数	0～14岁: 0.12～1.20; >14岁: 0.12～1.00	10^9/L
EO#	嗜酸性粒细胞计数	0.02～0.50	10^9/L
BA#	嗜碱性粒细胞计数	0～0.10	10^9/L
RBC	红细胞计数	男: 0～30天: 6.00～7.00; 1个月～14岁: 3.50～5.50; >14岁: 4.09～5.74。女: 0～30天: 6.00～7.00; 1个月～14岁: 3.50～5.50; >14岁: 3.68～5.13	10^{12}/L
HGB	血红蛋白	男: 0～30天: 170～200; 1个月～14岁: 110～155; >14岁: 131～172。女: 0～30天: 170～200; 1个月～14岁: 110～155; >14岁: 113～151	g/L
HCT	红细胞压积	男: 0～30天: 42.0～49.0; 1个月～14岁: 31.0～44.0; >14岁: 38.0～50.8。女: 0～30天: 42.0～49.0; 1个月～14岁: 31.0～44.0; >14岁: 33.5～45.0	%
MCV	平均红细胞体积	0～30天: 82.0～95.0; 1个月～14岁: 75.0～92.0; >14岁: 83.9～99.1	fl
MCH	平均红细胞血红蛋白含量	男: 0～14岁: 26.0～31.0; >14岁: 27.8～33.8。女: 0～14岁: 26.0～31.0; >14岁: 26.9～33.3	pg

续　表

英文缩写	中文名称	参考范围	单位
MCHC	平均红细胞血红蛋白浓度	0～14岁：315～365；>14岁：320～360	g/L
RDW	红细胞分布宽度	11.5～14.5	%
PLT	血小板计数	男：0～30天：100～350；1个月～14岁：100～300；>14岁：83～303。女：0～30天：100～350；1个月～14岁：100～300；>14岁：101～320	10^9/L
PCT	血小板压积	0.108～0.282	%
PDW	血小板分布宽度	15.5～18.1	fl
MPV	平均血小板体积	7.4～12.5	fl
尿常规和沉渣			
BLD	隐血	阴性	mg/L
LEU	白细胞酯酶	阴性	leu/μl
PRO	蛋白质	阴性	g/L
BIL	胆红素	阴性	μmol/L
URO	尿胆原	阴性	μmol/L
KET	酮体	阴性	mmol/L
NIT	亚硝酸盐	阴性	mmol/L
GLU	葡萄糖	阴性	mmol/L
pH	pH值	4.5～8.0	
SG	比重	1.003～1.030	
RBC	红细胞	男：0～13.6；女：0～22.7	/μl
WBC	白细胞	男：0～13.2；女：0～16.9	/μl
CASTU	管型	阴性	/μl
ECU	上皮细胞	男：0～5.2；女：0～39.6	/μl
SRCU	小圆上皮细胞	阴性	/μl
P.CASTU	病理管型	阴性	/μl
X'TALU	结晶	阴性	/μl
JJNYS	黏液丝	阴性	/μl

英文缩写	中文名称	参考范围	单位
CONDU	电导率	3.0～39.0	/μl
BACTU	细菌	0～26.4	/μl
YLCU	类酵母菌	阴性	/μl
红细胞沉降率			
ESR	红细胞沉降率	男：0～15；女：0～20	mm/h
血生化			
TP	总蛋白	0～1岁：44.0～76.0；>1～2岁：56.0～75.0；3～17岁：60.0～80.0；≥18岁：65.0～85.0	g/L
Alb	白蛋白	0～3天：28.0～44.0；4～31天：38.0～54.0；1～13岁：38.0～54.0；14～17岁：32.0～45.0；>18岁：40.0～55.0	g/L
Glob	球蛋白	20.0～40.0	g/L
A/G	白球蛋白比例	1.2～2.4	
ALT	谷丙转氨酶	男：9～50；女：7～40	U/L
AST	谷草转氨酶	男：15～40；女：13～35	U/L
ALP	碱性磷酸酶	男：0～12岁：42～362；13～17岁：0～390；≥18岁：45～125。女：0～12岁：42～362；13～17岁：0～187；18～49岁：35～100；≥50岁：50～135	U/L
ChE	胆碱酯酶	5000～12000	U/L
TBA	总胆汁酸	0～10.0	μmol/L
TB	总胆红素	男：0～26.0；女：0～21.0	μmol/L
DB	直接胆红素	0～8.0	μmol/L
IB	间接胆红素	3.0～14.0	μmol/L
ADA	腺苷酸脱氢酶	0～20	U/L
GGT	谷氨酰转肽酶	男：10～60；女：7～45	U/L
eGFR	肾小球滤过率		ml/min

续　表

英文缩写	中文名称	参考范围	单位
Cr	肌酐	男：0～14岁：15～77；15～59岁：57～97；≥60岁：57～111。 女：0～14岁：15～77；15～59岁：41～73；≥60岁：41～81	μmol/L
BUN	尿素氮	男：0～12个月：1.43～6.78；>1～17岁：1.79～6.43；18～59岁：3.10～8.00；≥60岁：3.60～9.50。 女：0～12个月：1.43～6.78；>1～17岁：1.79～6.43；18～59岁：2.60～7.50；≥60岁：3.10～8.80	mmol/L
UA	尿酸	男：208～428；女：155～357	μmol/L
TG	甘油三酯	0.30～1.70	mmol/L
Tch	总胆固醇	3.14～5.86	mmol/L
HDLc	高密度脂蛋白-C	男：0.78～1.81；女：0.88～2.04	mmol/L
LDL-ch	低密度脂蛋白-C	1.31～3.29	mmol/L
VLDLC	极低密度脂蛋白-C	0.31～1.25	mmol/L
Glu	空腹血糖	0～28天：2.22～4.44；≥29天：3.90～6.10	mmol/L
HCY	血清同型半胱氨酸	2.0～18.0	μmol/L
GPDA	甘脯二肽氨基肽酶	44～116	U/L
AFU	α-岩藻糖苷酶	0～40.0	U/L
K	钾	3.50～5.30	mmol/L
Na	钠	137～147	mmol/L
Cl	氯	99～110	mmol/L
Ca	总钙	2.11～2.52	mmol/L
Mg	镁	0.75～1.02	mmol/L
P	无机磷	0～12个月：1.15～2.50；>1～12岁：0.95～1.95；13～17岁：0.80～1.65；≥18岁：0.85～1.51	mmol/L
CrU	尿肌酐	男：3540～24600；女：2550～20000	μmol/L
BUNU	尿尿素氮	141～494	mmol/L
UProtein	尿蛋白	0.010～0.140	g/L

英文缩写	中文名称	参考范围	单位
UP/CrU	尿蛋白肌酐比值	0 ～ 0.20	
HbA1	糖化血红蛋白 A1	6.3 ～ 9.0	%
HbA1c	糖化血红蛋白 A1c	4.2 ～ 6.2	%
超敏 C 反应蛋白			
CRP	超敏 C 反应蛋白	0 ～ 8.00	mg/L
心肌酶谱测定			
LDH	乳酸脱氢酶	0 ～ 19 天：225 ～ 600；20 天～ 12 个月：180 ～ 430；2 ～ 14 岁：120 ～ 300；≥ 15 岁：120 ～ 250	U/L
HBDH	羟丁酸脱氢酶	0 ～ 11 岁：72 ～ 300；≥ 12 岁：72 ～ 182	U/L
CK	磷酸肌酸激酶	男：50 ～ 310；女：40 ～ 200	U/L
CK–MB	肌酸激酶同工酶	2 ～ 25	U/L
血气分析			
pH	血液酸碱度	7.35 ～ 7.45	
PCO_2	二氧化碳分压	35.0 ～ 45.0	mmHg
PO_2	氧分压	80.0 ～ 110.0	mmHg
Lac	全血乳酸	0.5 ～ 1.6	mmol/L
SBE	标准碱剩余	－ 3.0 ～ 3.0	mmol/L
SBC	标准碳酸氢盐	22.0 ～ 26.0	mmol
ABE	实际碱剩余	－ 2 ～ 2	mmol/L
O_2Hb	氧合血红蛋白	91.0 ～ 99.0	%
tHb	血红蛋白总量	11.0 ～ 16.0	g/dl
RHb	还原血红蛋白百分比	1.0 ～ 5.0	%
pH(T)	温度纠正后酸碱度	7.35 ～ 7.45	
$PCO_2(T)$	温度纠正二氧化碳分压	35.0 ～ 45.0	mmHg
$PO_2(T)$	温度纠正后氧分压	80.0 ～ 110.0	mmHg
MetHb	高铁血红蛋白	0 ～ 1.5	%
COHb	一氧化碳合血红蛋白	0.5 ～ 1.5	%

续　表

英文缩写	中文名称	参考范围	单位
SO$_2$	血氧饱和度	95.0 ～ 98.0	%
Hct	血细胞压积	40.0 ～ 50.0	%
tO$_2$	总氧含量	8.4 ～ 9.9	mmol/L
肌钙蛋白 I 定量			
cTnI	肌钙蛋白 I 定量	0. ～ 0.06	ng/ml
凝血功能			
INR	国际标准化比值	0.85 ～ 1.15	
FIB	纤维蛋白原	2.00 ～ 4.00	g/L
APTT	活化部分凝血活酶时间	23.9 ～ 33.5	s
TT	凝血酶时间	14.5 ～ 21.5	s
PT	凝血酶原时间	10.0 ～ 13.5	s
D-Dimer	D- 二聚体	0 ～ 700	μg/L
F Ⅱ :C	血浆 Ⅱ 因子活性	70.0 ～ 120.0	%
F Ⅴ :C	血浆 Ⅴ 因子活性	70.0 ～ 120.0	%
F Ⅶ :C	血浆 Ⅶ 因子活性	70.0 ～ 120.0	%
F Ⅷ :C	血浆 Ⅷ 因子活性	70.0 ～ 120.0	%
F Ⅸ :C	血浆 Ⅸ 因子活性	70.0 ～ 120.0	%
F Ⅹ :C	血浆 Ⅹ 因子活性	70.0 ～ 120.0	%
F Ⅺ :C	血浆 Ⅺ 因子活性	70.0 ～ 120.0	%
F Ⅻ :C	血浆 Ⅻ 因子活性	70.0 ～ 150.0	%
尿钠肽			
BNP	B 型脑尿钠肽	男：0～44 岁：0～73; 45～54 岁：0～40; 55～64 岁：0～80; 65～74 岁：0～150; ≥75 岁：0～121。 女：0～44 岁：0～89; 45～54 岁：0～111; 55～64 岁：0～155; 65～74 岁：0～159; ≥75 岁：0～266	pg/ml
降钙素原			
PCT	降钙素原	0 ～ 0.50	ng/ml

英文缩写	中文名称	参考范围	单位
细胞因子			
IL-10	白介素 -10	0 ～ 2.31	pg/ml
IL-6	白介素 -6	0 ～ 6.61	pg/ml
IL-4	白介素 -4	0.10 ～ 3.20	pg/ml
IL-2	白介素 -2	0 ～ 4.10	pg/ml
TNF-α	肿瘤坏死因子 - α	0 ～ 33.27	pg/ml
TNF-γ	肿瘤坏死因子 - γ	0 ～ 20.06	pg/ml
IFN-γ	γ 干扰素	0.10 ～ 18.00	pg/ml
甲状腺功能			
TT_4	四碘甲状腺原氨酸	62.68 ～ 150.84	nmol/L
TT_3	三碘甲状腺原氨酸	0.98 ～ 2.33	nmol/L
TSH	促甲状腺（激）素	0.350 ～ 4.940	mU/L
FT_4	游离甲状腺素	9.01 ～ 19.05	pmol/L
FT_3	游离三碘甲状腺原氨酸	2.43 ～ 6.01	pmol/L
TPOAb	甲状腺过氧化物酶抗体	0 ～ 5.61	U/ml
TGab	甲状腺球蛋白抗体	0 ～ 4.11	U/ml
免疫球蛋白游离轻链测定			
FLC-KAP	血清游离轻链 KAP	6.7 ～ 22.4	mg/L
FLC-LAM	血清游离轻链 LAM	8.3 ～ 27.0	mg/L
FLC-r	游离轻链比值	0.26 ～ 1.60	
肿瘤标志物			
AFP	甲胎蛋白	0 ～ 20.0	ng/ml
CEA	癌胚抗原	0 ～ 5.0	ng/ml
CA125	糖类抗原 125	0 ～ 35.0	U/ml
CA153	糖类抗原 153	0 ～ 20.0	U/ml
CA199	糖类抗原 199	0 ～ 37.0	U/ml

续　表

英文缩写	中文名称	参考范围	单位
CA724	糖类抗原 724	0 ～ 16.4	U/ml
CYFRA21-1	细胞角蛋白 19 片段	0 ～ 3.3	ng/ml
SCCA	鳞状细胞癌相关抗原	0 ～ 1.5	ng/ml
NSE	神经元特异性烯醇化酶	0 ～ 30.0	ng/ml
B-Hcg	促绒毛膜性腺激素	0 ～ 5.0	mU/ml
t-PSA	总前列腺特异性抗原	0 ～ 4.00	ng/ml
f-PSA	游离前列腺特异性抗原	0 ～ 0.93	ng/ml
ProGRP	胃泌素释放肽前体	0 ～ 77.7	pg/ml
p53	自身抗体 p53	0 ～ 13.1	U/ml
PGP9.5	自身抗体 PGP9.5	0 ～ 11.1	U/ml
SOX2	自身抗体 SOX2	0 ～ 10.3	U/ml
GAGE7	自身抗体 GAGE7	0 ～ 14.4	U/ml
GBU4-5	自身抗体 GBU4-5	0 ～ 7.0	U/ml
MAGE A1	自身抗体 MAGE A1	0 ～ 11.9	U/ml
CAGE	自身抗体 CAGE	0 ～ 7.2	U/ml
乙肝三系			
HBsAg	乙肝表面抗原	≥ 0.05 为阳性	U/ml
HBeAg	乙肝 e 抗原	≥ 1.00 为阳性	S/CO
HBcAb	乙肝核心抗体	≥ 1.00 为阳性	S/CO
HBeAb	乙肝 e 抗体	<1.00 为阳性	S/CO
HBsAb	乙肝表面抗体	≥ 10.00 为阳性	S/CO
HBcAb-IgM	乙肝核心抗体 IgM	≥ 1.00 为阳性	S/CO
HBV-DNA	乙肝病毒 DNA 扩增定量检测	0 ～ 30	U/ml
免疫球蛋白			
IgA	免疫球蛋白 A	100.0 ～ 420.0	mg/dl
IgG	免疫球蛋白 G	860.0 ～ 1740.0	mg/dl

英文缩写	中文名称	参考范围	单位
IgM	免疫球蛋白 M	30.0 ～ 220.0	mg/dl
C3	补体 C3	70.0 ～ 140.0	mg/dl
C4	补体 C4	10.0 ～ 40.0	mg/dl
过敏原			
T－IgE	总 IgE	0 ～ 100.0	kU/L
f23	蟹	0 ～ 0.35	kU/L
f24	虾	0 ～ 0.35	kU/L
fx5E	鸡蛋白、牛奶、鱼、小麦	0 ～ 0.35	kU/L
m3	烟曲霉	0 ～ 0.35	kU/L
Phadia	吸入过敏原筛查试验	0 ～ 0.35	kU/L
d1	户尘螨	0 ～ 0.35	kU/L
d2	粉尘螨	0 ～ 0.35	kU/L
ex1	猫、马、奶牛、狗皮屑	0 ～ 0.35	kU/L
内分泌激素			
PTH	甲状旁腺激素	12.0 ～ 65.0	pg/ml
INS	空腹胰岛素	男：2.3 ～ 11.6；女：2.6 ～ 11.8	mU/L
PEP	空腹 C 肽	0.78 ～ 5.19	ng/ml
Testo	睾酮	男：142.39 ～ 923.14；女：10.83 ～ 56.94	ng/dl
E_2	雌二醇	男：11.00 ～ 44.00；女：卵泡期 21.00 ～ 251.00 ｜月经中期 38.00 ～ 649.00 ｜黄体期 21.00 ～ 312.00 ｜绝经后 0 ～ 28.00	pg/ml
FSH	卵泡刺激素	男：0.95 ～ 11.95；女：卵泡期 3.03 ～ 8.08 ｜月经中期 2.55 ～ 16.69 ｜黄体期 1.38 ～ 5.47 ｜绝经后 26.72 ～ 133.41	mU/ml
LH	黄体生成素	男：0.57 ～ 12.07；女：卵泡期 1.80 ～ 11.78 ｜月经中期 7.59 ～ 89.08 ｜黄体期 0.56 ～ 14.00 ｜绝经后 5.16 ～ 61.99	mU/ml

续　表

英文缩写	中文名称	参考范围	单位
PRL	催乳素	男：3.46～19.40；女：5.18～26.53	ng/ml
Progest	孕酮	男：0～0.20； 女：卵泡期0～0.30 | 黄体期1.20～15.90 | 绝经后0～0.20	ng/ml
ALd	醛固酮（立位）	30.0～353.0	pg/ml
ALd	醛固酮（卧位）	30.0～236.0	pg/ml
DRC	肾素（立位）	4.4～46.1	μU/ml
DRC	肾素（卧位）	2.8～39.9	μU/ml
ACT	促肾上腺皮质激素	0～46.00	pg/ml
F	皮质醇测定	5.00～25.00	μg/dl
GRH	人生长激素	男：0～3.00；女：0～8.00	ng/ml
DHEA-SO$_2$	硫酸脱氢表雄酮	男：11～14岁：16.6～242.7； 15～19岁：45.1～385.0；20～24 岁：238.4～539.3；25～34岁： 167.9～591.9；35～44岁： 139.7～484.4；45～54岁： 136.2～447.6；55～64岁： 48.6～361.8；65～70岁： 228.5～283.6。 女：11～14岁：8.6～169.8； 15～19岁：61.2～493.6； 20～24岁：134.2～407.4； 25～34岁：95.8～511.7；35～44 岁：74.8～410.2；45～54岁： 56.2～282.9；55～64岁： 29.7～182.2；65～70岁：33.6～78.9	μg/dl

英文缩写	中文名称	参考范围	单位
IGF	胰岛素样生长因子 -1	女：0～3 岁:18.0～172.0；4～6 岁：35.0～232.0；7～9 岁：57.0～277.0；10～11 岁：118.0～448.0；12～13 岁：170.0～527.0；14～15 岁：191.0～496.0；16～18 岁：190.0～429.0；19～21 岁：117.0～323.0；22～24 岁：99.0～289.0；25～29 岁：84.0～259.0；30～34 岁：71.0～234.0；35～39 岁：63.0～223.0；40～44 岁：58.0～219.0；45～49 岁：53.0～215.0；50～54 岁：48.0～209.0；55～59 岁：45.0～210.0；60～64 岁：43.0～220.0；65～69 岁：40.0～225.0；70～79 岁：35.0～216.0；80～90 岁：31.0～208.0。男：0～3 岁：15.0～129.0；4～6 岁：22.0～208.0；7～9 岁：40.0～255.0；10～11 岁：69.0～316.0；12～13 岁：143.0～506.0；14～15 岁：177.0～507.0；16～18 岁：173.0～414.0；19～21 岁：117.0～323.0；22～24 岁：99.0～289.0；25～29 岁：84.0～259.0；30～34 岁：71.0～234.0；35～39 岁：63.0～223.0；40～44 岁：58.0～219.0；45～49 岁：53.0～215.0；50～54 岁：48.0～209.0；55～59 岁：45.0～210.0；60～64 岁：43.0～220.0；65～69 岁：40.0～225.0；70～79 岁：35.0～216.0；80～90 岁：31.0～208.0	ng/ml
抗核抗体系列			
ANA	抗核抗体 IgG 型	阴性	
ds-DNA	抗双链 DNA 抗体 IgG 型	≥ 100.0 为阳性	U/ml
ENA	抗可溶性核蛋白抗体 IgG 型	阴性	
RNP	抗 U1-RNP 抗体 IgG 型	≥ 1.0 为阳性	AI
Sm	抗 Sm 抗体 IgG 型	≥ 1.0 为阳性	AI
SSa	抗 SSA60 抗体 IgG 型	≥ 1.0 为阳性	AI

续　表

英文缩写	中文名称	参考范围	单位
ssa$_{52}$	抗 Ro-52 抗体 IgG 型	≥ 1.0 为阳性	AI
SSb	抗 SSB 抗体 IgG 型	≥ 1.0 为阳性	AI
Scl-70	抗 Scl-70 抗体 IgG 型	≥ 1.0 为阳性	AI
PM-Scl	抗 PM-Scl 抗体 IgG 型	≥ 1.0 为阳性	AI
Jo-1	抗 Jo-1 抗体 IgG 型	≥ 1.0 为阳性	AI
ACA	抗着丝点抗体 IgG 型	≥ 1.0 为阳性	AI
PCNA	抗 PCNA 抗体 IgG 型	≥ 1.0 为阳性	AI
ANuA	抗核小体抗体 IgG 型	≥ 1.0 为阳性	AI
AHA	抗组蛋白抗体 IgG 型	≥ 1.0 为阳性	AI
Rib	抗 Rib 抗体 IgG 型	≥ 1.0 为阳性	AI
抗中性粒细胞胞浆抗体测定			
MPO	抗髓过氧化物酶抗体	0 ～ 20	RU/ml
PR3	抗蛋白酶 3 抗体	0 ～ 20	RU/ml
P-ANCA	抗中性粒细胞胞浆抗体 cANCA 抗体测定	阴性	
C-ANCA	抗中性粒细胞胞浆抗体 pANCA 抗体测定	阴性	
流式细胞亚型			
CD3 ＋%	总 T 淋巴细胞百分比	50.00 ～ 87.00	%
CD3 ＋ CD4 ＋%	辅助/诱导 T 淋巴细胞百分比	21.00 ～ 51.00	%
CD3 ＋ CD8 ＋%	抑制/细胞毒 T 淋巴细胞百分比	12.00 ～ 47.00	%
CD19 ＋%	B 淋巴细胞百分比	3.00 ～ 19.00	%
CD16 ＋ CD56 ＋%	NK 细胞百分比	3.00 ～ 37.00	%
CD3 ＋ CD4 ＋ CD8 ＋%	CD3 ＋ CD4 ＋ CD8 细胞百分比	0 ～ 1.50	%
4/8 Ratio	辅助/抑制 T 淋巴细胞比值	0.71 ～ 2.78	
CD45 ＋ Lym#	淋巴细胞绝对数目	1530 ～ 3700	/μL
CD3 ＋#	总 T 淋巴细胞绝对数目	955 ～ 2860	/μL

英文缩写	中文名称	参考范围	单位
CD3＋CD4＋#	辅助/诱导 T 淋巴细胞绝对数目	550～1440	/μL
CD3＋CD8＋#	抑制/细胞毒 T 淋巴细胞绝对数目	320～1250	/μL
CD19＋#	B 淋巴细胞绝对数目	90～560	/μL
CD16＋CD56＋#	NK 细胞绝对数目	150～1100	/μL
CD3＋CD4＋CD8＋#	CD3＋CD4＋CD8 细胞绝对数目	0～24	/μL
APS 相关抗体			
ACL–IgG	ACL–IgG	0～20	GPL
ACL–IgM	ACL–IgM	0～20	MPL
ACL–IgA	ACL–IgA	0～20	APL
$β_2GP1–IgG$	$β_2GP1–IgG$	0～20	SGU
$β_2GP1–IgM$	$β_2GP1–IgM$	0～20	SMU
$β_2GP1–IgA$	$β_2GP1–IgA$	0～20	SAU
术前四项			
HBsAg	乙肝表面抗原	≥0.05 为阳性	U/ml
Anti–HCV	丙型肝炎抗体 IgG	≥1.0 为阳性	S/CO
HIV–Ag/Ab	HIV–p24 抗原/抗体	≥1.0 为阳性	S/CO
TP	梅毒螺旋体抗体	≥1.0 为阳性	S/CO
TORCH 筛查			
TOXOIgM	弓形虫 IgM 抗体	≥1.00 为阳性	COI
TOXOIgG	弓形虫 IgG 抗体	≥3.00 为阳性	U/ml
RUBIgM	风疹病毒 IgM 抗体	≥1.00 为阳性	COI
RUBIgG	风疹病毒 IgG 抗体	≥10.00 为阳性	U/ml
CMV IgM	巨细胞病毒抗体 IgM	≥1.00 为阳性	COI
CMV IgG	巨细胞病毒抗体 IgG	≥1.00 为阳性	U/ml
HSV–1 IgG	HSV–1 病毒抗体 IgG	≥1.00 为阳性	COI
HSV–2 IgG	HSV–2 病毒抗体 IgG	≥1.00 为阳性	COI

续 表

英文缩写	中文名称	参考范围	单位
异常糖链糖蛋白			
A-PLA2R	抗磷脂酶 A2 受体抗体	0 ～ 20	RU/ml
杂项			
Folate	叶酸	3.1 ～ 20.5	ng/ml
B$_{12}$ II	血清维生素 B$_{12}$ 测定	187.0 ～ 883.0	pg/ml
Ferritin	铁蛋白	7.0 ～ 323.0	ng/ml
TIBC	血清总铁结合力	50.0 ～ 77.0	μmol/L
Fe	血清铁	男：10.6 ～ 36.7；女：7.8 ～ 32.2	μmol/L
TRF	转铁蛋白	200.00 ～ 360.00	mg/dl
PRE	前白蛋白	男：20.0 ～ 43.0；女：20.0 ～ 43.0	mg/dl
CER	铜蓝蛋白	20.0 ～ 60.0	mg/dl
RF	类风湿因子	0 ～ 20.0	U/ml
ASO	抗链球菌溶血素 O	0 ～ 200.0	U/ml
Anti-CCP	抗环瓜氨酸肽抗体	0 ～ 17.0	U/ml
N-MID	骨钙素 N 端中分子片段	男 18 ～ 29 岁：24.00 ～ 70.00；30 ～ 50 岁：14.00 ～ 42.00；51 ～ 70 岁：14.00 ～ 46.00。女：绝经前 >20 岁 11.00 ～ 43.00 ｜ 绝经后 15.00 ～ 46.00	ng/ml
PINP	I 型胶原氨基端前肽	男：9.10 ～ 76.20；女：绝经前 15.10 ～ 58.60 ｜ 绝经后 20.30 ～ 75.30	μg/L
25-(OH) D	25- 羟基维生素 D	男：12.3 ～ 107.0；女：15.6 ～ 125.0	nmol/L
TBAb	结核杆菌抗体	阴性	S/CO
A-TSHR	促甲状腺素受体抗体	0 ～ 1.75	U/L
AMH	抗米勒管激素	男：1.43 ～ 11.60。女 20 ～ 24 岁：1.52 ～ 9.95；25 ～ 29 岁：1.20 ～ 9.05；30 ～ 34 岁：0.71 ～ 7.59；35 ～ 39 岁：0.41 ～ 6.96；40 ～ 44 岁：0.06 ～ 4.44；45 ～ 50 岁：0.01 ～ 1.79	ng/ml
Rta IgG	EB 病毒 Rta 蛋白 IgG 抗体	≥ 1.00 为阳性	S/CO
UCOR	24h 尿游离皮质醇	4.3 ～ 176.0	μg/24h
Calcitonin	降钙素	男：0.0 ～ 8.4；女：0 ～ 5.0	pg/ml

续　表

英文缩写	中文名称	参考范围	单位
TG	甲状腺球蛋白测定	0 ～ 55.00	ng/ml
GADAb65	抗谷氨酸脱羧酶抗体	0 ～ 30	U/ml
SHBG	性激素结合球蛋白	男：17.1 ～ 77.6；女：绝经前 34.3 ～ 147.7 | 绝经后 26.4 ～ 118.0	nmol/L

（检验中心整理、提供）

聚多学科之力，拓新医学之路
——浙大一院 MDT 服务模式及工作流程介绍

浙江大学医学院附属第一医院（简称浙大一院）是国内较早开展多学科诊疗（multi-disciplinary team，MDT）工作的医疗机构之一，2013 年 7 月正式成立 MDT 中心，配备专职人员和场地，并制定了规范的 MDT 制度和流程。2016 年 3 月，浙大一院自主研发的 MDT 信息化管理软件获全国首个 MDT 相关计算机软件著作权。2020 年 12 月，和阿里巴巴集团联合研发的 MDT 信息化管理软件 2.0 优化版本正式上线，信息化支撑大大提升了医院 MDT 的效率和质量。

浙大一院 MDT 服务模式及工作流程介绍如下。

一、MDT 服务模式

医院采用两种组织模式同时面向门诊及住院患者开展 MDT 服务，两种模式相辅相成，在现有资源下最大限度满足患者的 MDT 需求。

第一种为"固定模式 MDT"（fixed-mode MDT，FMDT），特点是由学科主导，围绕某个系统或器官的疾病诊治，相关学科专家组成固定团队，定时间、定地点开展病例讨论。团队设有秘书及章程，各学科间协作紧密，以确保诊疗的连续性。该模式主要服务于以恶性肿瘤或围绕某系统、器官疾病诊治为主的患者群体。医院面向门诊患者开设由学科主导的各病种"多学科联合门诊"和面向住院患者开展的"学科群 MDT"属于该种组织模式。

第二种为"协定模式 MDT"（negotiation-mode MDT，NMDT），特点是根据患者的具体病情，由工作人员在 MDT 专家库中邀请相应学科专家，在协定的时间、地点开展病例讨论。对于 FMDT 涵盖不到的其他需 MDT 讨论的门诊和住院患者，医院采用该模式为其提供服务，如急危重症、疑难复杂、高风险手术及需多学科协作手术等的患者。其中，"急诊 MDT"（emergency MDT，EMDT）属于 NMDT 的范畴，要求在申请提交后 2 小时内完成。总体工作协调机制如图 1 所示。

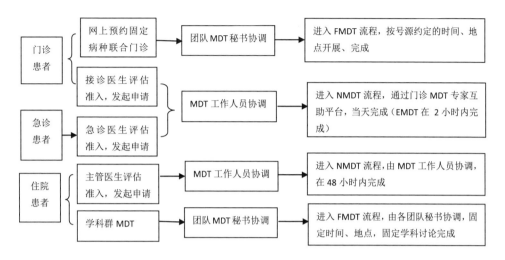

图1　MDT服务模式协调工作机制

二、MDT 工作流程

1.完成单个 MDT 的信息化全流程设计（如图 2 所示，图中虚线部分为平台自动触发短信节点）。

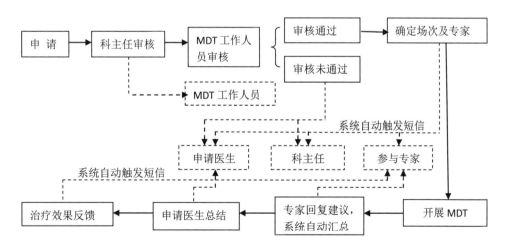

图2　单个MDT信息化全流程设计

2.具体操作及工作流程见图3、图4（医生执行部分）。

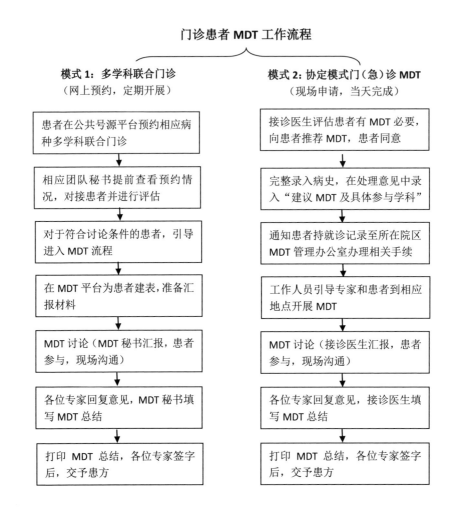

图3　门诊患者MDT工作流程

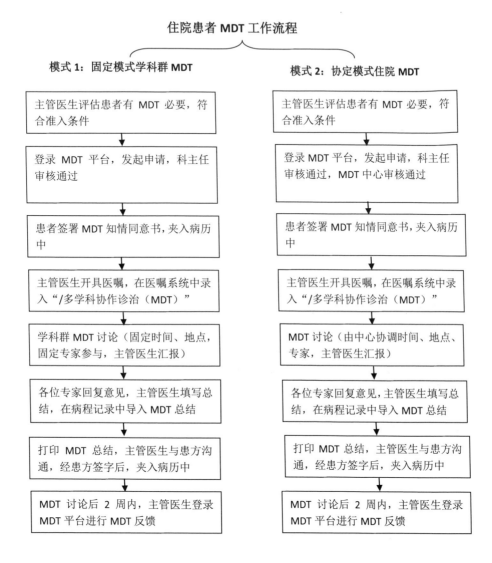

图4 住院患者MDT工作流程

近3年来，医院致力打造满足多院区一体化管理需求的智慧医疗MDT云平台，持续推进"以系统及器官疾病诊治为中心"的学科群建设，构建由学科主导、基于病种的，从门诊到住院一体化服务的MDT全病程管理体系。

截至目前，医院发展学科主导的 MDT 团队，包括大学科群 MDT 和相应病种多学科联合门诊团队已增加至 89 个，覆盖病种 150 余种。为满足门诊疑难病患者的诊治需求，医院三大院区开设公众健康需求最迫切的多学科联合门诊病种共 51 种，每周超过 350 个号源对外开放预约。门诊患者可通过号源平台自主预约获得 MDT 服务，还可通过现场申请，当天就可获得 MDT 服务。

多院区一体化管理的 MDT 服务覆盖庆春、余杭、之江、城站四大院区。除组织现场讨论外，还能通过信息支持打破空间限制，即时实现跨院区 MDT 远程联动，实现优质专家资源在"一院多区"间线上共享，最大限度保障患者权益（见图 5）。

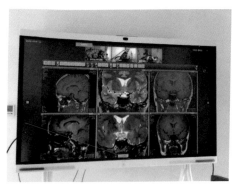
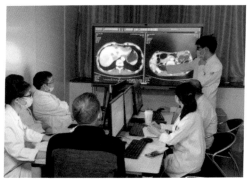
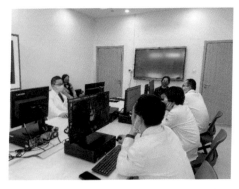
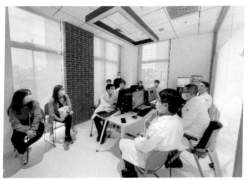

图5　各院区MDT讨论场景及跨院区MDT联动画面

在 2020 年抗击新冠肺炎疫情的战役中，医院共收治新冠肺炎确诊病例 105 例，危重型与重型患者占总收治例数的 75.0%，病情危重复杂、瞬息万变。浙大一院依托国内一流多学科优势，在医院党委的领导下，集结以感染病科、呼吸内科、重症医学科等为首的学科带头人与核心专家近 20 位，医护人员逾千人，多支 MDT 团队多空间联合作战，形成最强合力，每日两次对所有收治入院的新冠肺炎患者开展多学科讨论，病情一旦变化随时讨论，累计为新冠肺炎患者开展 MDT 3396 例次，尽力为每位患者制定合理、科学、精准的治疗方案（见图 6）。同时，通过开创性治疗和新技术投入，最终实现医务人员"零感染"、疑似患者"零漏诊"、确诊患者"零死亡"的"三个零"奇迹！

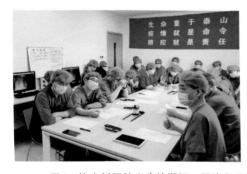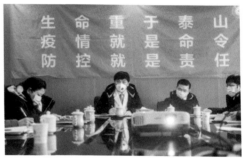

图6　抗击新冠肺炎疫情期间，医院党委领导下的多支MDT团队多空间联动讨论现场

近 3 年来，医院 MDT 年均开展数量超 6500 例次，共计参与学科近 60 个，参与专家人次超 15 万，治愈好转率达 73%。

（金　丹，陈海勇）